董氏奇穴精要整理

（第2版）

王 敏 主编

辽宁科学技术出版社

·沈阳·

主　编　王　敏

副主编　王伟鉴

编　委　王慧杰　石金芳　李善海　崔玉美　曾倩文　李俊英
　　　　李永固　刘立克　刘　实　林　玉　张　冶　王秀龙

图书在版编目（CIP）数据

董氏奇穴精要整理/王敏主编. —2版.—沈阳：
辽宁科学技术出版社，2021.1（2024.4重印）
ISBN 978-7-5591-1459-4

Ⅰ.①董…　Ⅱ.①王…　Ⅲ.①穴位疗法
Ⅳ.①R245.9

中国版本图书馆CIP数据核字（2020）第011240号

出版发行：辽宁科学技术出版社
　　　　　（地址：沈阳市和平区十一纬路25号　邮编：110003）
印 刷 者：辽宁新华印务有限公司
经 销 者：各地新华书店
幅面尺寸：170mm×240mm
印　　张：19.5
插　　页：2
字　　数：360千字
印　　数：3001～4000
出版时间：2021年1月第1版
印刷时间：2024年4月第2次印刷
责任编辑：寿亚荷　丁　一
封面设计：刘冰宇
版式设计：袁　舒
责任校对：王玉宝

书　　号：ISBN 978-7-5591-1459-4
定　　价：80.00元

联系电话：024-23284363
邮购热线：024-23284502

书赠：王敏医师

继承传统文化

弘扬外治疗法

中国针灸学会
会长：李维衡

二〇〇八年元月十一日

整理董氏針灸

发展針灸事业

世針联 沈志祥

二〇一六年十一月二日

作者简介

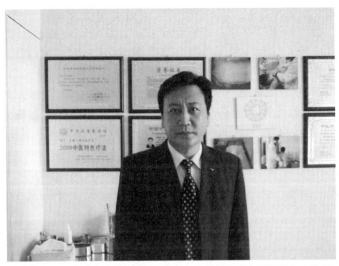

效华佗之行，仿观音之道，精研医术针法，悬壶济世，乃吾平生之夙愿。

　　王敏，世界中医药联合会注册Ａ级医师，中国健康促进协会健康教育专家；"5维全息疗法"研发人，中国养生保健专家委员会首席专家，世界中医药协会传承导师，董氏奇穴弘扬人，中华百业功勋人物，世界针灸学会联合会北京国际医药卫生研究院客座教授。祖籍河北省保定市定州，1969年出生于内蒙古赤峰市元宝山区，自幼随家族学医。从医近30年，先后在赤峰市医药集团医院，辽宁省朝阳市中医院骨伤科、前列腺科、针灸科，朝阳县中医院中医科，北京玉林中医院针灸科，北京维多利亚医院中医疑难病科做中医临床工作。曾多次受邀到泰国、韩国、新加坡、瑞典、俄罗斯等国家行医。

　　王敏发明的"5维全息疗法"于2007年8月被全国健康产业工作委员会、医药养生康复专业委员会认证为"继承创新优秀项目成果"，同时被授予"中华名医"及"中华名针"荣誉称号，并且被该委员会聘为终生客座教授。2009年，在韩国举办的国际医学博览会上，"5维全息疗法"被评为高新医疗技术并获金奖，研发人也因此被韩国国际医学会聘为终生客座教授。2009年12月19日，王敏入编中国国家人才网专业人才库。2010年1月16日，被中国医疗保健国际交流促进会、中老年保健专业委员会授予"中医特技人才"荣誉称号。2010年1月，"5维全息疗法"被中国中医药发展论坛授予"中医特色疗法"。2010年12月18日，入编《中国当代名医名院珍集》。2012年8月，被中医药发展论坛授予

"中医药事业发展特殊贡献奖"。2015年11月，被中国科技创新与战略发展研究中心授予"中华名医名针"荣誉称号并享受该中心"终生特殊贡献奖"。2019年1月，被世界中医药协会国际基层名中医专家委员会授予"传承导师"荣誉称号。2019年11月，被中国国家经济技术合作促进会养生保健专家委员会授予"首席专家"荣誉称号。

现已运用"5维全息疗法"治疗失眠、脑血栓后遗症、偏瘫、脑瘫、截瘫、单肢瘫、面瘫、面肌痉挛、面瘫后遗症、糖尿病、颈椎病、腰椎病、腰椎间盘脱出症、肩周炎、风湿性关节炎、各类疑难杂症及各种软组织损伤引起的痛证10 000余例，有效率90%以上；治疗前列腺炎、前列腺增生、前列腺肥大等泌尿系统疾病10 000余例，有效率90%以上。2011年起，先后撰写了《董氏奇穴精要整理》《董氏奇穴精要整理挂图》《便携式董氏奇穴、经穴对照挂图》《中华董氏奇穴临床整理》《董氏奇穴按摩刮痧法》《中国针术：董氏奇穴秘要整理》《董氏奇穴医案整理》等专著。

前　言

　　本人自执业起，精研针法，尤以董氏奇穴为主，集各家所长，总结创立了"5维全息疗法"，并得到国家有关部门的认可和奖励，以此疗法治愈无数患者，甚感祖国中医针灸之伟大。并谨遵祖训：医者仁术也。

　　董氏奇穴既源于传统的经络系统和针灸方法，又有所创新，独具特色，是目前行之有效的众多针法中的新体系，具有重要的研究和推广价值。

　　董公景昌先生（1916—1975），祖籍山东省平度县。其父董森公，身怀绝技，以针术名噪乡里。董公幼承庭训，绍衍祖学，18岁即独立行医，曾悬壶青岛数载，怀救世之心，挟济人之术，未几，医名鹊起。1949年，董公举家迁往台湾，1953年，蛰居台北。数十年来，董公临诊40万人次，活人无算。其医术日见精进，造诣更为深厚。董门独派针灸绝学，在其手中运用如神，功至臻境。1971年，董公以奇穴针灸治愈高棉总统龙诺之半身不遂，其针术之神奇震撼台湾地区，时人盛誉其为"当代针圣"。

　　董氏奇穴，乃董门祖传数十代之针灸绝学，历来口授心传，不著文字，不传外姓，其独门之秘穴心法，对外隐而不发，秘而不宣，几成千古疑案，素有"江湖秘术"之称。

　　本书修订，不仅对董氏奇穴的定位、取穴方法、主治和用法进行了详细的论述，并在原来的基础上增加了一些疗效确切的穴位，还首次提出了董氏奇穴指压按摩法。为了便于读者记忆，笔者还把董氏奇穴重要的穴位编成了歌诀，并列举了大量的临床和治疗方法，是广大针灸医师、中医院校学生、外国留学生、针灸爱好者及亚健康群体自我保健的参考用书。

　　本人因家族和师承关系得到董氏奇穴并临床总结数年，对其穴性、定位作了深入的研究。为感念董公为祖国针灸所做出的杰出贡献，现把多年之研究结果整理成书，以表对董公的缅怀。

王敏

2019年6月6日

目 录

绪 论

一、董氏奇穴概述

（一）董氏奇穴之分布

董氏奇穴内容计有740余穴，分布于手、臂、足、腿、耳及头面等处，虽不像十二经络之循环不断，相接无端，但亦有一定脉络可寻，规律而简单。例如，指部称"一一部位"，手掌部称"二二部位"，小臂部称"三三部位"，大臂部称"四四部位"，足趾部称"五五部位"，足掌部称"六六部位"，小腿部称"七七部位"，大腿部称"八八部位"，耳朵部称"九九部位"，头面部称"十十部位"，另有"前胸部位"及"后背部位"，也是十二个部位，并不难找寻。同时，这些穴位的分布，在功效方面和十二经穴亦有一定的联系，比如肝门能治急性肝炎，位于小肠经上，腕骨能退黄，亦在小肠经上，这是认识到小肠为分水之官，能清利湿热。又如心门与小海相近而治心脏病变，其门、其角、其正在大肠经上，能治痔疮，解穴能治气血错乱与梁丘相近等，都足以说明董师对经络及藏象学说有深刻认识，才能发现这么多新穴。

此外，董师对神经学的应用也有特别的发挥。神经学、解剖学指出，人体各部在大脑皮层投射代表区的大小，与该部的功能繁简成正比。手是劳动器官，足是运动器官，功能都很复杂，它们在大脑皮层上的投射代表区也就较人体其他部位大，如此，在大脑皮层上与其相联系的神经元数量也就较多，其主要机能就较大，而有利于临床的应用，董氏奇穴大部分分布于肘膝以下，就是此原理的发挥。还有，在手上、脚上，拇指、拇趾的功能就比其他的指、趾复杂，疗效当然更为广泛，这也就是董师何以乐用大敦、隐白、太冲等穴并在拇指附近研创妇科、制污、止涎、五虎、灵骨等穴的原因。

（二）董氏奇穴之命名

董师虽然创见奇穴甚多，但从无一穴以自己姓名命名，他认为医学为救人之利器，为社会之所需，不应私密而主张公开，研究奇穴之目的，亦无一丝名利之图，其伟大精神令人钦佩。反观时下偶有一见，尚未定论，恐或为别人所据，即迅速冠以某某合谷、某某血海、某某三阴交等，至于那些剽窃别人创见将穴改名，企图偷天换日之人，则又岂能不觉愧耻。

董氏奇穴之命名有以部位命名者，如正筋、灵骨、正会、肩中、侧三里、四花中、外穴等。有以效用命名者，这一类比例极大，又分以五行命名者，如土水、木穴、水金、木火、木斗、木留等；以藏象命名者，如妇科、脾肿、眼黄、肝门、肠门等；也有以部位与效用结合命名者，如手解、指肾等。还有以穴位之数字命名者，如三重、三江、双河、七星、五岭等。了解了董氏奇穴命名的方法，不但对奇穴的位置易于控制，对于其应用更能掌握。

（三）董氏奇穴之取用

1. 暗影及青筋：暗影有时亦可称之为发乌，亦系病变之一种反应，即当某脏腑或某经络有病变时，常常在某处发现暗影。一般而言，在手掌及面部较易出现，身体其他地方也会有此现象，不过较难发现而已。这种方法除了说明病变有助于诊断外，并且有些可以以之施针产生治疗作用，此法董师甚为精通，以此形成固定治疗穴位，例如水金治咳喘，五虎治手脚痛，重子、重仙治肩背痛等，就是此一方法之发挥。

此一法则与儿科三关诊断法之原理颇为接近，主要与静脉压有关，静脉压愈高，暗影愈明显。它在某种程度上反映体内缺氧的程度，缺氧愈甚，血中还原血红蛋白量就愈高，青紫色的纹路（暗影）就愈明显。由于各脏腑之压力不同，反应之部位亦不尽相同。

青筋相当于静脉瘀，血压波动、心脏及呼吸病变较为常见，其他病如痹证亦可见及。这种静脉形状特别显著，颜色紫蓝，俗称"青筋"，此症多发生在委中、尺泽、臂上部或四肢外侧，鱼际、然谷部也有，更有发生在肩胛与腹壁的。凡全身都可因此引起病患。若不注意此症，其所有患处则永不能根治；若能治此，其病患常在1~2周后，最迟1~2个月，不加治疗就豁然而愈。

据经验，有些病治疗1次，即有痊愈者，一般经针治1次后即减轻，数次后，其病就根治。治疗时用三棱针刺破络脉，流出些黑血，每隔5~6天再放1次，直到脉管不出现瘀胀为止。

2. 全息论学说：中医认为，人体每一个局部均能反映整体，也皆能以之治疗整体，这就是全息论的观点。因此有掌针、眼针、耳针、足针、头针等多种针法的发明。当然，最重要的是体针，体针虽以十四经络对应五脏六腑，但若将手臂、足腿每一部分皆再予区分，每一部分仍能各自治疗全身疾病。这些事实充分说明了人身整体相关。全息论的发现深化了中医学的整体观念，按照生物全息论的观点，人体任一肢节都是整体的缩影，都有与整体相应的穴位，例如，第二掌骨侧上的穴位从指根向掌根，对应有头、颈、上肢、肺、肝、胃、十二指肠、肾、腰、下腹、腿、足等各部位穴位，第五掌骨侧也有这样的对应。在各个节肢及其他较大的相对独立的部位中，都有着与第二掌骨侧相同的穴位分布规律，各个节肢的各穴分布都遵循着与第二掌骨侧一样的比例：头穴和足穴连接的中点是胃穴，胃穴和头穴连接的中点是肺穴，肺穴与头穴之间三等分，从头穴端算起的中间2个分点依次是颈穴和上肢穴。胃穴与足穴之间六等分，从胃穴端算起的中间5个分点依次是十二指肠穴、肾穴、腰穴、下腹穴和腿穴。上述穴位只是具有代表性的点，其他穴位可以以这些穴位为参考点得出。

　　董氏奇穴的穴位分布与全息律亦有极相似之处，董师强调任一局部穴位皆能治疗全身疾病。董师虽然将全身划分为十二个治疗部位，但每一部位均可独立治疗全身疾病，临床施治时，常艺术化地由患者情况决定针手或脚而治疗疾病。同类性质作用的穴道在手及脚皆有分布，如指五金、手五金、足五金即为此种情况。一个穴组本身常蕴涵全息意味，如灵骨、大白并用为温阳补气要穴，治病之蠹，几乎全身无所不包，疗效之高，亦非其他穴位所可比拟。大白位置与三间相符，而贴近骨头，三间系大肠经俞穴，灵骨在合谷后、又骨前，两穴合用涵盖俞、原所经之处，若以全息律而论，大白主上焦，灵骨主下焦。又大白、灵骨皆以深针为主，又深透侧面之上、中、下三焦，因此不论纵横，此二针皆涵盖三焦，其效果之大，自是可知。再如五虎穴，自指尖向手掌，依序为五虎一、五虎二、五虎三、五虎四、五虎五。五虎穴董师原治全身骨肿，按此五穴之分布及主治本身即有全息意味，五虎一常用于治疗手指痛、手掌痛及腱鞘炎；五虎三用于治疗脚趾痛（五虎二则用于加强五虎一之作用）；五虎四用于治疗脚背痛；五虎五用于治疗脚跟痛。每一部位全息下点与另一全息上点相交之处，则上下病变皆能治疗。如灵骨既可治脚跟痛，又能治头晕。曲池既能治头晕，又能治下部之膝盖痛。

　　董师的倒马针法常用两三针并列，虽说因并列加强了治疗作用，但何尝不是借着全息作用，全体互应的结果。尤其是八八部位三针并列的脏腑治疗系列，更与全息律有着不谋而合的关系。例如，治肺脏病的驷马上、驷马中、驷马下，治心脏病的通关、通山、通天，治肝脏病的明黄、天黄、其黄，治肾脏病的通肾、通胃、通背，就有上针治上部、中针治中部、下针治下部的作用。整体合用，全体照应，疗效当然突出。

　　3.对应取穴法：《标幽赋》说：交经缪刺，左有病而右畔取，泻络远针，头有病而脚上针。董师善用上病下治，下病上治，左病针右，右病针左，绝不在局部针刺，其治病常对应取穴，效果卓著。董师常用之对应取穴法有下列几种：

（1）等高对应：即在痛点对侧相等部位施针，左侧病痛可取右侧等高点，右侧病痛也可取左侧等高点，例如左曲池痛可针右曲池。这与物理学说之共振理论有相合之处，治疗某些内科病可采用单侧或双侧异穴针刺，而不用双侧同穴针刺。

（2）手足顺对：将上肢与下肢顺向并列，以肘对应膝为中心对应，可有下列对应：肩对髋、上臂对大腿、肘对膝、下臂对小腿、手对脚。如髋有病可取肩部穴位（如肩中穴）施治；膝部有病取曲池或尺泽（肘后歌）施治（反之，肩部有病也可取髋部穴位施治，肘部有病也可取膝部穴位施治）。杨维杰老师常以五虎穴治脚趾痛，以小节穴治脚踝痛，即系手足顺对之运用。

（3）手足逆对：将上肢与下肢呈逆向排列，可有如下对应关系：肩与足、上臂与小腿、肘与膝、下臂与大腿、手与髋。如足踝位有病可取肩部穴位治疗，大腿有病可取下臂穴位治疗（反之，肩部有病也可取足部穴位施治，下臂有病也可取大腿穴位施治）。董师常取手上灵骨、后溪等穴治疗坐骨神经痛，亦常取支沟、外关治大腿酸痛，均系手足逆对之应用。

（4）手躯顺对：上肢除与下肢有对应关系外，与躯干亦有对应关系，将上肢自然下垂与躯干呈顺向并列对置，则有如下对应关系：上臂与胸（或背）脘，肘与脐（腰），下臂与下腹（腰骶），手与阴部。如腰骶或下腹有病可取下臂穴位治疗，阴部病可取手部穴位治疗（反之，下臂病也可取下腹或腰骶部穴位施治）。董师以大间等5个间穴治疝气即与此一原理有关。

（5）手躯逆对：将上肢与躯干呈逆向并列，可有下列对应关系：手（腕）与头（颈）、前臂与胸（背）脘、肘与（腰）上臂和下腹（或腰骶）、肩与阴部。如胸脘有病可取前臂穴位施治，下腹有病可取上臂穴位施治（反之，前臂及上臂有病，亦可取胸脘及下腹穴位施治）。董师以肩部之天宗、云白等穴治妇科阴道病，又目前流行之手针以手指治疗头部疾病等都与此一原理有关。

（6）足躯顺对：下肢除与上肢有对应关系外，与躯干亦有对应关系，下肢与躯干顺向并列对置，则有如下对应：大腿与胸（背）脘、膝与脐（腰）、小腿与下腹（腰骶）、足与阴部。如胸背有病可针大腿，下腹有病可针小腿（反之，大腿及小腿有病，亦可在胸腹施治）。临床常以内庭治痛经，大敦、隐白治崩漏，以及复溜治腰骶痛，三阴交治下腹病等，其运用皆与此一原理相合。

（7）足躯逆对：将下肢与躯干呈逆向排列，可有下列对应关系：足与头、踝与颈项、小腿与胸（背）脘、膝与脐（腰）、大腿与下腹（腰骶）。如胸脘有病可针小腿，下腹有病可针大腿（反之，胸脘及下腹亦能治大小腿病）。临床常以临泣治偏头痛，陷谷治阳明头痛，束骨治后头痛。董师亦以正筋、正宗治颈项不适，都与此一对应法有关。

（8）头骶对应：除了手与脚及手脚与躯干的对应外，头面与尾骶亦形成一种对应。例如临床上以骶部之长强治癫狂之脑病，以头部之百会治疗脱肛就是常见的例子，董师亦常以冲霄穴治头痛，也是此一原理之运用。

（9）头足对应：头顶百会与脚底之涌泉也形成对应，即所谓"天顶对地门"，所以用涌泉治疗顶痛及脑部病变。

（10）前后对应：人身前后亦有对应关系，如胸背对应、腰腹对应、颈口对应等，董师常以颈部之总枢穴治发音无力、呕吐等，如承浆治项强，就是这种对应的应用。

4. 体应原理：体应原理是董氏奇穴在治疗方面最有针对性的发明及应用，掌握此原则，不仅能将董氏奇穴应用得更深入、更有效，以至于用在十四经穴方面，也能加强及突出其效果。体应原理之要点：以骨治骨，以筋治筋，以肉治肉，以脉治脉。

（1）以骨治骨：治骨刺常用削骨针，即四花中及其下3寸的倒马针，两针紧贴骨头才有作用。本组穴位治疗膝盖骨刺，肥大性、退化性关节炎疗效很好。董师扎针，能贴骨就尽量贴骨，例如灵骨、火主、大白等穴贴骨而入，不但针感强而且疗效好。又如常用九里穴（风市穴）每每深至贴骨，治疗各种风病、疼痛以及半身不遂，疗效甚好。目前有一流派强调骨膜传导，认为骨膜有传导作用，因此扎针时尽量贴骨或抵骨，疗效较佳。

（2）以筋治筋：贴筋进针可治筋病，例如尺泽在大筋旁，可治全身的筋病，对运动病变效果很好。又如正筋、正宗（阿基利斯腱）是一大筋，针刺入正筋、正宗可治疗颈筋强硬、小腿筋紧等多种筋病。

（3）以肉治肉：例如驷马及肩中皆是肌肉较为丰富的部位，最常用来治肌肉方面的病变，尤其是肌肉萎缩，疗效甚好。在十四经穴里，曲池、手三里、合谷都是肌肉较丰富的地方，治疗肌肉病变效果也较好。当然，肌肉萎缩多为阳明湿热或火烁肺金，针这些穴位对清阳明经及肺金的疗效都很好。另外，驷马、肩中、曲池、手三里、合谷等穴治疗皮肤病效果也很好。

（4）以脉治脉：紧贴脉管的穴位可治脉病，例如人宗、地宗，因靠近血管，能调整血液循环，治心脏病及血管硬化效果很好。肺经的太渊穴在脉旁为脉会穴，治疗脉管病效果也很好。此外，根据五行对应原理，还能以骨治肾、以筋治肝、以脉治脾、以皮治肺等。

二、董氏奇穴与经络

（一）循经取穴

循经取穴是针灸辨证取穴的最基本原则与方法，董氏奇穴大致亦不例外。由于董师研究奇穴的突出，以致竟有些人对其在十四经穴的成就懵然不知，这的确是一件可惜的事，殊不知董师因为对十四经穴研究得深入与扩展，才有数百奇穴的发明，而董师在十四经穴之应用方面确有许多发前人所未发之处，例如髀关治感冒，伏兔治心悸、心脏病，犊鼻治唇生疮，公孙治腰痛、手麻，三阴交治腰痛、落枕，阴陵泉治前头痛，腕骨治眼病，肩外俞治小腿痛，膏肓棱针点刺治膝痛，承扶治瘰疬，风市治肩痛、胁痛、半身不遂，陷谷治偏头痛、腹泻，风府点刺治呕吐等。董氏奇穴虽名之为"奇穴"，但董师常说其奇穴为"正经奇穴"，其原著亦称《董氏正经奇穴学》，亦即穴位之分布与十四经有密切关系，若非对十四经穴有极为深刻之认识，断难发现如此多之奇穴，在其原著书后亦附有"董氏对十四经穴主治病症之修订"可资参考。这里再举几个奇穴治病的例子。董师常用肝门穴治肝病，中医认为肝病多湿，小肠为分水之官，小肠之原穴腕骨即为治黄要穴。肝门穴位于手臂小肠经中央，既合经络，又合全息治中焦肝病之理，其效显著，自无疑义。又如正筋、正宗之治疗颈项疾病，既合全息对应（详见七七部位正筋之说明），又与膀胱经有关，治疗颈项病当然有奇效。这些皆足以说明董氏奇穴是以十四经穴为基础发展起来的，而又结合对应全息，因此效果更为突出。

（二）交经取穴

交经取穴又名通经取穴法，或称六经同名经相通取穴法，即太阴通太阴、阳明通阳明、少阴通少阴、太阳通太阳、厥阴通厥阴、少阳通少阳的三阴三阳相通，实际上就是六经同名经相通。这种关系，对人体的病理生理均有影响。例如心肾之气必须相交，就是因于手足少阴相接的特点；包络相火可以寄附于肝胆，专赖手足厥阴通连为之维系。

六经相通，在《伤寒论》中记之甚详，并以之辨证施治，在针灸治疗之应用方面却少为人知。但应用的机会则不在少数，效果也很好。董师在奇穴方面也常应用通经法。例如，以腕顺一、二穴治疗膀胱经腰痛，还可治对应的足外侧痛。又如以鱼际可治公孙（手太阴通足太阴）部位痛，再扩展延伸出五虎穴治大趾痛。这种方法有时不需要有固定的穴位也能治疗疾病，只要掌握经络、掌握对应比例即可，例如小腿承山部位痛，可在手臂的中段（太阳经）找穴位治疗即可。

（三）五脏别通用法

五脏别通用法是董氏奇穴应用最突出、最广泛及最精华的部分，虽然在董师书中从未提及这方面的理论，但其应用则时时处处与之相合。五脏别通首先见于李挺《医学入门》，唐宗海之《医经精义》有较细的发挥。但他们都并未深入了解其源流，五脏别通应系由六经之开阖枢变化发展而来（开阖枢则又系由《易经》演变而来）。《灵枢·根结》说："太阳为开，阳明为合，少阳为枢。"又说："太阴为开，厥阴为合，少阴为枢。"以三阴三阳同气相求，作手足相配之表，见表1。

表1　三阴三阳手足相配表

三　阳		太阳（开）		少阳（枢）		阳明（阖）	
三阴三阳同气相求	手足相配	足膀胱	小肠手	足　胆	三焦手	足　胃	大肠手
		手　肺	脾足	手　心	肾足	手心包	肝足
三　阴		太阴（开）		少阴（枢）		厥阴（阖）	

注：横向排列，则为同名经相通，如手足太阳相通，手足太阴相通。

这样就构成了肺与膀胱通、脾与小肠通、心与胆通、肾与三焦通、肝与大肠通。除五脏别通外，胃也应与包络通。从这一原理来探求董氏奇穴之原理及应用，许多疑惑自可不言而解，以此原理发挥应用更能挥洒自如，早在1992年出版的《董氏奇穴针灸学》已将此一原理之应用明注于该书各穴位之说明中。

十四经穴应用五脏别通之原理取穴，疗效亦非常好，例如，以曲池穴治头晕，就是透过大肠与肝通的应用。腕骨穴在小肠经，能清脾湿，治黄疸，自古为治黄要穴。中渚穴在三焦经上，治肾亏腰痛甚效。足三里穴为胃经穴，但治心脏病甚效。内关穴为心包络穴位，但治膝痛甚效，此因通过膝部最主要之经络为胃经。此种方法应用极为灵活，例证甚多，疗效极好，在此不再多举。

1. 肺与膀胱通：膀胱的不利与不约，在于肺的调控，肺气宣肃功能障碍，调控失利，膀胱蓄泄功能随之紊乱，肺对膀胱的调控，是通过"气"的作用而完成的，所谓"气化则能出矣"。《金匮要略》有"肺痿吐涎沫而不咳者，其人不渴，必遗尿，小便数，所以然者，以上虚不能制下故也，此为肺中冷，必眩，多涎唾，甘草干姜汤以温之"的条文，这是"肺虚不能制约膀胱"的小便遗溺不禁证。临床有肺气不利，水停迫肺、肺气上逆之喘症，常以清利膀胱的方法止喘。膀胱气化失常，可以透过治肺来调节，例如中医常用的"提壶揭盖法"就如吴鞠通说的"启上闸，化肺气，宣上即利下"。朱丹溪也说："肺为上焦，膀胱为下焦，上焦闭则下焦塞。"临床上常用麻黄汤开上窍启下窍以利尿，又以之控制尿频治愈老人及小儿遗尿。针肺经列缺可治尿频及多尿，针脾经阴陵泉可利尿也可治尿频，针肺经鱼际穴可治膀胱经所行之背痛，针背俞穴能治气喘，也都是肺脾（太阴）与膀胱（太阳）通的应用。董氏奇穴也用肺经的重子、重仙治疗膀胱经部位的背痛。

有关子宫的疾患也与膀胱经有关，《伤寒论》有太阳经蓄血证，症状为"太阳病……热结膀胱，其人如狂……少腹急结"。太阳蓄血证常有如狂的精神症状，有许多妇女子宫蓄血瘀血，也会有精神的症状，如痛经、闭经、热入血室等，常用桃核承气汤加减治疗；再如《金匮要略》中的子宫疾患，常用桂枝茯苓丸治疗，这两个处方都有膀胱经主药桂枝。从此而论重子、重仙能治子宫肌瘤，可以说是透过脏腑别通的肺与膀胱通起到作用的。妇科穴在大指肺经上，而能治妇科病，尤其是子宫疾患，也系此一脏腑别通理论的发挥。

2. 脾与小肠通：脾主运化，统括小肠的受化功能，小肠赖脾肾阳气的温煦方能化物，小肠的分清泌浊又为脾脏化生气血、升清降浊创造了物质条件。脾主升喜燥恶湿，湿邪易伤脾阳；小肠主降喜暖恶寒，寒邪易伤小肠阳气。脾与小肠相互协同，关系紧密。从历史上讲，小肠病与脾胃病并未严格区分，如《素问·脏气法时论》说："脾病者，虚则腹满肠鸣，食不化。"《伤寒论》说："太阴病，腹满而吐，食不下，自利益甚，时腹自痛。"这些虽在说脾病，也可看作小肠受盛异常的病变，因此小肠病常两者共治。小肠有寒则温中祛寒，小肠有热则清肠泻脾；小肠吸收不良肠鸣泄泻，则健脾助运并加分清利湿之品，此即利小便而实大便，治脾亦即治小肠。临床见腹部隐痛喜温喜按，便溏清稀，胃纳不佳，此常见于胃及十二指肠溃疡、小肠吸收不佳之病患，辨证属脾胃阳虚，可以黄芪建中汤或附子理中汤治疗。又如《金匮要略》之黄土汤治便血，吴鞠通认为"粪后便血，责之小肠寒湿，不与粪前为大肠湿热同科"。病因责在小肠，但以黄土汤温脾摄血，其实即脾与小肠通治之例。

针灸常以小肠经之腕骨穴减肥。湿热黄疸在古书中最常用腕骨穴（《通穴指要赋》《玉龙歌》《玉龙赋》），腕骨穴为小肠经原穴，能解脾湿。董氏奇穴肝门穴也在小肠经上，能治疗肝炎。古今对肝炎的认识无不认为应该祛湿。急性肝炎之阳黄主在阳明，慢性肝炎之阴黄主在太阴，治疗重点均在除湿，小肠为分水之官，能调整大小便，祛湿作用极强。此外，以脾经之阴陵泉治疗肩周炎，疗效显著，也都是脾与小肠通的用例。

3. 心与胆通：《素问·灵兰秘典论》说："心者，君主之官，神明出焉……胆者，中正之官，决断出焉。"胆与情志有关，在人体精神思维活动的领域中，起着相当之作用。心主血脉，胆助消化，心主君火，胆主相火，胆之排泌精汁，主三焦升降，与痰湿的形成密切相关，其功能失常，常可导致血脂升高及心血管病，如冠心病、心绞痛、心肌梗死、心律失常等。现代医学研究指出冠心病、心绞痛之形成与高脂血症有关，而胆囊炎、胆石症、胆道梗阻等病均可使血脂升高。心病从胆论治，以小柴胡汤、温胆汤治疗冠心病、心绞痛、心律失常的报道很多，以小柴胡汤、温胆汤治失眠也很有效。而胆病从心论治，以栝楼薤白半夏汤治疗慢性胆囊炎也有一定效果。目前以胆心同治治疗心脏病或胆病，其疗效似较单纯治胆或治心要高效得多。针刺胆经之风市治失眠、心脏病及胆囊炎，效果甚好。针心经神门治胆虚心怯也很有效。此外，奇穴眼黄穴在心经上而能治眼黄，这些都是心与胆通的治例。

4. 肾与三焦通：《灵枢·本脏》说："肾合三焦、膀胱。"三焦有两个系统，一个是以肺、脾、肾为中心的三焦气化系统：上焦气化，主司津液精微的布敷，主要在肺；中焦气化，主司营卫精血的生化，主要在脾；下焦气化，开窍于二阴，司决渎排糟粕，主要在肾，肾又为三焦气化的本源。另一个系统是以心、肝、肾为中心的三焦相火系统：心为君火在上焦，肝有相火在中焦，肾与命门为相火在下焦。肾以一脏水火相兼，两个系统皆本于肾，肾又是阴阳水火之脏，水火两个系统在疾病过程中可相互转化，但多出现在疾病后期，这是因为两个系统都根源于肾，久病入肾，肾脏兼水火阴阳，为身体之总枢所致。临床治疗肾病要考虑三焦，治三焦要顾及肾。例如少阴四逆虽责之肾阳虚，但治疗则用四逆汤，方中有附子温下焦肾阳，干姜温中焦脾阳，甘草温上焦心阳，可谓三焦之阳皆治。

在《伤寒论》方剂中如上的用例很多，中医的基本原则是"治病留人"，治愈疾病要顾到体质，不可虽治愈疾病，但身体体质变坏，更不能病未治愈而体质更差。因此在《伤寒论》的许多处方中，常加入甘草、生姜、大枣，顾护正气。又如已用过麻黄汤，只能用桂枝汤；已用过大承气汤，虽有可下之证，亦不可再用大承气汤，这些都在强调保护正气而治病留人，不同于现代医学的一些激进手段，疾病尚未治愈，身体已不能承受治疗而先倒下。

中医的另一项重要原则是"双向调节"，这在针灸中经常使用，例如心脏搏动太快针内关，可使其转慢，心脏搏动太慢针内关，可使其增快；又如胃蠕动太快针足三里，可使其减慢，胃蠕动太慢针足三里，可使其增快。针灸双向调节作用明显而具安全性。当然，《伤寒论》中也有很多方子有双向调节作用，例如四逆散中柴胡能升，枳实能降，调理气机作用很好；但其中又有芍药、甘草能理血，可以说气血皆调能升能降。又如桂枝汤，其中之桂枝、生姜温阳调卫，芍药、大枣滋阴和营，所以能"和阴阳""调营卫"，有双向调节作用。

中医的第三个原则是"顾及整体"。例如，虽说四逆汤温肾阳，事实上三焦之阳皆温。再如桂枝加厚朴杏仁汤治喘，表面看是治上面的喘，但此方的杏仁善理上焦肺气，厚朴善理中焦之气，桂枝能平冲理下焦之气，其实是三焦之气上中下皆治。

再来看看肾与三焦通，三焦经的输穴关冲、液门、中渚、阳池、支沟、天井，都与水"肾"有关，董师治肾炎、水肿常用中白、下白。此外，三焦经的中渚治腰痛很有效，董师之奇穴还兼治不孕，这个穴位在三焦经上，也是通过脏腑别通补肾而发挥作用的。

5. 肝与大肠通：肝主疏泄，有协调二便的作用，而大肠传导亦全赖肝气疏泄，吴鞠通在胁痛、中燥、单腹胀等医案中，都提到肝协调二便的作用，前阴为肝经所循行之部位，属肝，主治自无疑义，而疏大便则合于肝与大肠相通之意。例如，乌梅丸主治的久痢，属湿热痢疾久而不已，系木郁横土，肝之疏泄不畅，而致下利里急后重。白头翁汤证亦系肝（木）郁土中，湿热郁踞肠间，由于土因而木郁，木愈郁则土愈困，此时调肝疏木才能有效，白头翁汤即在于清解阳明热毒疏泄肝气以治利。又如四逆散加薤白也能治痢，两者治前阴病亦颇有效，盖前阴病多属湿热属肝经也。针治大肠经之曲池穴能降血压治肝阳上亢之证，对各类头晕皆甚有效。木穴在大肠经上，但能治肝经之疝痛，其他大、小、外、浮间皆在大肠经上，都能治疝痛。针肝经之太冲穴能治腹中痛泻，这都是肝与大肠通的应用。

6. 心包与胃通：临床常见老年人因饱餐胃气上冲而致心肌梗死发作的人不在少数。由于有的心绞痛病人，上消化道症状也很突出，同时治胸痹方也可通用于治胃痛，所以称为"心胃同治"。阳明胃与心包络通，阳明实热上冲心包，扰乱神明出现心包的症状，以承气汤泻胃家实热，阳明得治，厥阴自安。《温病条辨·中焦篇》还有"阳明温病，下之不通……邪闭心包，神昏舌短，内窍不通，饮不解渴者，牛黄承气汤主之""阳明胃病，下利谵语，阳明脉实或滑疾者，小承气汤主之"。《伤寒论》亦有"下利，谵语者，有燥屎也，宜小承气汤"。阳明常与厥阴同病，除有承气攻下法外，还有用牛黄、紫雪凉开之法及牛黄凉开与气攻下并用之法。临床上治疗疫痢热毒而见昏谵痉厥时常用承气汤治疗，即"治痢还需利，攻下以护正"。使险症转危为安。针刺心包经之内关穴治胃痛（因胃经循行所过）及膝痛甚效。胃经之三里穴治心脏病胸闷亦甚效。董师用通关、通山、通天等穴治疗心脏病，这些穴的位置都在胃经上，这都是包络与胃通的用例。

三、董氏奇穴手法

1. 动气针法与倒马针法：董氏奇穴施针方法简便，仅用正刺、斜刺、浅刺、深刺、皮下刺与留针等这些手法即可达到所期望之治效。不采用弹、摇、捻、摆等手法，可减轻患者之痛苦，减少晕针情况的出现，亦不必拘泥于补泻等理论。

由于不拘泥于补泻，董师研创出另一套平补平泻的特殊针法——动气针法和倒马针法。动气针法即针后令病人疼痛处活动活动，看有无改善，再决定是否继续捻针或换针。杨维杰老师将此种手法定名为动气针法，首刊于1975年出版的《针灸经纬》，董师亦甚赞同，遂沿用至今。

董师认为人体有自然抗能，并有相对平衡点，所以常采用"交经巨刺"以远处穴道疏导配以动气针法，疗效惊人。尤其对于疼痛性病症，往往能立即止痛，例如三叉神经痛，董师针健侧侧三里、侧下三里两穴，并令患者咬牙或动颌，可立即止痛；坐骨神经痛，针健侧灵骨、大白两穴，并令患者腰腿活动，亦可立即止痛。虽说奇穴有奇用，但是动气针法的功效也是不可忽视的。动气针法不只限于奇穴有效，更适合于十四经穴，不但适用于止痛，用于内科亦有显著的效果。

动气针法具体操作如下：

（1）先决定针刺穴道。

（2）进针后有酸、麻、胀等感觉时，即为得气现象，然后一面捻针一面令患者患部稍微活动，病痛便可立即减轻，表示针穴与患处之气已经相引，达到疏导及平衡作用，可停止捻针，视情况留针或出针。

（3）如病程较久，可留针稍久，中间必须捻针数次以行气，可令患者再活动患部引气。

（4）如病在胸腹部，不能活动，可用按摩或深呼吸，使针与患处之气相引，疏导病邪。例如治胸闷胸痛，针内关，然后令患者深呼吸，可立刻舒畅。

动气针法简单实用，且在不明虚实症状前亦可使用。但必须能使病痛部位自由活动或易于按摩，因此必须在远隔穴位施针。依经验，仅就五输原络，灵活运用即可，值得推广应用。

倒马针法系董师所创的一种特殊针法，系利用两针或三针并列之方式，加强疗效的一种特殊针法。奇穴与十四经穴均可利用此针法，此针法亦常与动气针法结合使用，疗效显著。

倒马针法具体操作如下：

（1）先在某一穴位施针（如内关）。

（2）然后取同经邻近穴位再刺一针（如间使或大陵），这样就形成了所谓的倒马针。

（3）在倒马针的基础上可用补泻法，也可用动气针法与之配合，加强疗效。

这种邻近两针同时并列的针法，较之散列多针的效果，疗效大而确实，如在内关取穴施针之效果等于1分，加取间使穴使成并列之倒马针，则其效果并不只是2分的增加，而可能是3分或5分，究其原因，可能是有互助合作、一鼓作气的强化作用。

全身有很多的地方都可使用倒马针以增强疗效，如内庭、陷谷合用对肠胃病有很大效用，针内关、间使治心脏病有特效；针支沟、外关治胁痛、小腿痛、坐骨神经痛；针手三里、曲池治头晕、鼻炎、肩臂痛、腰膝痛等。

倒马针两针或三针并列，实亦寓有全息的意味，若三针并列，则还有上针治上、中针治中、下针治下的意义，两针并列，则有上针治上部、下针治下部的意义。

杨维杰老师在多年的临床实践中，根据动气针法的基础研究创出"牵引针法"，效果之佳，较动气针法尤有过之而无不及。

2. 重视深浅：针刺的深浅对疗效影响极大，古书中不乏记载，董氏奇穴中亦经常提及深浅不同的主治有别，董师用穴之深浅大致依循下列几项原则。

（1）根据病位：一般病在表、病在肌肤宜浅刺；病在骨、病在脏腑宜深刺。有时治外感表证，常在背部大椎、肺俞、膏肓点刺出血即为浅刺之例。同一穴位之深浅主治亦有别，如地士穴针深1寸治气喘、感冒、头痛及肾病；针深1.5寸治心脏病。其要旨为治近宜浅，治远宜深。又如最常用之足三里穴，董师常说：针0.5~1.0寸治腿部病，针1.0~1.5寸治肠胃病，治心脏病、气喘至少针1.5寸以上，头面病则宜2寸以上，临床应用确有道理。

（2）根据病性：一般热证、虚证宜浅刺，寒证、实证宜深刺；新病宜刺浅，久病宜刺深。董师治疗较轻较短之病，常以手指、颜面较浅部位之穴道针刺，对久病重病则以小腿、大腿部位较深之穴位为主；热病在较浅穴位（背部）及井穴点刺，寒证久病则在腿部、肘部血管或肌肉较厚部位深刺久留或点刺。

（3）根据四时节令：一般春夏宜刺浅，秋冬宜刺深，董师治疗疾病不只遵行春夏刺浅，秋冬刺深之理，在选穴方面亦有不同，充分体现了董师对时间治疗学的认识。

（4）根据体质：一般肥胖、强壮、肌肉发达者宜刺深；消瘦、虚弱、肌肉脆薄及婴儿宜刺浅，董师亦遵循此原则进针，对体力劳动者进针较脑力劳动者通常稍深。

（5）根据穴位：董氏奇穴用穴多以四肢为主，肥厚部分可稍深，其余部分宜稍浅。穴分天、地、人三部，局部刺浅，再远入中，最远入深。躯干胸背概以三棱针轻浅点刺为主，头面部穴位多以浅针直刺或卧针平刺为主，绝无危险，且疗效高。

总之，董师针刺论深浅，虽据病位、病性、体质、节令、穴位而定，但总以穴浅宜浅、穴深宜深、治近宜浅、治远宜深、新病宜浅、病久宜深为要。取穴多在四肢，强调宁失之深，勿失之浅，如蚊蝇之叮。由于深针有透穴作用，加强了经脉间之联系，并扩大了针刺之主治范围，且由于一针多穴，合乎精简原则，不但减轻进针之疼痛，又能加强刺激量，提高针刺效应，最为董师所乐用，但不论深浅，又必以得气为度。

3. 注重留针：留针是指进针以后，将针留置于穴位内，以加强及持续针感及其作用，从而达到提高疗效的目的。是否需要留针，留针时间长短，必须因人、因病、因时、因穴及视"气"而定。

（1）因人而异：根据体质、年龄不同而决定留针与否及时间长短。体质壮实、肌肉丰满者，受邪较难，得之则邪深，刺宜深刺久留。体质瘦弱、皮薄肉少者及儿童则应浅刺疾出，不宜留针。

（2）因病而异：根据病程、病位、病性而定，久病邪气入深及病邪在阴分、营分，属寒、属虚者（久病虽实则宜棱针点刺出血）宜深针久留；初病邪气表浅或病在阳分、卫分，属热属实者应浅刺而不留针。

（3）因时而异：根据天时季节而定，春夏人之阳气在表，宜浅刺少留或不留。秋冬人之阳气在里，应深刺而留针。同理，下午、晚上针刺，一般较上午及中午留针稍久。

（4）因穴而异：穴位浅、气浮在外宜浅针不留，穴位深可稍留久，但必须注意由于"热病则顶针，寒病则吸针"，寒病久留为防针体被吸入，必须多留一部分针体在外，以免发生滞针弯针（长时留针，体位移动有可能发生弯针）。董师针刺多采舒适之卧位，并在四肢穴位进行留针，绝无弯针，亦不怕吸针，是较安全的针法。

留针时间多久为宜，目前较通行者有两种说法：①《灵枢·五十》指出，气血运行1周，需时2刻，1昼夜为100刻，则2刻为0.48小时，即28.48分。②《灵枢·营卫》指出，营卫1昼夜在人体运行50周，以24小时1440分计算，即28.48分循环1周。从上述两点看来，留针至少宜超过28.48分，目前为求计算方便，一般留针30分是合理而适宜的。

4.注重主次先后：一般而言，董师如欲针刺3针，必先针中间的1针，再上、下各1针。据研究，先针1针于穴道上，再针于他处的穴道上，则其气皆往先前扎的穴道上走，此即杨维杰老师研创之牵引针的原理。如坐骨神经痛属太阳经者，先针灵骨、大白（主针），次用束骨牵引，此前2针作用会被束骨所自然牵引，也可能束骨会被前2针牵引，而可能在中间的痛点交汇，因此应先用治疗针，后用牵引针。

董师针刺常遵古法"先针无病为之主，后针有病为之应"，右边有病则先针无病的左边，左上有病则先扎右下，右上有病则先针左下（杨维杰老师亦先针治疗针，之后再针牵引针）。若多个症状一起呈现，则先针主症，后针次症。当多经的穴位一起使用时，则应注意其是否有相克，如土经的穴和水经的穴在一起使用，有可能土克水，可先针土经穴位，再针水经穴位；捻针时亦先捻土经穴，再捻水经穴。

四、董氏奇穴治疗发挥

1.一经治多经：《标幽赋》说："取三经用一经而可正。"其原意是说针一条经络应顾及左右的邻经，这样才不会针错经络。并融合古学加以发挥，定出"用一经必能治多经"之说，也就是说针一经时应同时考虑能治到好几条经络，这样开阔视野，照顾整体，扩大应用范围，一针治疗多病。例如针大肠经穴位，要考虑到表里经的肺经，其次要考虑到有同名交经关系的足阳明经，也就是所谓的手阳明通足阳明。再次，五脏别通的太阳与肝通的肝经也要考虑进去，例如取用董氏奇穴灵骨、大白，因在阳明经上，可治大肠的病变，也可补肺气（因与肺经表里），又因手足阳明相通，治胃经的病也有效，而董老师最常用来治半身不遂则又属肝与大肠通的运用。

2.一穴多穴用：《标幽赋》说："取五穴用一穴必端。"它的意义是说，取一穴要上下穴（同经五行及母子关系）、左右穴（邻近经络）都要注意到，这样取穴才会准确，才会提高。用一穴时必须考虑到藏象、经络、五行、全息、五脏别通等关系，这样疗效才会确实，才会全面，才会提高。例如灵骨、大白穴，在经络属大肠，透过五脏别通可治肝经病变，因五行属木、火，效与木火穴有类近之处，治疗中风半身不遂甚效，穴性属俞原，俞主体重节痛，原与三焦之气相应，所以补气温阳之作用亦强，因大肠经与肺经相表里，这种作用就更强，而从目前之全息律来看，大白主上焦、灵骨主下焦，合用之则调理全身气机之作用极强极好。再从灵骨、大白之命名来看又有金水相通、益气养阴之作用，可谓具备了治疗多种疾病的双向调节作用。

3.互引互治：许多穴位是牵引针，也是治疗针。这样的穴位在应用时治疗效果尤其好，例如灵骨穴可治网球肘，也可用对侧手三里、曲池当治疗针，以同侧灵骨为牵引针，这样灵骨穴既可当牵引针，也有治疗作用，如此效果最好。又如承浆穴可治落枕，重子、重仙穴也可治落枕，用重子、重仙时加上承浆又作牵引，又当治疗针，这种用法治疗落枕效果最好。

4.夹穴多治：治疗时夹着它的穴及被夹的穴均有相关作用，例如通关、通山可治心脏病，与这两穴夹着伏兔穴有关。盖伏兔穴，《针灸大成》述其为脉络之会，此穴调整血脉之作用极强，也可治心脏病变。通关、通山夹伏兔穴而有此作用理应类似，当然通关、通山位于胃经，透过胃与包络通及调理脾胃而有此种作用自有其道理。又如，合谷在灵骨、大白之间，亦有灵骨、大白的作用，只是稍弱而已。而灵骨、大白夹合谷，合谷为大肠经（与肝通）的木穴，疏肝效果很好，治疗中风、半身不遂当然有效。在颜面神经麻痹、眼皮闭合不全时合谷甚效（口面合谷收），这也因其与善治半身不遂的灵骨、大白穴夹其穴有关，当然有这种疏肝治中风的作用了。

五、董氏奇穴与中医学说

1.治疗注重五行及藏象学说之应用：董师在治疗方面极为重视五行之调和及藏象学之应用，其穴位以五行及藏象命名者，便有类似相关之治疗效用，例如水金穴就有金水相通之意，能治疗肺不肃降、肾不受纳之金水不通病变，诸如咳嗽、气喘、打嗝、腹胀、呕吐、霍乱等皆有特效。

又例如驷马中、上、下3穴能治疗肺病，中医理论肺主气，又主皮肤，因此本穴治疗鼻炎、牛皮癣、青春痘均有特效，对于各类皮肤病效果亦佳。

另外，透过五行生克，尚能治疗结膜炎（使火不克金）、甲状腺肿（使金能制木）亦有卓效。天黄、明黄、其黄3穴能治疗肝硬化、肝炎，也能治眼昏、眼痛。通关、通山、通天能治心脏病、心脏性风湿病，也能治膝盖痛、下肢水肿。通肾、通胃、通背能治疗肾脏炎、全身水肿、四肢水肿，也能治口干、喉痛。肾关为补肾要穴，对于肾亏所引起之坐骨神经痛、肩痛、背痛、头痛、腰酸皆有显效。

又如木火穴既可疏肝祛风，又可清火或温阳，是治疗半身不遂的好穴道。这些便是透过藏象学说发挥应用的例病。另外，透过五行学说及预防思想，这种治法可以运用得更灵活，例如治咳喘，遵古说"发则治肺，平时治肾"，在发作期常针水金配合曲陵、三士，平时则针下三皇等，此类治例真是数不胜数。

2.治疗重视脾胃学说：董师对于李东垣之脾胃学说有深刻的研究，临床治疗对于调理脾胃有很多发明，认为若能使脾胃升降失调正常，则许多病便能治愈。其治疗心、肺两经之病多从胃经着手，例如常用驷马上、中、下穴及通关、通山、通天穴位置均与胃经有交叠关系。常用驷马治鼻炎，即有补土生金之意，常用通关、通山治心脏病，有"子能令母实"之意（土水穴能治胃病，位于肺经，也是此一原理的反面应用）。其治疗肾病多从脾经论治，认为崇土可以制水，所以通肾、通胃、通背3穴皆在脾经之上。对于脾肾两虚之病认为补肾不如补脾，先宜调后天，其乐用之下三皇（天皇、人皇、地皇），名曰补肾，实亦皆在脾经路径上。治蛋白尿脾肾双补肾关很好，这些都反映了董师的创穴用针是符合理论根据的。

3.治疗注重活血化瘀并善用棱针点刺：运用三棱针放血治病，可谓董师之拿手绝活。董师应用三棱针治疗，数年大病往往霍然而愈，剧烈疼痛亦可止于顷刻，其效果真是令人难以思议。董师刺络用穴之范围不受古书所限，除一般医师常用之肘窝、膝腘、侧额、舌下、十二井、十宣、耳背等部位，至于下臂、下腿、脚踝、脚背、肩峰等几乎无处不能放血，尤其是腰背部位，董师更是以之灵活运用治疗全身病变。

董师对于历代有关活血化瘀文献多所涉猎，对于《内经》"病久入深，营卫之行涩、经络时疏，故不通""有所堕坠，恶血留内""寒气客则脉不通"等瘀血学说及叶天士"久病入络"之说颇有认识。主张"菀陈则除之"及"治风宜治血，血行风自灭"之法，运用棱针点刺广泛治疗多种病变。例如以委中穴治坐骨神经痛、腰痛、项强、下肢风湿痛、痔疮；以尺泽穴治胸闷、气喘、肩周炎；以足三里穴治胃病、肠胃炎；以太阳穴治偏头痛、头晕、结膜炎；以三金穴治膝痛；以金林穴治大腿痛；以精枝穴治小腿痛；以双凤穴治手脚麻木；以三江穴治妇科病；以总枢穴治小儿高烧、呕吐等，所涉范围可谓内、外、妇、儿、伤科全部包括在内。

董师之刺络针法最大特点在于取穴多半远离患处，正合乎古法正统之"泻络远针"，效果卓著而确实，反观时下点刺放血多取阿是穴或邻近穴位，效果未必突出，与董师相较，益见董师针术之高超。

而董师之刺血又灵活寓有他法，例如在太阳穴刺血能祛风活血，在耳背刺血能清火活血，在背部（阳之所在）刺血能温阳活血，在委中刺血能利湿活血，在四花中、外（丰隆穴附近）刺血能化痰活血，在十二井刺血能开窍活血，其刺血疗法之灵活，真是不胜枚举。

4.治疗重视与节气配合：时间治疗学虽是新近崛起的一门临床科学，但远在2000年前的中医古籍《内经》中就早已有较多的篇幅论述时间治疗学的要则，并提出了一些因时施治的方法，例如在季节治律方面曾说："春刺荣，夏刺俞，秋刺合，冬刺井。"董师深体《内经》之意，在面对全身泛发性的疾病时，常在与主旺之脏腑有关经穴施针，春季针三黄穴，夏季针通关穴、通山穴，秋季针驷马穴，冬季针下三皇穴等，都在临床常见。对于病久体虚病患，又常配合季节针其母经有关穴位，以收补虚之功。临床治疗痹证，极为重视季节与症状之关联性。

春日风胜多见行痹，冬日寒胜多见痛痹，夏秋湿令多见湿痹。治疗或以肝为主，或以脾、肾为主，各以该季当旺之脏为主，再结合其他有关脏腑治疗，收效至为宏速。此外，亦常配合《内经》一日四时分刺法治疗多类疾病，例如治疗咳嗽，先针奇穴水金，再按《内经》"朝刺荥，午刺俞，夕刺合，夜刺井"原则，加针鱼际、太渊或尺泽等穴，每次仅取2穴，用针少却效果显著。至于子午流注，董师虽未明言其重要，但却认为于下午15—17时（申时）点刺出血，对膀胱经之病变（例如于委中点刺治疗痔疮）可收平时之加倍效果，其实这就是子午流注之纳子法的应用，说明董师对于时间治疗学亦有相当的认识。

杨维杰老师治疗骨刺最常应用人中、后溪、束骨、复溜等穴，并且这类患者下午来针，效果较佳。因未时十二经流注至小肠经，申时流注至膀胱经，酉时流注至肾经，又未时任督流注开人中穴，下午恰值未、申、酉时，针这几个穴位与时辰流注有关，当然效果甚好。

第一章　一一部位（手指部位）

　　一一部位即手指部位，不论阴掌（掌心）及阳掌（掌背）皆属之，《董氏正经奇穴学》原载27个穴道，其中有些穴道又由好几个穴位组成，因此总计有52个穴点之多，这些穴道与所传"28手针点"之位置与功效均不相同，董师能在手指上研究发现这些穴道确属不易。

　　这些穴道均有其独特疗效，唯仅在手指部位即有半百穴道（加上董师常用，原书未载，如加以补充，当属更多），着实令一般人及初学者不易寻找正确穴位。其实，手指部位之穴道，分布颇有规律，以下就几点找穴方法加以说明，以便寻找应用。

　　1. 阴掌五线：阴掌指三阴所经之掌心而言，靠大指侧称为外侧，靠小指侧称为内侧，以下阴掌皆如此称之，试以中央线为C线，外侧（近大指侧）黑白肉际为A线，A与C之中央线为B线，内侧（近小指侧）黑白肉际为E线，E与C之中央线为D线，了解此五线之分布位置，对于寻找阴掌手指部位之穴位，关系甚为重要（图1-1）。

　　2. 阳掌三线：手指阳掌部位之奇穴分布较阴掌简单，仅呈三线分列，即外侧（近小指之骨侧，简称小侧，或称尺侧）、内侧（近大指之掌侧，简称大侧，或称桡侧）及中央，内外两侧均贴靠骨缘下针，中央则刺以皮下针。

　　3. 四项分点：依穴道之位置，不论阴阳掌，其分布不外下列4项：

　　（1）一穴（二分点法）：在两指纹间仅有1穴者，概以中点（即1/2处）取穴（如中间穴）。

　　（2）二穴（三分点法）：两指纹间若有2穴，则以两指节间距之1/3处各取1穴（如木穴，有少数例外，如大间、小间）。

　　（3）三穴（四分点法）：两指纹间若有3穴，则先就两指纹之中点取穴，再以此中点穴距两边之中点各取1穴（整体而言，即两指间之1/4处各取1穴）。

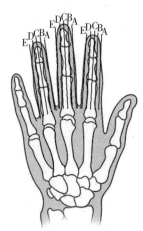

图1-1　阴掌五线

　　（4）五穴（六分点法）：连续5穴之穴位不多，仅有"五虎穴"，然"五虎穴"应用之机会很多，取穴法便很重要，取穴时先取上指纹与下指纹前之骨头前缘之中点为五虎三穴，次就五虎三穴距上下纹各1/3处取1穴，计5穴（整体而言，即于其间分为6等份，每隔1/6各取1穴）。

以上为手指部位寻穴规律，是寻找——部位穴道的主要原则，若能熟记上述原则，那么寻找手指部位的穴道，不但不会困难，而且是极为容易的。

大间

【位置】食指第一节正中央外开3分，即第一节B线中点（图1-2）。

【主治】心悸、心脏性喘息、心内膜炎、疝气（特效）、扁桃腺炎、腹胀气、膝盖痛、眼痛、三叉神经痛。小儿气喘、疳积、肠炎（特效）。

【针法】5分针，直刺法入针1~4分。直刺1~2分治心脏疾病，直刺2~3分治小肠疾病、疝气及膝痛，或以三棱针扎出血。

【指法】指按、指压或用硬物点按刺激，7~15分钟。

【取穴方法】左病取右，右病取左，不宜双手取穴。

【经验】①据经验，大间为治疗疝气之特效穴。②治疗急、慢性肠炎亦特效。

小间

【位置】食指第一节B线上，大间穴上2分即是（图1-2）。

【取穴】掌心向上，掌面食指第一节正中央外侧2/3处。

【主治】肺系疾患、胸闷心慌、膝盖疼痛、肠炎、支气管喘息、吐黄痰、胸闷、心悸、膝盖痛、小肠胀气、疝气（特效）、角膜炎、扁桃腺炎。小儿气喘、疳积、肠炎（特效）。

【针法】5分针，直刺2~4分或以三棱针扎出血，治气喘、支气管炎、小儿肺炎特效。直刺1~2分治心肺疾病，直刺2.0~2.5分治小肠疾病、疝气及膝痛。

【指法】指按、指压或用硬物点按刺激，7~15分钟。

【取穴方法】左病取右，右病取左，双手取穴不忌。

【经验】①据经验，小、大间为治疗疝气之特效穴。②治疗急、慢性肠炎亦特效。

附：大间、小间两穴均位于阴掌食指B线上，为方便取穴，以两指节距离上下1/3处

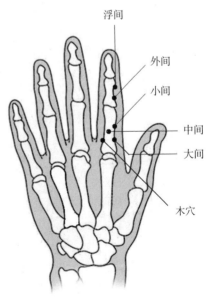

图1-2

各取1穴，在上者为小间，在下者为大间。

外间

【位置】食指第二节B线上，两指节距离下1/3处是穴（图1-2）。

【主治】疝气、膀胱炎、尿道炎、牙痛、胃脘痛、小肠胀气。

【针法】5分针，直刺2~4分或以三棱针点刺出血，如刺出黄水神效。

【指法】指按、指压或用硬物点按刺激，7~15分钟。

【经验】外间通常与浮间一起取用效果佳。治疗尿道炎、膀胱炎。

浮间

【位置】食指第二节B线上，两指节距离上1/3处是穴（图1-2）。

【主治】疝气、膀胱炎、尿道炎、牙痛、胃脘痛、小肠胀气。

【针法】5分针，直刺2~4分或以三棱针点刺出血，如刺出黄水神效。

【指法】指按、指压或用硬物点按刺激，7~15分钟。

【经验】浮间与外间一起取用效果佳。治疗尿道炎、膀胱炎。

中间

【位置】食指第一节正中央（图1-2）。

【主治】疝气、心悸、胸部发闷、膝盖痛、头晕、眼花、眼睛酸痛、背痛。

【针法】5分针，直刺2~3分，治气喘、支气管炎、小儿肺炎特效。

【指法】指按、指压或用硬物点按刺激，7~15分钟。

【取穴方法】左病取右，右病取左，双手取穴不忌。

【运用】上述5穴针深1~2分可治疗心肺病变。2~3分治疗下焦诸症，上述诸穴不宜双手同时取穴。一般来说，单手取穴以男左女右为准，5穴联用为治疗疝气特效针，据杨维杰老师经验，若配合三棱针在内踝及内踝周围点刺放血效果更佳，令人难以置信。

【经验】笔者以大间、小间、浮间、外间、中间配伍金门穴治疗肠炎疗效确切。

【歌诀】大小中外浮，食指B线上。疝气与肠炎，奇效五间当。

木穴

注：台湾地区出版的书上是3个木穴，但《董氏奇穴针灸学》载此穴为3分法取2穴。

【木一穴】掌面食指第一节正中央内侧3分上2.5分处是穴。

【木二穴】掌面食指第一节正中央内侧3分处是穴。

【木三穴】掌心向上食指第一节正中央（即中间穴）内侧3分下2.5分处是穴。

【位置】食指内侧D线上，计有2穴点，两指节距离上、下1/3处各有1穴点（图1-2）。

【主治】肝火旺盛、脾气急躁、胃痛、皮肤瘙痒。

【针法】5分针，针深2~3分。

【指法】指按、指压或用硬物点按刺激，7~15分钟。

【运用】本穴为常用要穴，临床多取一穴，一般以下穴为准。对于眼睛干涩、眼球疼痛、见风流泪等皆有卓效。若以此穴治疗诸如手癣、手掌皲裂等皮肤病尤具特效。治疗鼻涕过多，尤其是感冒流涕立见疗效。治疗皮肤病以患侧穴位为主，其他各病则以对侧穴位为主。此穴对外感引起的头痛亦效。

【经验】笔者以木一穴、木二穴、木三穴配伍镇静穴治疗失眠效果不错。木穴在临床应用上可任取1~2穴使用，以三棱针点刺出血，治胃肠胀气、肋痛甚效，双手取穴效果更佳。

【歌诀】食指D线上，木穴肝火旺。急躁泪易淌，涕多此穴当。手部皮肤病，此穴效为良。

心常（2穴）

【位置】中指第一节D线上，两指节距离上、下1/3处各取1穴，计有2穴点（图1-3）。

【主治】心悸、心脏性风湿病、心肌梗死、肺癌、肺结核。

【针法】5分针，直刺2~4分或以三棱针点刺出血。

【指法】指按、指压或用硬物点按刺激，7~15分钟。

【运用】心常一穴、心常二穴配灵骨穴、大白穴治肺癌、肺气肿特效。曾用上述穴道治愈6位肺癌2~3期患者。

【经验】笔者常用心常穴配伍对侧灵骨穴、大白穴治疗心律不齐，疗效显著。

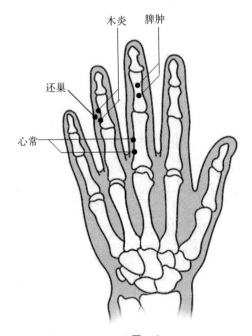

图1-3

【歌诀】中指一节上，D线名心常。心悸与怔忡，疗效堪称良。

木炎（中国台湾地区取3穴）

【位置】无名指第二节D线上，指节间距离上、下1/3处各1穴，计有2穴点（图1-3）。

【主治】各种肝炎、肝硬化、腹水、两胁痛、脚抽筋、气喘。

【针法】5分针，直刺2~3分。

【指法】指按、指压或用硬物点按刺激，7~15分钟。

【运用】本穴治疗肝火旺盛之症颇佳。治疗口苦、易怒、烦躁等症，皆一次而效，舌燥当可针到而病情立缓。

【经验】木炎一穴、木炎二穴、木炎三穴与上三黄穴功效相同，但一般习惯以腿部上三黄穴为主，而少取用木炎穴。它在治疗肝脏疾病上也有很好的疗效。木炎穴配合耳针肝区治疗乙型肝炎，效果显著。以木炎穴配上三黄穴、耳区肝炎点治疗传染性肝炎、肝硬化，效果显著。

【歌诀】木炎无名指，二节D线上。此穴疗肝病，火旺指下平。口干与口苦，针下症自平。

还巢

【位置】无名指第二节外侧正中央，赤白肉际处（图1-3，杨维杰老师对此穴定位是在尺侧，也就是无名指第二节正中央向小指侧外开5分赤白肉际处是穴）。

【主治】子宫痛、子宫肌瘤、盆腔炎、月经不调、赤白带下、输卵管不通、子宫不正、小便频数、阴门发肿、安胎。

【针法】5分针，针深2~3分，忌双手同时取穴。

【指法】指按、指压或用硬物点按刺激，7~15分钟。

【运用】本穴为治疗妇科疾病之要穴，且疗效显著。其穴多与妇科穴相伍，左右交替，即左妇科伍右还巢，右妇科伍左还巢。治疗不孕症亦有特效。

【经验】还巢穴配妇科穴治妇科百病。

【歌诀】还巢无名侧，中节正中央。二至三分深，双手忌同伤。堪疗子宫病，经乱带下尝。输卵管不通，宫斜尿频良。阴肿与安胎，求子功效强。

脾肿（2穴）

【位置】掌心向上，掌面中指第二节中央线（C线），三分法，上、下2个穴点（图1-3）。

【主治】脾肿大、脾脏发炎、胃肠胀气、胸痛、背痛、脚趾酸麻肿痛。

【针法】5分针，直刺2~4分。

【指法】指按、指压或用硬物点按刺激，7~15分钟。

【经验】治疗脾肿大，可用脾肿一穴、二穴，配三重一穴、二穴、三穴效果显著。

【歌诀】中指二节上，C线三分法。上下两个穴，脾大胃肠胀。脚趾酸麻肿，脾肿穴取良。

凤巢（3穴）

【位置】掌心向上，掌面无名指第一节中央偏桡侧5分处，四分法取3个穴点（图1-4）。

【主治】子宫癌、子宫肌瘤、子宫炎、月经不调、赤白带下、崩漏、输卵管不通、子宫前倾或后屈、不孕症、阴门肿痛、肩周炎、卵巢炎。

【针法】5分针，直刺2~3分。

【指法】指按、指压或用硬物点按刺激，7~15分钟。

【经验】凤巢一穴、二穴、三穴配妇科穴治疗子宫炎、子宫肌瘤、卵巢炎特效。在3127个病例中，有3076例痊愈，其余有减轻。

【歌诀】掌面无名指，一节A线上。四法分三穴，妇科病自痊。

复原（3穴）

【位置】掌面无名指第一节正中央内侧（D线），四分法取3个穴点（图1-4）。

【主治】骨骼肿大、骨膜炎、筋肿痛、脊椎骨癌、骨刺、坐骨神经痛、腰痛。

【针法】5分针，直刺2~3分或以三棱针刺出黄水特效。

【指法】指按、指压或用硬物点按刺激，7~15分钟。

【经验】复原一穴、二穴、三穴，配五虎穴、上三黄穴治全身骨肿。

【歌诀】掌面无名指，一节D线上。骨骼与肿大，筋肿坐骨痛。腰痛骨膜炎，骨病均治痊。

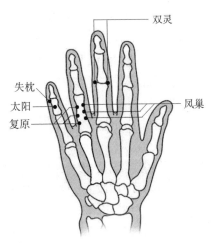

图1-4

太阳（原名眼黄穴）

【位置】掌心向上，掌面小指第二节正中央处（图1-4）。

【主治】太阳头痛、偏头痛、黄疸、头晕、头昏、低血压、三叉神经痛、眼病、手指痛、眉棱骨痛。

【针法】5分针，直刺2~3分或以三棱针点刺出血。

【指法】指按、指压或用硬物点按刺激，7~15分钟。

【经验】太阳配灵骨穴治偏头痛、太阳头痛、头晕，下针1分钟立愈。

【歌诀】掌面小指上，第二节中央。太阳偏头痛，头晕调血压。眼病眉骨痛，太阳二穴灵。

注：还有太阳一穴，在小指第一节中央，作用与太阳穴相同，此处略。

失枕

【位置】掌心向上，掌面小指第二节中央偏内侧2分上2分处（图1-4）。

【主治】颈项痛（特效）、落枕、用脑过度致头昏脑涨。

【针法】5分针，直刺2分或由上往下斜刺2~3分，左病取右，右病取左。

【指法】指按、指压或用硬物点按刺激，7~15分钟。

【经验】失枕穴为治疗落枕之特效穴，效果神速，针下立除。其效果与人皇穴、中九里相同，尤对临时性落枕效果更佳。

【歌诀】小指二节D，中点上二分。颈痛与落枕，用脑过度良。

双灵（2穴）（皆为董氏七十二绝针之一）

【位置】掌面中指第一节与第二节之间，横纹中央（四缝穴）内侧、外侧2.5分处（图1-4）。

【主治】肺癌、骨癌、肾炎水肿、肝癌、肝硬化、血癌、白癜风、口腔炎、喉癌、百日咳、小儿疳积、小儿消化不良、心脏扩大、心律不齐、胃炎及重症急救。

【针法】5分针，直刺1~2分或以三棱针刺出黄色液体特效，或刺出黑血亦佳。

【指法】指按、指压或用硬物点按刺激，7~15分钟。

【经验】左病取右，右病取左，病在中者则左右随意取之。治疗肝癌双灵穴配木灵穴、木华穴，效佳。

【歌诀】双灵中指上，二节横纹央。内外二分半，消化与不良。肺骨肝喉癌，重症急救用。

定喘（3穴）

【位置】掌面无名指第二节正中央偏外侧（B线上）四分法取3个穴点（图1-5）。

【主治】支气管喘息、脾喘、右心衰竭。

【针法】5分针，直刺1~2分。

【指法】指按、指压或用硬物点按刺激，7~15分钟。

【经验】定喘穴配木炎穴治喘息效佳。

【歌诀】定喘无名指，二节B线上。四分穴取三，咳喘气管炎。

木灵（董氏七十二绝针之一）

【位置】掌心向上，掌面无名指第一节与第二节间之横纹中央内、外侧2.5分处（图1-5）。

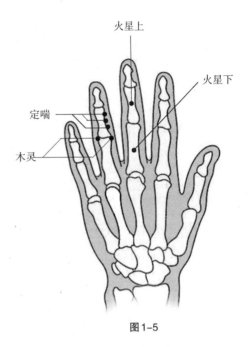

火星上

火星下

定喘

木灵

图1-5

【主治】肝硬化、肝炎、肝癌、两胁痛、胆囊炎、胆道蛔虫症、痿证、半身不遂。

【针法】5分针，直刺2~3分或以三棱针刺出黄色液体或刺出黑血均效。

【指法】指按、指压或用硬物点按刺激，7~15分钟。

【经验】木灵穴配上三黄穴、木黄穴治疗肝脏疾病特效。

【歌诀】无名二横纹，内外二分半。肝炎肝硬化，胁痛胆囊炎。

火星上

【位置】掌心向上，掌面中指第一节正中央处是穴（图1-5）。

【主治】心悸、头晕、心脏性喘息、心脏瓣膜症、肩胛骨痛、胸痛、肺癌、多发性骨癌、腿痛、肩周炎、呃逆、胃溃疡、十二指肠溃疡。

【针法】5分针，直刺2~3分。

【指法】指按、指压或用硬物点按刺激，7~15分钟。

【经验】使用火星上、下穴，治疗打嗝特效，有立止胸痛之效果。治疗心脏疾病时，若火星上、下穴配合地宗、心灵一穴、心灵二穴、心灵三穴特效。

火星下

【位置】掌心向上，掌面中指第二节正中央处（图1-5）。

【主治】心悸、头晕、心脏性喘息、心脏瓣膜症、肩胛骨痛、胸痛、肺癌、多发性骨癌、腿痛、肩周炎、呃逆、胃溃疡、十二指肠溃疡。

【针法】5分针，直刺2~3分。

【指法】指按、指压或用硬物点按刺激，7~15分钟。

【经验】使用火星上、下穴，治疗打嗝特效，有立止胸痛之效果。治疗心脏疾病时，若火星上、下穴配合地宗穴、心灵一穴、心灵二穴、心灵三穴特效。

【歌诀】掌面中指上，一二节中央。火星上下穴，嗝逆与溃疡。

人阳

【位置】掌心向上，掌面食指第二节中央外侧5分处是穴（图1-6）。

【主治】睾丸炎、睾丸瘤、阴囊水肿、阴茎痛、疝气痛、前列腺肿大、隐睾症。

【针法】5分针，与肌肉垂直下针，直刺针深2~3分。

【指法】指按、指压或用硬物点按刺激，7~15分钟。

【经验】天阳、地阳、人阳、内阴、沈阴5穴，为治疗睾丸疾病包括睾丸癌的特效穴。对疝气、前列腺肿、阴茎肿痛也有很好的疗效。

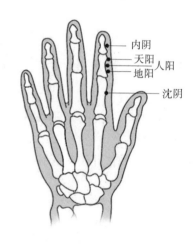

图1-6

地阳

【位置】掌心向上，当人阳穴下2.5分处是穴（图1-6）。

【主治】睾丸癌、睾丸瘤、阴囊水肿、阴茎痛、疝气痛、前列腺肿大、隐睾症。

【针法】5分针，与肌肉垂直下针，直刺针深2~3分。

【指法】指按、指压或用硬物点按刺激，7~15分钟。

【经验】天阳、地阳、人阳、内阴、沈阴5穴，为治疗睾丸疾病包括睾丸癌的特效穴。对疝气、前列腺肿、阴茎肿痛也有很好的疗效。

天阳

【位置】掌心向上，当人阳穴直上2.5分处是穴（图1-6）。

【主治】睾丸炎、睾丸瘤、阴囊水肿、阴茎痛、疝气痛、前列腺肿大、隐睾症。

【针法】5分针，与肌肉垂直下针，直刺针深2~3分。

【指法】指按、指压或用硬物点按刺激，7~15分钟。

【经验】天阳、地阳、人阳、内阴、沈阴5穴，为治疗睾丸疾病包括睾丸癌的特效穴。对疝气、前列腺肿、阴茎肿痛也有很好的疗效。

内阴

【位置】掌面食指第三节中央偏外侧4分下2.5分处，即第三节横纹上2.5分外4分处（图1-6）。

【主治】睾丸炎、睾丸痛、阴茎痛、疝气痛。

【针法】5分针，与肌肉垂直下针，直刺针深2~3分。

【指法】指按、指压或用硬物点按刺激，7~15分钟。

【经验】天阳、地阳、人阳、内阴、沈阴5穴，为治疗睾丸疾病包括睾丸癌的特效穴。对疝气、前列腺肿、阴茎肿痛也有很好的疗效。

沈阴（又称沉阴穴）

【位置】掌面食指第一节中央外侧5分上2分处，即小间穴外2分处（图1-6）。

【主治】睾丸癌、睾丸瘤、疝气痛、前列腺肿大、前列腺肿、阴茎痛、阴门肿痛。

【针法】5分针，与肌肉垂直下针，直刺针深2~3分。

【指法】指按、指压或用硬物点按刺激，7~15分钟。

【经验】天阳、地阳、人阳、内阴、沈阴5穴，为治疗睾丸疾病包括睾丸癌的特效穴。对疝气、前列腺肿、阴茎肿痛也有很好的疗效。

【歌诀】食指A线上，天地人内沈。睾丸疝气痛，腺体与阴肿。

木华一、木华二

【位置】掌心向上，木华一位于掌面中指第二节中央外侧5分处，木华二位于掌面中指第二节中央偏内侧5分处（图1-7）。

【主治】小腿胀痛、胃肠胀气（肝病引致）、脾脏肿大、腿部抽筋。

【针法】5分针，斜刺，由外向中指中央方向针2~4分。左病取右，右病取左，治疗脾胃病双手取穴。

【指法】指按、指压或用硬物点按刺激，7~15分钟。

【经验】木华一穴、二穴中任取1穴，治疗小腿胀痛有立解之效。

【歌诀】二节中指央，内外五分藏。小腿胀痛酸，二穴取一良。如治脾胃病，双手可同伤。

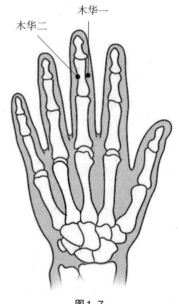

图1-7

火膝

【位置】小指甲外侧角后2分（图1-8）。

【主治】膝盖痛、关节痛、膝扭伤、眼球痛。

【针法】5分针，针深1~2分。

【指法】指按、指压或用硬物点按刺激，7~15分钟。

【运用】本穴治疗郁证（肝气横逆型）颇佳。而用于手太阳经疼痛、肩臂不举者、变形性膝关节炎，颇有殊效。

【歌诀】火膝小指甲，外侧后二分。眼痛肩不举，膝痛关节炎。

膝灵（2穴）

【位置】手背，中指指甲内、外两侧下2分处（图1-8）。

【主治】膝关节炎、心脏性之风湿病、脚趾神经痛。

【针法】5分针，由上往下斜刺1~2分。

【指法】指按、指压或用硬物点按刺激，7~15分钟。

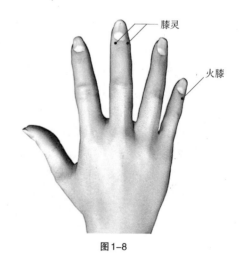

图1-8

【经验】膝灵穴在临床效果同火膝穴，配肩中穴治疗膝盖风湿性关节炎特效。

【歌诀】手背中指甲，内外二分下。风湿关节痛，脚趾心脏病。

胆穴（2穴）

【位置】中指第一节两侧中点，计2个穴点（图1-9）。

【主治】惊悸、怔忡、小儿夜啼。

【针法】5分针，针深1~2分。

【指法】指按、指压或用硬物点按刺激，7~15分钟。

【运用】本穴治疗惊悸、小儿夜啼确有疗效。本穴配伍内关治疗膝痛特效。

【歌诀】中指一节上，两侧各中央。一分二分深，心悸夜哭郎。膝痛惊悸症，胆穴是良方。

二角明（2穴）

【位置】中指第一节中央线上，距离两指节间上、下1/3处各取1穴，计2个穴点（图1-9）。

【主治】闪腰岔气、肾痛、眉棱骨痛、鼻骨痛、前额痛。

【针法】5分针，皮下针向小指方，横刺2~3分。

【指法】指按、指压或用硬物点按刺激，7~15分钟。

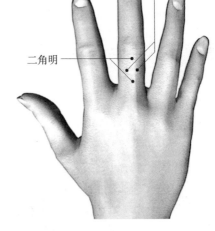

图1-9

【运用】本穴治疗上述诸症，疗效颇佳。本穴与火串共享，治疗闪腰岔气者，莫不立时见效。而疗鼻骨疼痛，多与镇静穴共享，其疗效之佳，令人匪夷所思。

【歌诀】取穴二角明，中指一节央。横刺有两分，两穴皮下藏。方向尤注意，针向小指方。闪腰岔气者，腰痛亦专长。鼻骨眉棱骨，诸痛皆无恙。

心膝（2穴）

【位置】中指背面第二节中央两侧中点处各1穴，计2个穴点（图1-10）。

【主治】膝盖痛、肩胛痛、颈项痛、小腿胀痛及酸痛。

【针法】5分针，由内向外斜刺2~3分。

【指法】指按、指压或用硬物点按刺激，7~15分钟。

【运用】本穴治疗脊椎疼痛及膝关节炎，临床运用之效果极佳。配膻中治疗膝无力特效。

【经验】心膝一穴配肩中穴治疗膝痛效果更佳。

【歌诀】心膝中指上，二节侧两旁。针术任何施，两穴一二长。膝盖肩胛痛，脊痛医名扬。

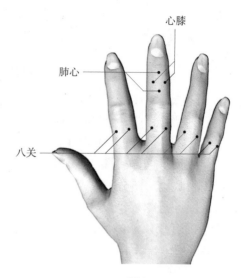

图1-10

肺心（2穴）

【位置】中指背第二节中央线上，指节间距离上、下1/3处各取1穴，计2个穴点（图1-10）。

【主治】脊椎疼痛、颈项痛、腓肠肌痉挛。

【针法】5分针，皮下针向小指方，横刺2~3分。

【指法】指按、指压或用硬物点按刺激，7~15分钟。

【运用】本穴治疗腰椎疼痛极佳。

【歌诀】肺心中指二，可治颈项痛。腰椎及尾椎，小腿胀痛松。皮下外横刺，小指方向通。

八关（8穴）

【位置】手背食指、中指、无名指、小指第一节正中央偏内、外侧5分下2.5分处（图1-10）。

【主治】中风、半身不遂、贫血、耳鸣。

【针法】5分针，斜刺从下往上入针2~3分。

【指法】指按、指压或用硬物点按刺激，7~15分钟。

【经验】八关一穴至八穴配正会穴为治疗中风、半身不遂的特效穴，且为董师常用之速效穴。如治疗肩周炎、手臂不举、腿痛、腿软无力更是针到病除，一般取八关三穴与四穴就足够了。

【歌诀】八关有八穴，全在手指上。一二肩臂痛，三四小腿胀。五六面部痒，七八中风良。

七华（7穴）

【位置】手背食指、中指、无名指的第一、二节横纹内外侧及小指第一、二节横纹尺侧的尽头，共7个穴点（图1-11）。

【主治】头痛、头昏、三叉神经痛、脑鸣、脑涨痛、五脏不安、脑瘤（特效）、脑炎。

【针法】5分针，直刺1~3分。

【指法】指按、指压或用硬物点按刺激，7~15分钟。

【经验】七华穴治脑瘤特效。七华穴配少白穴名为八华穴，有提神醒脑的作用，对用脑过度、失眠引起的头昏、头涨、头痛确有奇效。

【歌诀】七华本八穴，手指二节纹。五脏有不安，脑瘤与脑炎。三叉神经痛，八华穴取全。

木火（4穴）

【位置】手背食指、中指、无名指、小指第二、三节间横纹正中央处（图1-11）。

【主治】半身不遂、腿痛、中风后遗症、草鞋风。单用治疗中风后遗症、下肢无力、膝内侧及腓肠肌痉挛颇效。

【针法】斜刺由上往下以15°入针1~2分，或以三棱针点刺出血奇效。左病取右，右病取左。

【指法】指按、指压或用硬物点按刺激，7~15分钟。

【经验】本穴接近中冲穴，有强心活血作用。单用治中风后下肢无力颇有效，尚能治膝内侧痛及小腿肚酸痛。中风与风

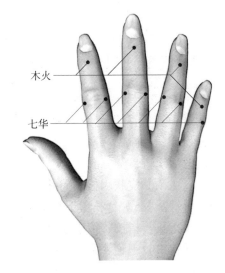

图1-11

（木）、痰（火）关系最密切，木（肝）、火（心）两阴经皆上行至头，肝风与痰火为引起中风主因。木火穴为治疗半身不遂之特效穴，如配合八关穴效果加倍。临床上应用可任取一穴使用，一般习惯取木火二穴下针。（董师曾用木火二穴治疗高棉总统龙诺元帅之半身不遂，奇效）

【注意与禁忌】木火穴效果迅速，通常针1次以不超过5分钟为原则。连续取用5日后，限用3分钟。

【歌诀】木火治瘫奇，横刺小指方。首限五分钟，五日三分起。针者要厚道，切记莫张扬。

指千金（3穴）

【位置】手背食指第一节中央偏尺侧3分处是一穴，上2.5分处是二穴，下2.5分处是三穴（三穴也叫指五金穴，图1-12）。

【主治】急慢性肠炎、下腹痛、鱼刺鲠喉、肺虚畏冷。

【针法】5分针，直刺1~2分。

【指法】指按、指压或用硬物点按刺激，7~15分钟。

【经验】本穴在食指大肠经上，大肠与肺表里，治疗肺及大肠病。肺主喉系，大肠主肠腹，故治肠炎、腹痛、鱼刺鲠喉、胃及十二指肠溃疡亦有效。

【歌诀】食指一节外，三分取二金。肠炎下腹痛，鱼刺鲠喉灵。

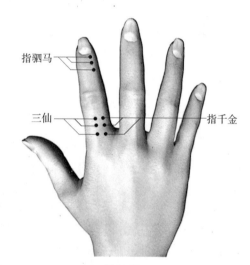

图1-12

三仙（3穴）

【位置】手背食指第一节正中央及上、下各2.5分，共3个穴点（图1-12）。

【主治】皮肤因挫伤而肿痛、过敏性皮肤炎、疔疮、湿疹。

【针法】5分针，由下往上斜刺1分。

【指法】指按、指压或用硬物点按刺激，7~15分钟。

【歌诀】手背食指上，一节正中央。四法取三穴，湿疹与疔疮。

指驷马（3穴）

【位置】食指背第二节中点外侧（小指方向），指节间距离1/2处为1穴点，其上、下1/3处各1穴点，计3个穴点（四分法取3穴，图1-12）。

【主治】肋膜疾患、皮肤病、耳鸣耳痛、鼻炎、面部黑斑。

【针法】5分针，针深2~3分。

【指法】指按、指压或用硬物点按刺激，7~15分钟。

【运用】本穴配木穴治疗掌指皮肤病特效。用于治脸面黑斑，若与背后阳性点挑治同时进行疗效甚佳。并治肩痛，退乳回奶皆效。

【经验】本穴需贴骨下针。

【歌诀】食指二节上，驷马三穴藏。掌指皮肤病，退乳亦可尝。

指胃 （3穴）

【位置】手背朝上，当食指第二节正中央点偏桡侧3分及上、下各2.5分处，共3个穴点（图1-13）。

【主治】胃炎、胃溃疡、肺热咳嗽、肺虚、胃寒、皮肤病。

【针法】5分针，直刺1~2分。

【指法】指按、指压或用硬物点按刺激，7~15分钟。

指肾 （3穴）

【位置】手背，无名指第一节正中央外开（小指方向），四分法取3个穴点（图1-13）。

【主治】肾亏、心脏衰弱、背痛、口干、心脏性气喘、胸痛。

【针法】5分针，直刺1~2分。

【指法】指按、指压或用硬物点按刺激，7~15分钟。

【经验】治胸背痛宜指肾穴三针同时取用。指肾穴配手心灵穴治心脏停搏特效，配地宗穴治心脏扩大、心脏积水神效。

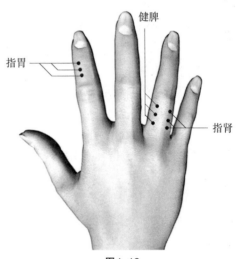

图1-13

健脾 （3穴）

【位置】手背，无名指第一节正中央偏内侧3分处以四分法取3个穴点（图1-13）。

【主治】脾肿大、胰腺炎、脸部肿痒症、青春痘、气喘。

【针法】5分针，直刺2~3分。

【指法】指按、指压或用硬物点按刺激，7~15分钟。

【经验】健脾穴配驷马穴治疗皮肤病效佳。

指三重（3穴）

【位置】手背，无名指第二节正中央外侧3分处，四分法取3个穴点（图1-14）。

【主治】脸面神经麻痹、面瘫、乳瘤、乳头肿大、肌肉萎缩、祛风。

【针法】5分针，斜刺1~2分。

【指法】指按、指压或用硬物点按刺激，7~15分钟。

【经验】指三重穴配肩峰穴治乳癌、乳瘤特效。

正土（3穴）

【位置】手背，无名指第二节中央点内侧3分，四分法取3个穴点（图1-14）。

【主治】腹痛、直肠癌、十二指肠炎、胃炎、呕吐、胰脏炎、皮肤过敏、气喘、偏头痛。

【针法】5分针，直刺1~2分。

【指法】指按、指压或用硬物点按刺激，7~15分钟。

【经验】正土穴配其门、其角、其正三穴为治疗肠癌之特效穴，加配外三关穴、指三重穴效果更为显著。

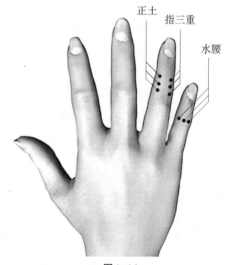

图1-14

水腰（3穴）

【位置】手背，小指第二节正中央及内、外侧共3个穴点（图1-14）。

【主治】头昏、偏头痛、腰痛（特效）、坐骨神经痛、角膜炎、结膜炎、眼压过高胀痛。

【针法】5分针，直刺1~2分。

【指法】指按、指压或用硬物点按刺激，7~15分钟。

珠圆（2穴）

【位置】在拇指背第一、二节横纹内、外侧各5分处，共2个穴点（图1-15）。

【主治】青光眼、白内障、角膜炎、结膜炎、弱视。

【针法】5分针，直刺2~5分。

【指法】指按、指压或用硬物点按刺激，7~15分钟。

妇科（2穴）

【位置】在拇指第一节外侧赤白肉际处。距上、下指间节距离1/3处各1穴点，计2个穴点（图1-15）。

【主治】月经先期或后期、月经过多或过少、盆腔炎、子宫肌瘤、宫颈息肉、妇人久年不孕等。

【针法】5分针，贴骨旁下针，针深2~3分。

【指法】指按、指压或用硬物点按刺激，7~15分钟。

【运用】本穴为妇科常用要穴，疗效显著。配中封、内庭疗痛经效力迅速而佳；配人皇、血海疗外阴白斑亦著；配还巢疗不孕堪称特效。如系闭经，配长强穴，亦杏林一绝。

【歌诀】大指一节外，妇科二穴排。诸多妇科病，针下春自来。

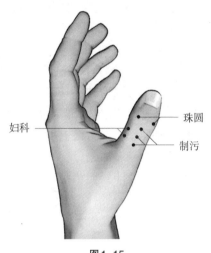

妇科

珠圆

制污

图1-15

制污（3穴）

【位置】拇指背第一节中央线上，指间节距离中点为1穴点，此穴点与上、下指节的平分线再各取1点，计3个穴点（图1-15）。

【主治】恶性肿瘤、久年恶疮或恶瘤开刀后刀口流污不止、不收口不结痂。

【针法】5分针，斜刺，由下往上刺1~2分，或以三棱针点刺出黑血立即见效。

【指法】指按、指压或用硬物点按刺激，7~15分钟。

【运用】本穴治疗一切疮疡、刀伤、烫伤或手术后伤口溃疡出水、久不收口，尤有特效。

【经验】制污穴配外三关穴、止瘤穴治外科肿瘤效佳。

【歌诀】制污大指中，一节三穴通。创面久不收，血出见奇功。

五虎（5穴）

【位置】拇指掌面第一节外侧赤白肉际处，两指纹中自上而下每2分1穴，依次分为5个穴点（六分法取5穴，图1-16）。

【主治】全身骨痛。

【针法】5分针，针深2~3分。

【指法】指按、指压或用硬物点按刺激，7~15分钟。

【运用】本穴为常用要穴，自指尖向下依次为五虎一、五虎二、五虎三、五虎四、五虎五。五虎一治疗手指酸痛及手指扭伤。若腕部无力，可取列缺，速效；五虎三治疗足趾酸痛；五虎四治疗脚踝、脚背酸痛；五虎五治疗脚跟酸痛，皆极有验效；五虎二为五虎一或五虎三之加强针。本穴治疗运动损伤性疼痛疗效极佳。而治疗足跟痛，伍以鲁琳下穴或小节穴，治疗多例，莫不立见疗效。而对于蔓延性指掌麻痛，五虎欠佳。

【歌诀】要穴有五虎，大指掌面部。一节外侧出，周身骨痛楚。一穴攻手指，三穴足趾殊。脚踝脚背痛，脚跟五虎五。

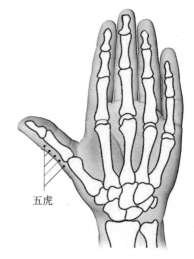

五虎

图1-16

止涎（5穴）

【位置】手背，拇指第一节中央偏内侧5分，六分法取5穴，每上2分是1穴（图1-17）。

【主治】中风患者流涎、小孩流口水、胃寒胃痛、虚泄、结膜炎、角膜炎、视神经炎、视神经萎缩、白内障、迎风流泪、牙痛、肠疝。

【针法】5分针，由内往外斜刺2~3分，或以三棱针点刺出血。

【指法】指按、指压或用硬物点按刺激，7~15分钟。

【经验】笔者以此穴配灵骨、大白、肾

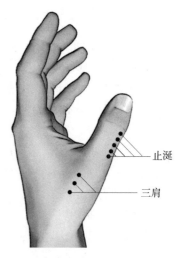

止涎

三肩

图1-17

关、三重治中风流涎疗效不错，如加配水通、水金效果更佳。

【歌诀】六法穴取五，拇指内五分。中风流口水，止涎五穴针。

三肩（3穴）

【位置】握拳取穴，手背拇指掌骨外侧正中央是二穴，下3分处（近虎口处）是一穴，上3分处是三穴（图1-17）。

【主治】肩周炎（手臂不举奇效）、颈项痛、肩胛骨痛。

【针法】5分针，直刺0.5~1.5寸。

【指法】指按、指压或用硬物点按刺激，7~15分钟。

【经验】三肩穴伍肾关穴治疗肩周炎特效。

小结： 董氏景昌于手指上发现诸多穴位，殊为不易。手部穴位针刺时以无针感为佳。本章穴位主要应用于症状较轻、病程较短之病。若能认穴准确，手法精练，其治疗效果亦非传统针灸所能比拟。曾治疗顽固性疝气多例，均以大、小、外、中四间配大敦。其疗效快者下针数分钟即有好转，慢者三五次多可治愈。传统医学上曾记载疝气取大敦，但未记载具体的穴位施术方法，当如何取之，不胜揣陋，将所得附上。又如妇科、还巢这一穴，隔日针刺治疗输卵管不通、幼稚型子宫、子宫不正、精液过敏等引起的不孕症，疗效远较传统针灸为佳。在此基础上，辨证施治，未能生育者极其罕见。取手部穴位治疗疾病，医者多可按图索骥，获得良效。但若能在传统医学上，施以景昌奇穴，疗效更著。试看二角明一穴，治疗闪腰岔气、胸胁疼痛时，若病程短，针下当可取效。反之，疗效甚微。如与火串（即支沟）相伍，莫不针到而疾患立减。二角明当归属手厥阴经，病候可见腋下肿、胸胁满闷、心悸不宁或心痛。而支沟为手少阳之经穴，据载善治逆气、胁腋急痛，唯经分阴阳，互为表里。故两穴合用，疗效奇佳。观二角明一穴之配伍，可见灵活应用尤为关键。不唯如此，景昌奇穴特别注重针刺的深浅，同一穴位，深浅不同，其治疗疾病亦有不同，疗效亦各有别，学者不可不察。在本节穴位的针刺方面，讲究一快一慢。针前揉压穴位片刻，以散其气。捏紧近心端，尔后行以速刺，则受术者几无疼痛。而出针要慢，一者不伤其气，二者可尽量避免血随针出。

第二章 二二部位（手掌部位）

重子

【位置】虎口下约1寸处，大指掌骨与食指掌骨之间（图2-1）。

【主治】背痛、胸痛、肺炎、肺癌、肺气肿、感冒、咳嗽、气喘、心悸、膝盖痛、喉炎。

【针法】直刺1~2寸，治小儿疾患以三棱针点刺出血特效。

【指法】指按、指压或用硬物点按刺激，7~15分钟。

【运用】本穴治疗肺炎尤具特效。治疗小儿气喘疗效迅速。治疗感冒多配液门（一侧即可）。感冒涕多配木穴亦极妙。

【经验】重子穴配重仙穴为治疗背痛、胸痛的特效穴。

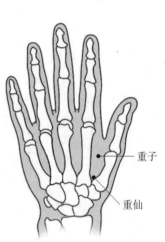

图2-1

重仙

【位置】大指骨与食指骨夹缝间，重子穴斜下1寸处；与手背灵骨穴相对相通（图2-1）。

【主治】背痛、肺炎、发烧、膝盖痛。

【针法】直刺1~2寸，治小儿疾患以三棱针点刺出血特效。

【指法】指按、指压或用硬物点按刺激，7~15分钟。

【运用】重子、重仙两穴常多并用。治疗单侧肩背痛，多有立竿见影之效，治疗高烧配耳尖放血极效。此外，本穴治疗心跳过速、手指拘挛亦有卓效。亦常用于高血压的治疗，刺之留针15分钟，甚妙。

【歌诀】虎口下一寸，重子穴堪遵。背痛咳感冒，气喘肺炎春。子后为重仙，退烧心跳兼。堪疗膝盖痛，手挛指下边。

大白

【位置】手掌背面，当第二掌指关节后桡侧凹陷处，亦即大肠经之三间穴

（图2-2）。

【主治】小儿气喘、高烧、咽喉疼痛、坐骨神经痛、肩背痛、头痛、偏头痛、肺癌、肺炎、肺气肿、肺积水、腰痛。

【针法】直刺0.5~1.5寸或以三棱针点刺治小儿气喘，发高烧，肺炎特效。

【指法】指按、指压或用硬物点按刺激，7~15分钟。

【运用】本穴极少单独应用。三棱针刺穴位周围青筋出血治小儿气喘、高烧及急性肺炎，具有特效。留针则多用于坐骨神经痛。大白透劳宫治梅核气有效，大白配木穴疗眼痛亦极效。该穴多作为灵骨的加强针。

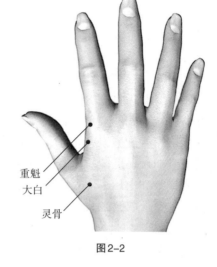

重魁
大白
灵骨

图2-2

【经验】治疗肺癌、肺气肿、肺积水时灵骨穴配大白穴奇效。治疗半身不遂时灵骨穴配大白穴、上三黄穴、通肾穴、通关穴、通背穴、通山穴、通天穴、正会穴奇效。治疗久年胃病、胃溃疡，灵骨穴配大白穴、中白穴。大白穴配灵骨穴治疗范围甚广，凡属气滞血瘀之证均有奇效。曾以灵骨穴配大白穴，心常一、二、三穴，手解一穴治疗肺气肿12例，肺癌6例。

重魁

【位置】手背食指内侧，即大白穴下2.5分处亦即三间穴上2.5分处（图2-2）。

【主治】发烧、头痛、偏头痛、感冒、咳嗽、气喘、三叉神经痛、眼红肿痛、高血压，拔牙麻醉用。本穴亦为手术麻醉要穴。

【针法】贴骨下直刺2~5分或以三棱针刺出血。

【指法】指按、指压或用硬物点按刺激，7~15分钟。

【经验】重魁穴为感冒发烧之要穴，对眼疾、麦粒肿、高血压也有效果，拔牙麻醉重魁穴透大白穴使用。

灵骨（董氏七十二绝针之一）

【位置】第一、二掌骨结合处，亦即拇指、食指叉骨间之终端（图2-2）。

【主治】头面诸病以及汗证、伤风咳嗽、消渴、手痛、吐泻、半身不遂、坐骨神经痛、腰痛、脚痛、骨骼胀大、经闭难产、遗尿、经痛、肠痛、丹毒等。

肺气不足引起的肺炎、肺气肿、肺癌、面神经瘫痪、半身不遂、头痛、偏头痛、妇女月经不调、痛经、冠心病、心律不齐、胃及十二指肠溃疡、肾炎、肠炎、面疗、眼疾、耳鸣、耳聋及一切久病、怪病。

【针法】针深0.5~1.5分，可透重仙穴。

【指法】指按、指压或用硬物点按刺激，7~15分钟。

【运用】本穴为常用要穴之一，其通经活络功能极强。配大白主治半身不遂。传统十四经穴位无出其右者。本穴配耳背静脉点刺治疗小儿急性扁桃腺炎极佳。本穴配廉泉，治小儿流脑后遗症具有卓效。本穴配大白治疗坐骨神经痛特效（加人皇更佳）。本穴配人皇治功能性子宫出血极妙。补灵骨泻少泽治产后缺乳极妙。单用本穴可治疗脚无力、小便频数、疼痛，对于肘痛、口噤不开及鼻内起疱（取健侧）、头晕更具特效。治疗生气所致的握拳不开，以及急性腰扭伤、落枕、纳呆、脱肛等，疗效亦颇佳。曾以此穴为主，配人皇治疗肢端麻木，其疗效是非传统针灸所能比拟的。

【经验】各种手术麻醉，灵骨穴配心灵穴后通电。治疗肺癌、肺气肿、肺积水时，灵骨穴配大白穴奇效。治疗半身不遂时灵骨穴配大白穴、上三黄穴、通肾穴、通关穴、通背穴、通山穴、通天穴、正会穴奇效。治疗经痛灵骨穴配门金穴、四花上穴特效。治疗久年胃病、胃溃疡配大白穴、中白穴。大白穴配灵骨穴治疗范围甚广，凡属气滞血瘀之证均有奇效。

【注意与禁忌】孕妇禁针。因此穴有收缩子宫的作用，故孕妇针之有流产之虞。

【歌诀】大白对重子，耳闻幼儿喘。高烧是特效，坐骨疼痛缓。重仙后灵骨，肘痛领风骚。偏头经背腰，坐骨肠与脚。面部神经痹，半身不遂邀。骨骼有胀大，妇人经不调。经闭耳鸣聋，头昏脑涨消。

中白（又名鬼门穴，董氏七十二绝针之一）

【位置】手背小指骨与无名指掌骨之间，距指骨与掌骨连接处5分，中渚后5分（图2-3）。

【主治】肾病之腰痛、腰酸、头晕、背痛背酸、眼散光、疲劳、坐骨神经痛、足外踝痛、四肢水肿、急慢性肾盂肾炎、膀胱炎、肾虚耳鸣、脑鸣、重听、四肢水肿、偏头痛、脊椎炎、退化性关节炎、小腿痛、闪腰、坐骨神经痛（奇效）、骨刺（奇效）、岔气（特效）。

【针法】针深3~5分。

【指法】指按、指压或用硬物点按刺激，7~15分钟。

【运用】本穴常应用于起坐之际的腰痛。常规治疗肾亏等各种病变之外，尚可治疗各种骨科疾患，并可降血压，治前头痛。配腰痛点（倒八针）治疗腰痛。

　　【经验】中白穴配下白穴为治闪腰、岔气、骨刺、坐骨神经痛及耳疾之特效穴。

下白

　　【位置】手背小指骨与无名指掌骨之间，距指骨与掌骨连接处1.5寸，液门穴下5分（图2-3）。

　　【主治】急慢性肾炎、膀胱炎、坐骨神经痛（奇效）、骨刺（奇效）、腰酸痛、背痛、头晕、散光、肾虚耳鸣、脑鸣、重听、四肢水肿、偏头痛、脊椎炎、退化性关节炎、小腿痛、闪腰、岔气（特效）。

　　【针法】针深0.5~1.0寸。

　　【指法】指按、指压或用硬物点按刺激，7~15分钟。

　　【运用】该穴常与中白穴并用，以加强疗效。该穴与中白穴合用治疗肾虚诸症疗效极佳。治疗少阳经之坐骨神经痛亦佳。此外，该穴尚有疏肝理气、止痛解郁之效，治疗腰部及四肢扭伤颇效。

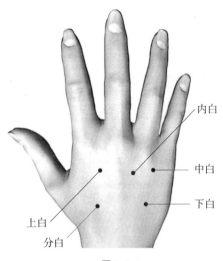

图2-3

　　【注意与禁忌】下白穴非十四经之液门穴，正确位置在液门穴下5分。

　　【经验】下白穴配肝门穴治疗急性肝炎有特效。

　　【歌诀】中白中渚后，五分此穴出。上穴下一寸，下白即其户。起坐腰际痛，肾虚背痛殊。坐骨神经痛，头晕和疲劳。足下外踝痛，四肢有水肿。

上白

　　【位置】手背朝上，握拳取之，食指掌骨与中指掌骨之间，距指骨与掌骨缝上5分处（手腕方向，图2-3）。

　　【主治】角膜炎、结膜炎、眼酸胀、近视、散光、坐骨神经痛、心绞痛、背痛、腰痛、弱视、迎风流泪。

　　【针法】直刺3~8分。

　　【指法】指按、指压或用硬物点按刺激，7~15分钟。

　　【运用】双手取穴效佳。

分白

【位置】手背朝上，中指掌骨与食指掌骨之间，距指骨与掌骨骨缝上1.5寸处，即上白穴上1寸处（手腕方向，图2-3）。

【主治】角膜炎、结膜炎、眼酸胀、近视眼、散光、坐骨神经痛、心绞痛、背痛、腰痛、弱视、迎风流泪。

【针法】直刺3~8分。

【指法】指按、指压或用硬物点按刺激，7~15分钟。

【经验】分白穴配上白穴治疗弱视、眼酸胀。在412例中，有388例获痊愈，且均于10次以内，余24例尚需配合花骨穴及其他穴位才能完全治愈。

内白

【位置】握拳取穴，手背中指掌骨与无名指掌骨之间，距指骨与掌骨骨缝上5分处（手腕方向，图2-3）。

【主治】麻疹、白癜风、慢性胰腺炎、脾肿大、齿龈炎、腰痛、坐骨神经痛、过敏性皮肤病。

【针法】直刺3~8分。

【指法】指按、指压或用硬物点按刺激，7~15分钟。

外白

【位置】手背中指掌骨与无名指掌骨之间，距指骨与掌骨骨缝上1.5寸处，即内白穴上1寸（手腕方向，图2-4）。

【主治】麻疹、白癜风、慢性胰腺炎、脾肿大、齿龈炎、腰痛、坐骨神经痛、过敏性皮肤病，并治三叉神经痛、口齿神经痛、肋间神经痛。

【针法】直刺3~8分。

【指法】指按、指压或用硬物点按刺激，7~15分钟。

【经验】治疗神经痛配中白穴（奇效）。

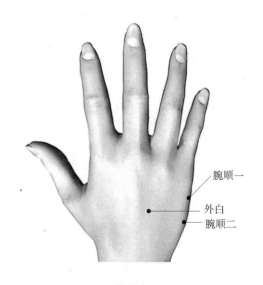

腕顺一

外白

腕顺二

图2-4

腕顺一（董氏七十二绝针之一）

【位置】手背小指掌骨外侧下缘，手腕横纹下2.5寸处，后溪穴后5分处（图2-4）。

【主治】肾虚所致头痛眼花、坐骨神经痛（特效）、肾炎、膀胱炎、腰痛（特效）、四肢骨肿（奇效）、背痛、腿痛、骨刺、耳鸣、耳聋、颈项骨刺（特效）。

【针法】针深1.0~1.5寸。

【指法】指按、指压或用硬物点按刺激，7~15分钟。

【运用】本穴用于女性患者其效尤著，两手不宜同时取穴。该穴位于后溪穴后5分处，而后溪为八脉交会穴，可通督脉，故治疗腰椎痛有特效。另太阳经之坐骨神经痛、腿弯痛尤有良效。

【经验】腕顺一穴为治骨刺、肾脏疾病的特效穴。可双手取穴，效果更佳。腕顺一穴治骨刺，有效率达100%；治耳鸣临床效果佳。腕顺一穴亦为面神经麻醉和坐骨神经麻醉的常用穴。

腕顺二

【位置】小指掌骨外侧，距手腕横纹1.5寸处（图2-4）。

【主治】肾虚所致之头痛眼花、坐骨神经痛（特效）、肾炎、膀胱炎、腰痛（特效）、四肢骨肿（奇效）、背痛、腿痛、骨刺、耳鸣、耳聋、颈项骨刺（特效），兼治鼻出血、失眠。

【针法】针深1.0~1.5寸。

【指法】指按、指压或用硬物点按刺激，7~15分钟。

【运用】本穴治疗肾虚等各种疾病均极有效。对耳鸣、耳聋、腹胀、腰痛、腿弯紧痛、下肢无力等疾患疗效确切。一般情况，一次用1穴即可，两侧穴位并用亦无不可。临床上多与腕顺一穴合用为佳。

【经验】腕顺二穴为治骨刺、肾脏疾病的特效穴。可双手取穴，效果更佳。腕顺二穴治骨刺，有效率达100%；治耳鸣临床效果佳。腕顺二穴亦为面神经麻醉、坐骨神经麻醉的常用穴。

【歌诀】腕顺一二穴，外侧小指方。穴距拳纹下，约有二寸五。头晕眼昏花，疲劳肾炎主。四肢骨胀大，腰际痛不楚。女用效更佳，背痛及坐骨。本穴一寸后，腕顺二穴出。

手解

【位置】小指掌骨与无名指掌骨之间。握拳时小指指尖处，与劳宫平（图2-5）。

【主治】晕针。

【针法】向掌根方向斜刺，针深3~5分。

【指法】指按、指压或用硬物点按刺激，7~15分钟。

【运用】本穴主要治疗针刺后反应诸症，如刺后晕针、麻木、气血逆乱之疼痛。该穴为心经之少府荥穴，具有宁神志、调气血之效。刺之约15分钟晕针即解，点刺出血则立效。本穴治疗子宫脱垂、阴部瘙痒、泌尿系统疾患亦效。

手解一（董氏三十二解穴之一）

【位置】手掌朝上，于小指掌骨与无名指掌骨之间，握拳时小指尖所触之处。距掌指横纹1寸（图2-5）。

【主治】解晕针，治坐骨神经痛（下针立解）、腰痛、三叉神经痛、全身痛、伤口疼痛，又解食物中毒、药物中毒、急性胃肠炎疼痛难忍，拔牙时麻醉止痛、子宫手术之麻醉止痛（当麻醉使用，需配心灵穴）。

【针法】直刺2~8分，针下立解，或以三棱针点刺出血即解。

【指法】指按、指压或用硬物点按刺激，7~15分钟。

【经验】手解一穴配心灵穴，麻醉效果最好。手解一穴为最佳之止痛穴之一，故治疗肺癌、鼻癌时必须取手解一穴。

手解二（董氏三十二解穴之一）

【位置】手掌朝上，于小指掌骨与无名指掌骨之间，握拳时小指尖所触之处上5分。距掌指横纹上1.5寸处（图2-5）。

【主治】解晕针，治坐骨神经痛（下针立解）、腰痛、三叉神经痛、全身痛、手术后伤口疼痛，又解食物中毒、药物中毒、急性胃肠炎疼痛难忍，拔牙时麻醉止痛、子宫手术之麻醉止痛（当麻醉使用，需配心灵穴），兼治胆石症、胆囊炎，针下立解，或以三棱针出血即解。

【针法】直刺2~8分，针下立解，或以三棱针点刺出血即解。

【指法】指按、指压或用硬物点按刺激，7~15分钟。

【经验】手解二穴为最佳止痛穴之一，治疗肺癌、鼻癌时必须取针手解二

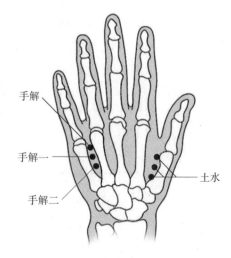

图2-5

穴。手解二穴为董氏三十二解穴之首，效果神速。

【歌诀】手解握拳取，横纹一寸一。如再上五分，手解二穴存。晕针与麻醉，气血错乱针。

土水（3穴）

【位置】拇指第一掌骨内侧，距掌骨小头1寸处1穴，后5分处1穴，再后5分处1穴（图2-5）。

【主治】急慢性胃炎、久年胃病。

【针法】沿骨下直刺0.5~1.0寸。右病取左，左病取右。

【指法】指按、指压或用硬物点按刺激，7~15分钟。

【经验】本穴除治胃病、胃痛外，尚可治手指痛、手掌痛、手骨痛。

上高（董氏七十二绝针之一）

【位置】手掌第四、五掌骨之间，手解二穴上5分处（图2-6）。

【主治】腹膜炎、肋膜炎、阑尾炎、卵巢炎、急慢性小肠炎，增高。

【针法】直刺2~8分。

【指法】指按、指压或用硬物点按刺激，7~15分钟。

【经验】上高穴配下高穴为治疗腹膜炎之特效穴，同时有促进脑神经皮质激素分泌的作用，故又可以增高，下针20次可增高5~15厘米，超过20岁效果较小。

下高（董氏七十二绝针之一）

【位置】手掌第四、五掌骨之间，手解二穴上1.5寸处（于小指掌骨与无名指掌骨之间，握拳时小指尖所触之处上2寸，图2-6）。

【主治】腹膜炎、肋膜炎、阑尾炎、卵巢炎、急慢性小肠炎，增高。

【针法】直刺2~8分。

【指法】指按、指压或用硬物点按刺激，7~15分钟。

【经验】上高穴配下高穴为治疗腹膜炎之特效穴，同时有促进脑神经皮质激

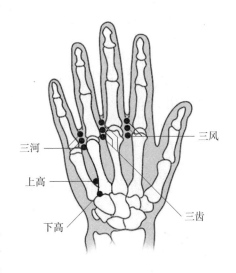

图2-6

素分泌的作用，故又可以增高，下针20次可增高5~15厘米，超过20岁效果较小。

三凤（3穴）

【位置】手掌朝上，食指与中指叉口上2.5分、5分、7.5分处共3个穴点（图2-6）。

【主治】头风痛、项紧痛、偏头痛、两肩痛。

【针法】直刺2~4分或使用三棱针点刺出血。

【指法】指按、指压或用硬物点按刺激，7~15分钟。

三齿（3穴）

【位置】手掌朝上，当中指与无名指叉口上2.5分、5分、7.5分处，共3个穴点（图2-6）。

【主治】牙齿痛、齿龈炎、咽喉炎、扁桃腺炎、胃炎、胃痛。

【针法】直刺2~4分或使用三棱针点刺出血。

【指法】指按、指压或用硬物点按刺激，7~15分钟。

三河（3穴）

【位置】手掌朝上，当无名指与小指叉口上2.5分、5分、7.5分处，共3个穴点（图2-6）。

【主治】子宫痛、下腹痛、两腿痛、胆疾、脊椎骨长骨刺、腰痛、坐骨神经痛。

【针法】直刺2~4分或使用三棱针点刺出血。

【指法】指按、指压或用硬物点按刺激，7~15分钟。

三毛（3穴）

【位置】手掌朝上，当食指掌骨正中央上5分、1寸、1.5寸处，共3个穴点（图2-7）。

【主治】胃溃疡、十二指肠溃疡、胃腺癌、肺结核、肺癌、鼻癌、支气管

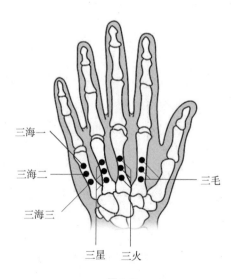

三海一

三海二

三毛

三海三

三星   三火

图2-7

炎、气喘、扁桃体炎、肺病。

【针法】斜刺3分，直刺2~5分。

【指法】指按、指压或用硬物点按刺激，7~15分钟。

三火（3穴）

【位置】掌面朝上，当中指掌骨骨上正中央上5分、1寸、1.5寸处，共3个穴点（图2-7）。

【主治】心律不齐、风湿性心脏病、心肌肥厚、胸痛、背痛、耳鸣、偏头痛、前额痛、头晕。

【针法】斜刺3分，直刺2~5分。

【指法】指按、指压或用硬物点按刺激，7~15分钟。

三星（3穴）

【位置】掌面朝上，当无名指掌骨正中央上5分、1寸、1.5寸处，共3个穴点（图2-7）。

【主治】两胁痛、肋膜炎、黄疸病、肝炎、口苦、耳聋、两腿内侧筋痛、胃胀、脾脏肿大。

【针法】斜刺3分，直刺2~5分。

【指法】指按、指压或用硬物点按刺激，7~15分钟。

三海（三海一、三海二、三海三）

【位置】手掌朝上，当小指掌骨上正中央是三海二穴，下5分（向手指方向）是三海一穴，上5分（向手腕方向）是三海三穴（图2-7）。

【主治】急慢性肾盂肾炎、膀胱炎、子宫肌瘤、卵巢瘤、子宫炎、卵巢炎、坐骨神经痛、腰痛、脊椎炎、阳痿、早泄、项紧痛、后脑疼痛、胆汁分泌不足，增高。

【针法】直刺2~5分。

【指法】指按、指压或用硬物点按刺激，7~15分钟。

心灵一（董氏七十二绝针之一）、心灵二、心灵三

【位置】心灵一穴位于手腕横纹上1.5寸，于桡侧手腕屈肌腱和长掌肌腱之间取之（上2寸是内关）。心灵二穴位于手腕横纹上2.5寸。心灵三穴位于手腕横纹上3.5寸（图2-8）。

【主治】心脏内膜炎、心律不齐、心肌肥厚、心肌梗死、胸闷（胸痛）、胃

脘痛、腿痛、前额痛、头晕、手脚麻痹，亦可在颈项手术中作针刺麻醉使用。

【针法】直刺0.5~1.0寸，斜刺30°，由下往上刺1.5寸治胸部、头部疾病。

【指法】指按、指压或用硬物点按刺激，7~15分钟。

【歌诀】心灵一穴点，腕纹上寸五。一穴上一寸，心灵二穴出。二穴上一寸，心灵三穴出。心脏内膜炎，穴取心灵三。

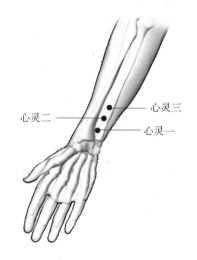

图2-8

三叉一（董氏七十二绝针之一）

【位置】握拳取穴，在食指与中指叉口之中央处（图2-9）。

【主治】角膜炎、眼睛酸痛（特效）、腰痛、坐骨神经痛（有卓效）、眉棱骨胀痛（特效）、视神经萎缩、半身不遂、痿证。

【针法】直刺2寸，从叉口进针至两掌骨间端，握拳后从叉口进针。

【指法】指按、指压或用硬物点按刺激，7~15分钟。

三叉二（董氏七十二绝针之一）

【位置】握拳取穴，在中指与无名指叉口之中央点（图2-9）。

【主治】脾肿大、胰腺炎、半身不遂（特效）、坐骨神经痛、手脚麻痹（特效）。

【针法】直刺2寸，从叉口进针至两掌骨间端，握拳后从叉口进针。

【指法】指按、指压或用硬物点按刺激，7~15分钟。

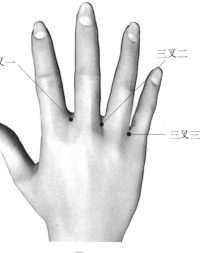

图2-9

三叉三（董氏七十二绝针之一）

【位置】握拳取穴，在无名指与小指叉口之中央点（图2-9）。

【主治】重感冒头晕头昏（特效）、坐骨神经痛（特效）、骨刺（特效）、腰酸、腰痛（奇效）、肾盂肾炎、肾脏病水肿（特效）。

【针法】直刺2寸，从叉口进针至两掌骨间端，握拳后从叉口进针。

【指法】指按、指压或用硬物点按刺激，7~15分钟。

【歌诀】三叉一二三，各指叉口间。眼疾各诸症，坐骨神经痛。半身有不遂，肾脏病水肿。

小节

【位置】位于大指本节掌骨旁（在肺经上）赤白肉际上，握拳拇指内缩取穴（图2-10）。

【主治】踝痛、踝扭伤特效。亦治颈痛、肩痛、背痛、腰痛、坐骨神经痛、胸痛、胃痛、慢性腹泻、腕肘痛。

【针法】沿骨下直刺1.0~1.5寸。右病取左，左病取右。

【指法】指按、指压或用硬物点按刺激，7~15分钟。

【经验】本穴治疗脚踝疼痛及扭伤。首先是由于对应关系。其次，内踝与脾关系密切，外踝与膀胱经关系密切。本穴在肺经上，透过手足太阴相通及肺与膀胱通，故治内外踝痛甚效，治疗与肺及膀胱经的颈、肩、胸、腰、背、坐骨神经痛皆有效。与脾相通，本穴又与土水穴有相合之处，故能治便溏。又与重子、重仙穴有相合之处，故亦能治咳嗽、气喘，肘、腕、手掌痛。

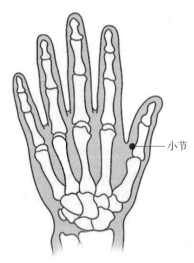

小节

图2-10

骨关（董氏七十二绝针之一，董氏三十二解针之一）

【定位】手掌朝上，当腕横纹正中央下5分偏外侧5分，豌豆骨下是穴，亦即食指与中指叉口直上腕横纹处下5分(图2-11)。

【解剖位置】正中神经、肾神经、肺支神经。

【主治】坐骨神经痛(奇效)、半身不遂(特效)、脊椎骨增生压迫神经痛（骨刺）、十二指肠炎、解尿酸毒、食物中毒、药物中毒。

【针法】直刺3~8分。

【指法】指按、指压或用硬物点按刺激，7~15分钟。

木关（董氏七十二绝针之一，董氏三十二解针之一）

【定位】手掌腕横纹正中央下5分偏内侧5分处(图2-12)。

【解剖位置】正中神经、肾神经、肝胆神经。

【主治】腰痛(特效)、胸闷、两胁痛、黄疸病、坐骨神经痛、腿痛、腹膜炎、全身关节痛(特效)、解尿酸毒、食物中毒、药物中毒。

【针法】 直刺3~8分。

【指法】 指按、指压或用硬物点按刺激，7~15分钟。

【经验】骨关、木关二穴，笔者在临床中治疗由尿酸高引起的关节痛确有针下立止之效。

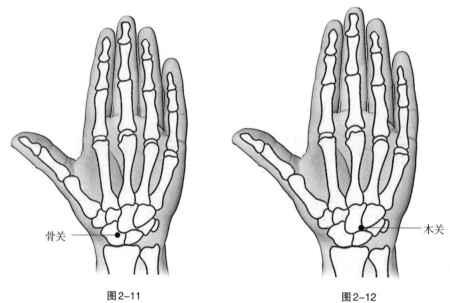

图2-11　　　　　　　　　　　　　　图2-12

　　小结： 本章穴位少而精。重子、重仙二穴常用之，治疗单侧背痛多例，针到而无效者罕有。灵骨一穴尤其常用，其治疗疾病范围之广泛，亦非他穴所能比拟。治疗坐骨神经痛取健侧穴位，留针及行针时患者活动患处多可立效。其他诸症治疗时可依此类推。针灸医生常遇患者晕针情况，故手解一穴之重要，读者不可不察。

第三章　三三部位（小臂部位）

其门

【位置】手背朝上，在手腕横纹桡骨上缘正中央上2寸靠内侧1寸处（图3-1）。

【主治】月经不调、赤白带下、大便脱肛、痔疮、子宫炎、卵巢炎、梅毒、淋病、腹膜炎、下痢、子宫肌瘤、子宫颈癌、尿道炎、膀胱炎。

【针法】直刺无效，应斜刺，由桡骨上缘以15°向外斜刺1.5寸。斜刺约与皮下平行，针入3~5分。

【指法】指按、指压或用硬物点按刺激，7~15分钟。

【经验】其门、其角、其正三穴为治疗痔疮、下腹部炎症之特效穴，若治疗梅毒、淋病时需其门、其角、其正三穴配分枝上、下穴，效果好。

其角

【位置】桡骨外侧，手腕横纹后4寸处（图3-1）。

【主治】月经不调、赤白带下、大便脱肛、痔疮、子宫炎、卵巢炎、梅毒、淋病、腹膜炎、下痢、子宫肌瘤、子宫颈癌、尿道炎、膀胱炎。

【针法】直刺无效，应斜刺，由桡骨上缘以15°向外斜刺1.5寸。斜刺约与皮下平行，针入3~5分。

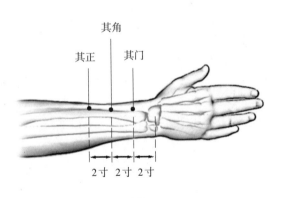

图3-1

【指法】指按、指压或用硬物点按刺激，7~15分钟。

其正

【位置】桡骨外侧，手腕横纹后6寸处（图3-1）。

【主治】月经不调、赤白带下、大便脱肛、痔疮、子宫炎、卵巢炎、梅毒、淋病、腹膜炎、下痢、子宫肌瘤、子宫颈癌、尿道炎、膀胱炎。

【针法】直刺无效，应斜刺，由桡骨上缘以15°向外斜刺1.5寸。斜刺约与皮下平行，针入3～5分。

【指法】指按、指压或用硬物点按刺激，7～15分钟。

【运用】上述3穴位属大肠经，主治胃肠疾患。大肠经善理下焦，三穴部位就其全息（手躯顺对）而言，恰对二阴，故三穴对二阴之疾特效。临床上其门、其角、其正三穴同用，针刺时自其角向其正横透尤宜。治疗痔痛时先宜委中三棱针点刺出血，疗效更好。对于顽固性便秘及小腹气胀，其疗效亦非十二正经所能比拟。

【歌诀】三其门角正，桡骨外侧争。腕纹二四六，经乱及带症。大便常脱肛，堪疗痔疮痛。便秘小腹胀，美誉千人颂。

火串

【位置】手抚胸取穴，手背腕横纹上2.5寸，两筋骨间陷中（手背横纹后3寸，两筋骨间陷中是穴，亦即三焦经之支沟穴，图3-2）。

【主治】便秘、心悸、手下臂痛、胸痛透背、胸闷、手抽筋、手指麻木。

【针法】直刺1.0～1.5寸，斜刺30°由下往上刺2寸。

【指法】指按、指压或用硬物点按刺激，7～15分钟。

【运用】本穴治疗手下臂痛时宜针健侧（即左手下臂痛针右手穴，右手下臂痛针左手穴）。治疗便秘、心悸、手下臂痛疗效奇佳。治疗岔气、乳房胀痛、胁痛等疾病尤具特效。此外，单用本穴尚可治疗颈部僵硬、落枕。

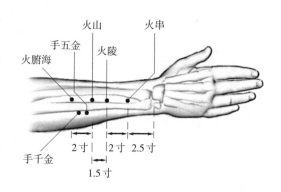

图3-2

【经验】火串穴配腕顺一、腕顺二穴治重听特效。左病取右，右病取左，治疗胸痛、胸闷发胀则同时取火陵穴、火山穴，可双手取穴，效果更佳。

【歌诀】火串即支沟，穴在横纹后。三寸两筋间，便秘心悸优。手臂有疼痛，胁痛此针留。

火陵

【位置】手抚胸取穴，手背两筋骨间陷中，在火串穴上2寸，腕横纹上4.5

寸（手背横纹后5寸，即火串穴后2寸，图3-2）。

【主治】胸部闷胀疼痛、手抽筋、手指麻木。

【针法】直刺0.5～1.0寸。

【指法】指按、指压或用硬物点按刺激，7～15分钟。

【经验】左病取右，右病取左，治疗胸痛、胸闷发胀则同时取火陵穴、火山穴，可双手取穴，效果更佳。

火山

【位置】手抚胸取穴，火陵穴上1.5寸，腕横纹上6寸（图3-2）。

【主治】胸部闷胀疼痛、手抽筋、手指麻木。

【针法】直刺1.0～1.5寸。

【指法】指按、指压或用硬物点按刺激，7～15分钟。

【运用】火陵穴、火山穴均左手抽筋针右手穴，右手抽筋针左手穴。胸部闷胀疼痛宜同时用针。此外，火陵穴治疗上肢麻痹、瘫痪、耳聋等疗效亦佳。

【经验】左病取右，右病取左，治疗胸痛、胸闷发胀则同时取火陵穴、火山穴，可双手取穴，效果更佳。

【歌诀】支沟后两寸，火陵此处遵。陵后一寸五，火山手抽筋。胸部闷胀痛，两穴定乾坤。

火腑海

【位置】手抚胸取穴，在火山穴后2寸，按之肉起，锐肉之端（图3-2）。

【主治】咳嗽、气喘、感冒、鼻炎、坐骨神经痛、腿酸、腰酸、贫血、头晕、眼花、疲劳过度。

【针法】直刺1.0～1.5寸。

【指法】指按、指压或用硬物点按刺激，7～15分钟。

【运用】治疗贫血、头昏、眼花、腿酸、疲劳过度时，下针10分钟后取针，改用指压法。常按本穴可延年益寿。

【经验】本穴与大肠经之手三里穴相符，主治亦大体相同，有补虚作用，用灸法效果很好。

手五金（董氏三十二解针之一）

【位置】尺骨外侧，距腕横纹6.5寸（图3-2）。

【主治】坐骨神经痛、腹痛、小腿麻木、手脚麻木（特效）、小腿发胀、脚痛、解针口痛、项痛、头痛、药物中毒、食物中毒、疮疡毒。

【针法】直刺 0.5 ~ 1.5 寸。

【指法】指按、指压或用硬物点按刺激，7 ~ 15 分钟。

手千金（董氏三十二解针之一）

【位置】尺骨外侧，手五金后 1.5 寸（图 3-2）。

【主治】坐骨神经痛、手脚麻木（特效）、小腿发胀、脚痛，解针口痛、项痛、头痛、腹痛、药物中毒、食物中毒、疮疡毒。

【针法】直刺 0.5 ~ 1.5 寸。

【指法】指按、指压或用硬物点按刺激，7 ~ 15 分钟。

【运用】手五金穴和手千金穴的位置约距三焦经走向外开 5 分，两穴均需抚胸取穴，两穴同用忌双手同时取穴。杨维杰常用治少阳经走向之坐骨神经痛及小腿胀痛酸麻，手千金穴治疗手臂疮疡初起特效。

【歌诀】手五手千金，腕骨六五扎。其后一寸五，不宜双手插。坐骨与腹痛，脚痛兼脚麻。小腿若发胀，用针必不差。

肠门

【位置】尺骨内侧，距腕横纹 3 寸处是穴（图 3-3）。

【主治】急慢性肠炎、头昏眼花、胆囊炎、呕吐。

【针法】针深 3 ~ 5 分。

【指法】指按、指压或用硬物点按刺激，7 ~ 15 分钟。

【运用】本穴需抚胸取穴，在尺骨内侧与筋腱之间，在治疗急性腹泻和急性痢疾时，多配天枢及足三里，疗效迅速而确切。若配门金，亦颇有效。

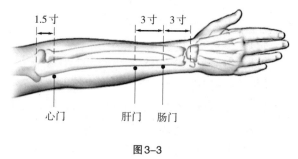

图 3-3

【歌诀】肠门疗肠炎，穴在尺内端。腕骨三寸长，头昏眼花兼。

肝门

【位置】手抚胸取穴，在尺骨之内侧中部，距腕横纹 6 寸，即肠门穴直上 3 寸处，尺骨内侧距腕横纹 6 寸是穴（图 3-3）。

【主治】急性肝炎（特效）、急慢性胃肠炎、胸闷、胸痛、两胁痛、腿内侧痛（立除）。

【针法】针深3～5分。

【指法】指按、指压或用硬物点按刺激，7～15分钟。

【运用】本穴为治疗急性肝炎第一针。治疗时宜扎左手穴位，针后可立止肝痛。针向右捻转，胸闷即解。针向左捻转，肠痛亦除，唯忌双手同时取穴。本穴配上三黄，治疗慢性肝炎亦有特效。

【经验】针下之后立解肝痛，将针向右捻转胸闷立解，将针向左捻转肠痛亦除。治疗肝炎兼肠炎症状时，配肠门效果更佳。

【歌诀】肝门急肝病，距骨六寸远。抚胸寻此穴，针到肝痛痊。右转胸闷解，肠痛左方捻。

心门

【位置】手抚胸取穴，在尺骨鹰嘴突起内侧陷处，肘尖下1.5寸凹陷中，下尺骨内侧凹陷中，距肘尖1.5寸处是穴（图3-3）。

【主治】心悸、胸闷、心脏病、呕吐、干霍乱。

【针法】针深3～5分。

【指法】指按、指压或用硬物点按刺激，7～15分钟。

【运用】本穴治疗上述疾病具有特效，治疗大腿内侧及腹股沟疼痛、坐骨神经痛、尾骶骨痛、膝痛（内侧尤效），堪称卓效。曾将该穴试用于胃痛患者，疗效满意，唯案例较少。本穴不宜双手同时用穴，取穴时亦需抚胸取穴为准。

【歌诀】心门尺骨端，离肘一五间。善治霍呕闷，骶骨坐骨连。大腿内侧痛，内侧膝痛添。

人士

【位置】手平伸，掌心侧向上，腕横纹上4寸，前臂桡骨内侧是穴（图3-4）。

【主治】气喘、手掌手指痛、肩臂痛、背痛、胸痛、心悸、蛋白尿。

【针法】沿桡骨外侧上缘，从外向内，以15°斜刺0.5～1.5寸，左病取右，右病取左，病在中左右均取。

【指法】指按、指压或用硬物点按刺激，7～15分钟。

【经验】针深5分治气喘、手掌及手指痛、肩臂痛、背痛。针深1寸治心脏病、心悸。针深1.5寸治肾亏、蛋白尿。本穴为治疗气喘的特效穴。

地士

【位置】手平伸，掌心向上，人士穴上3寸，孔最穴下1寸处（图3-4）。

【主治】气喘、感冒、头痛、肾虚、心脏病、疝气、便秘。

【针法】沿桡骨外侧上缘，从外向内，以15°斜刺0.5～1.5寸，左病取右，右病取左，病在中左右均取。

【指法】指按、指压或用硬物点按刺激，7～15分钟。

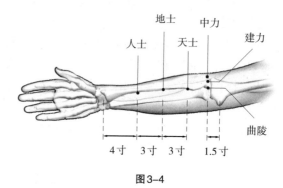

图3-4

【经验】针深1寸治气喘、感冒、头痛、肾亏，针深1.5寸治心脏病。本穴为治疗气喘的特效穴。

天士

【位置】掌心向上，地士穴直上3寸处（图3-4）。

【主治】气喘、鼻炎、臂痛、感冒、胸闷胸胀、支气管炎。

【针法】沿桡骨外侧上缘，从外向内，以15°斜刺0.5～1.5寸，左病取右，右病取左，病在中左右均取。

【运用】本穴针浅则治疗外部的病且病程短、病情轻之疾患，针深则治疗内在的慢性病等疾患。在传统针灸上，刺天突、点刺四缝（挤出黄色黏液，3～7天扎1次）或配小节穴，疗效迅速而确切。

【指法】指按、指压或用硬物点按刺激，7～15分钟。

【经验】本穴为治疗气喘之特效穴。

【歌诀】人士前桡侧，去腕四寸边。地士上三寸，天士还上三。人士疗气喘，肩臂背痛牵。手掌手指痛，症治有方圆。地士喘感冒，心脏头痛痊。若然问肾亏，下针有何难。天士胸部胀，感冒及气喘。又可疗臂痛，兼可顾鼻炎。三穴配灵骨，哮喘效如仙。

曲陵

【位置】掌心向上，当肘窝横纹中央直下1.5寸处是穴（图3-4）。

【主治】抽筋、呕吐腹泻、气喘、网球肘、心悸、肘关节炎、甲状腺肿、心肌肥厚、心脏停搏、胸痛、背痛、重感冒。

【针法】直刺0.5~1寸，或用三棱针点刺出血。

【指法】指按、指压或用硬物点按刺激，7~15分钟。

【运用】本穴为常用要穴，亦即手太阴肺经之尺泽。三棱针取曲陵内侧，周围血管点刺出血，疗疾甚速，除治疗上述诸症外，胸闷胸痛、痉挛拘急、肺经一切实证，皆极有疗效。治疗尿意频数，配肾关尤佳。尝以该穴为主，治疗急性乳腺炎、急性扁桃体炎，疗效满意。

【经验】曲陵、建力、中力三穴为治疗重感冒、流行性感冒、鼻蓄脓症的特效穴。

【歌诀】尺泽即曲陵，常疗咳与喘。心慌及抽筋，善治阳霍乱。血出胸闷痛，肘痛去霍然。

建 力

【位置】当曲陵穴外侧5分处（图3-4）。

【主治】重感冒、鼻塞、鼻蓄脓症、咳嗽、气喘、支气管炎。

【针法】直刺0.3~1.0寸，浅刺治重感冒，深刺治肺炎。

【指法】指按、指压或用硬物点按刺激，7~15分钟。

【经验】本穴为治疗重感冒、流行性感冒、鼻蓄脓症之特效穴。

中 力

【位置】掌心向上，在建力穴外侧5分处（图3-4）。

【主治】重感冒、鼻塞、鼻蓄脓症、咳嗽、气喘、支气管炎。

【针法】直刺0.5~1.0寸。

【指法】指按、指压或用硬物点按刺激，7~15分钟。

【经验】曲陵、建力、中力三穴为治疗重感冒、流行性感冒、鼻蓄脓症的特效穴。

【歌诀】肘窝下寸五，此穴为曲陵。外开五分处，建力穴中藏。再开五分处，中力穴位显。胸痛肘关节，曲陵为首当。若是重感冒，三穴齐功效。

腰灵一

【位置】腕横纹中央直上4.5寸之正中央内侧5分处（图3-5）。

【主治】急慢性肾盂肾炎（特效）、腰酸痛（特效）、痔疮、习惯性便秘（用三棱针点刺出血特效）。

【针法】直刺2~3分，或用三棱针点刺出黑血特效。

【指法】指按、指压或用硬物点按刺激，7~15分钟。

【经验】腰灵穴与肾脏、直肠有关联，故用于治疗肾炎、便秘、痔疮有奇效。

腰灵二

【位置】腕横纹中央直上4.5寸之正中央处（图3-5）。

【主治】急慢性肾盂肾炎（特效）、腰酸痛（特效）、痔疮、习惯性便秘（用三棱针点刺出血特效）。

【针法】直刺2～3分，或用三棱针点刺出黑血特效。

【指法】指按、指压或用硬物点按刺激，7～15分钟。

【经验】腰灵穴与肾脏、直肠有关联，故用于治疗肾炎、便秘、痔疮有奇效。

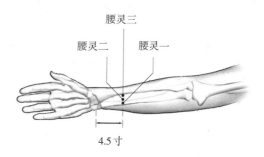

图3-5

腰灵三

【位置】腕横纹中央直上4.5寸之正中央外侧5分处（图3-5）。

【主治】急慢性肾盂肾炎（特效）、腰酸痛（特效）、痔疮、习惯性便秘（用三棱针点刺出血特效）。

【针法】直刺2～3分，或用三棱针点刺出黑血特效。

【指法】指按、指压或用硬物点按刺激，7～15分钟。

【经验】腰灵穴与肾脏、直肠有关联，故用于治疗肾炎、便秘、痔疮有奇效。

【歌诀】腕纹正中线，直上四寸五。腰灵一二三，腰灵二中点。内外五分处，腰灵一和三。肾盂与肾炎，痔疮与腰酸。

肝灵一（董氏七十二绝针之一）

【定位】掌心向上，手腕横纹豌豆骨前缘直上3寸（图3-6）。

【解剖位置】浅层分布前腕内、外侧皮神经，深层分布正中神经，肝之神经，肾之神经。

【主治】肝炎、肝硬化、脊椎骨膜炎、肝痛、两胁痛、血癌（白细胞过多或过少）、脾大、坐骨神经痛、半身不遂、腰酸、筋骨痛。

【针法】直刺0.5～1.5寸。

【指法】指按、指压或用硬物点按刺激，7～15分钟。

肝灵二（董氏七十二绝针之一）

【定位】掌心向上，手腕横纹豌豆骨前缘直上6寸(图3-6)。

【解剖位置】浅层分布前腕内、外侧皮神经，深层分布正中神经，肝之神经，肾之神经。

【主治】肝炎、肝硬化、脊椎骨膜炎、肝痛、两肋痛、血癌（白细胞过多或过少）、脾大、坐骨神经痛、半身不遂、腰酸、筋骨痛。

【针法】　直刺0.5~1.5寸。

【指法】　指按、指压或用硬物点按刺激，7~15分钟。

肝灵三（董氏七十二绝针之一）

【定位】掌心向上，手腕横纹豌豆骨前缘直上9寸(图3-6)。

【解剖位置】浅层分布前腕内、外侧皮神经，深层分布正中神经，肝之神经，肾之神经。

【主治】肝炎、肝硬化、脊椎骨膜炎、肝痛、两肋痛、血癌（白细胞过多或过少）、脾大、坐骨神经痛、半身不遂、腰酸、筋骨痛。

【针法】　直刺0.5~1.5寸。

【指法】　指按、指压或用硬物点按刺激，7~15分钟。

【经验】肝灵一、肝灵二、肝灵三穴，笔者在临床中治疗肝硬化伴脾大配伍上三皇，针灸15次后，经B超检查，脾大有明显回缩。

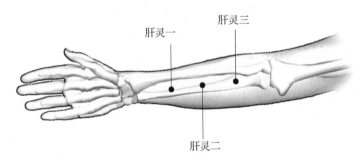

图3-6

　　小结：本章穴位虽说奇穴有奇用，但若能熟谙配伍，疗效更著。此外，本资料所述诸穴若配合子午流注学说，则愈见奇妙。例如哮喘，治疗时当思病发何经，此经何时流注，加取鱼际当然更佳，倘若此穴的流注开阖与他穴相矛盾，又当如何处理？一切了然，针下当有若神助。

第四章　四四部位（大臂部位）

分金、内金、合金

【位置】分金在后臂肱骨之前侧，距肘窝横纹1.5寸处（图4-1）。内金、分金、合金三穴相邻，距离为0.5寸。

【主治】过敏性鼻炎、鼻蓄脓症、感冒、喉炎、咳嗽之特效穴。

【针法】针深0.5～1.0寸。

【指法】指按、指压或用硬物点按刺激，7～15分钟。

【运用】分金位居肺经侠白下3.5寸，故治肺经上述诸症特效。酌情点刺太阳和印堂，出血，大妙。

【经验】分金、合金、内金穴为治疗咳嗽、喉炎、支气管炎、喉癌的特效穴。

【歌诀】肘窝上寸五，有穴是分金。上下五分处，内金与合金。感冒与鼻炎，喉炎亦得亲。

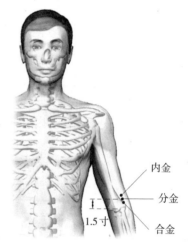

内金
分金
1.5寸
合金

图4-1

后椎

【位置】后臂肱骨外侧，距肘横纹2.5寸（图4-2）。

【主治】脊椎骨脱臼、脊椎骨胀痛、肾炎、腰痛、支气管炎（特效）、口干、老人夜间咳嗽（特效）。后椎、首英、育英三穴同用（即所谓的倒马针），效果更为迅速，治脊椎效果不如正脊穴。

【针法】针深3～5分。

【指法】指按、指压或用硬物点按刺激，7～15分钟。

【发挥】本穴在三焦经上，约当清冷渊上5分处，由于位居三焦经上，基于肾与三焦通之藏象原理，治疗与肾有关的脊椎骨脱臼、脊椎骨胀痛、肾炎、腰痛，贴骨下针确有显效。

【经验】后椎、首英为治疗慢性支气管炎之特效穴，对老人夜间咳嗽确有卓效。

首英

【位置】后臂肱骨外侧，距肘横纹4.5寸（图4-2）。

【主治】支气管炎（特效）、老人夜间咳嗽（特效）、口干、脊椎骨脱臼、脊椎骨胀痛、肾炎、腰痛。

【针法】针深3～5分。

【指法】指按、指压或用硬物点按刺激，7～15分钟。

【运用】后椎、首英二穴取穴均宜手臂下垂时为宜。治疗时二穴同时入针，疗效迅速确切。晚21时至23时针刺效果尤佳。

【歌诀】后椎肘横纹，二寸五分安。脊椎如脱臼，或是胀痛兼。金针祛腰痛，回春肾脏炎。该穴上二寸，首英此中添。

富顶

【位置】后臂肱骨外侧，距肘横纹7寸处（图4-2）。

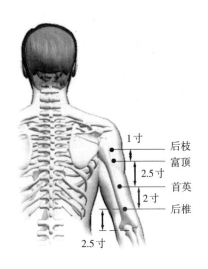

图4-2

【主治】疲劳、高血压、头晕、头痛。

【针法】针刺3～5分。浅刺治疲劳，深刺治头晕、头昏及血压高。直刺0.3～1.0寸或斜刺1.0～1.5寸，贴骨下针。

【指法】指按、指压或用硬物点按刺激，7～15分钟。

【经验】浅刺治疲劳、肝弱，深刺治头痛、头昏、项紧、腰痛。配后枝穴并同时下针，可治颈项疼痛、扭转不灵及颜面神经瘫痪。

后枝

【位置】当肩中与肘之直线上，富顶穴上1寸，距肘横纹8寸处（图4-2）。

【主治】高血压、头晕、头痛、杀菌、皮肤病、血管硬化。

【针法】直刺0.3～1.0寸或斜刺1.0～1.5寸，贴骨下针。

【指法】指按、指压或用硬物点按刺激，7～15分钟。

【经验】富顶穴、后枝穴同时下针，可治颈项疼痛、扭转不灵及颜面神经瘫痪。

肩中（董氏七十二绝针之一）

【位置】后臂肱骨外侧，距肩骨缝3寸处（图4-3）。

【主治】膝盖关节炎（特效）、膝盖扭伤（特效）、皮肤病（颈项皮肤病及臂部皮肤病有特效）、半身不遂、心悸、肩痛、肩周炎、流鼻血、血管硬化、瘰疬（特效）、腰痛。

【针法】针深0.5～1.0寸。

【指法】指按、指压或用硬物点按刺激，7～15分钟。

【运用】该穴位于肩臂三角肌中央，治疗膝盖痛具有特效。治疗肩痛时应左肩膀痛针右边穴，反之亦然，疗效尤佳。对于颈项皮肤病亦具特效。

【经验】肩中穴配建中穴有清血作用，用于治疗胆固醇过高，效果更佳。肩中穴配建中穴治疗膝盖疾病特效。肩中穴配三重穴治疗瘰疬特效。肩中穴配通天穴、通关穴、建中穴、肾关穴治全身关节炎、尿酸性关节炎、游走性风湿病。上曲穴、肩中穴、云白穴为治疗小儿麻痹之首选特效穴。

【歌诀】肩臂骨缝下，三寸是肩中。此穴下二寸，穴名为建中。颈项皮肤病，颈项膝盖疼。半身有不遂，小儿麻痹攻。血管有硬化，鼻衄及肩痛。左右右针左，方显疗效宏。

背面

【位置】肩骨缝中央，举臂时空陷处是穴，也有说是后1寸，但在此范围疗效都可（图4-3）。

【主治】腹胀、发音无力。

【针法】针深0.3～1.0寸。

【指法】指按、指压或用硬物点按刺激，7～15分钟。

【运用】用三棱针在该穴上、下、左、右各1寸处及该穴处点刺出血，治疗疲劳、腿膝酸软、呕吐、霍乱有卓效。若直刺（抬臂）针向极泉2～3寸，可治疗冈上肌肌腱炎。治疗肩周炎时，应向肩内、肩髎、三角肌等方向透刺，进针2～3寸。治疗瘰疬时，常将该穴作为主要治疗穴位。针刺得气后施以强刺激，数分钟出针，并在针孔处拔

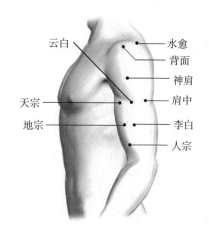

图4-3

罐疗效极著。

【歌诀】举臂肩骨缝，凹处背面尊。腹闷堪入针，音乏三五分。棱针周身倦，腿酸呕吐亲。兼治诸霍乱，奇效惊杏林。

天宗、地宗、人宗

【位置】天宗穴在上臂肱骨内缘与肱二头肌后部间凹陷处，在地宗穴上3寸，后臂肱骨内缘与肱二头肌后部间凹陷处，距肘窝横纹9寸处。地宗穴在天宗穴直下3寸。人宗穴在地宗穴直下3寸（图4-3）。

【主治】妇科阴痒、阴痛、赤白带下（具有神效）、小腿痛、脚扭伤、小儿麻痹、狐臭、糖尿病。

【针法】针刺1.0～1.5寸。

【指法】指按、指压或用硬物点按刺激，7～15分钟。

【注意与禁忌】下针时，偏肱骨、偏内二头肌，取穴必须准确。

【运用】本穴屈肘测量，以手拱胸取之为宜，入针务必准确，方能取效，该穴治疗妇科的赤白带下尤特效。

【歌诀】肘窝横纹六，有穴是地宗。若是阳虚证，起死能回生。上下三寸处，天宗与人宗。妇科阴痒痛，带下立时松。小腿痛狐臭，小儿麻痹攻。纵是糖尿病，此针亦从容。

云白

【位置】垂手取穴或手抚胸取穴，当肩关节前方去肩尖约2寸处，亦即肩中穴内2寸处（图4-3）。

【主治】妇科阴道炎、子宫炎、卵巢炎、阴痒、阴痛、赤白带下，脚扭伤（特效）、小儿麻痹。

【针法】针深3～5分，直刺1～2寸或斜刺，由上往下斜刺2寸。

【指法】指按、指压或用硬物点按刺激，7～15分钟。

【经验】云白穴配李白穴为治疗脚扭伤之特效穴。上曲穴、肩中穴、云白穴为治疗小儿麻痹之第一特效穴。

神肩（董氏七十二绝针之一）

【位置】肩峰穴与云白穴连线之中央点（肩峰穴：在肩骨缝之正中央下5分，即十四经肩髃穴下5分处。云白穴：在上臂肱骨后缘，肩中穴内2寸处，图4-3）。

【主治】小儿麻痹（特效）、脑出血、半身不遂（特效）、手臂麻痹、大腿内侧疼痛麻痹（特效）。

【针法】直刺3～5分或斜刺0.5～1.0寸，由上往下刺。

【指法】指按、指压或用硬物点按刺激，7～15分钟。

【经验】治疗严重失眠时，神肩穴配心灵一穴、正会穴、镇静穴特效。治疗中风后遗症，神肩穴配正会穴、上三黄穴、通天穴、灵骨穴特效。治疗中风后遗症时，对于患处手臂不能动弹、五指不能伸屈者，连续针5次左右即能运动自如。

李白

【位置】云白穴稍向外斜下2寸处（图4-3）。

【主治】狐臭、多汗症、脚扭伤、脚痛、小腿痛、小儿麻痹。

【针法】直刺0.5～1.5寸或斜刺，由下往上斜刺1.5～2.0寸，针深3～5分。

【指法】指按、指压或用硬物点按刺激，7～15分钟。

【经验】李白穴配云白穴为治疗脚扭伤之特效穴。下曲穴、建中穴、李白穴为治疗小儿麻痹之第二特效穴。

水愈

【位置】上臂后侧，肩胛冈下缘，背面穴后斜开2寸处（图4-3）。

【主治】肾炎、肾结核、腰痛、腿酸、乏力、蛋白尿、臂痛、手腕手背痛、多汗、荨麻疹等。

【指法】指按、指压或用硬物点按刺激，7～15分钟。

【运用】该穴治疗上述疾病疗效颇著。若以三棱针刺之，则扎出黄水者为肾炎、肾结石、蛋白尿之特效针。黑血者治疗手腕手背痛极效。患肢取穴刺出血则治疗臂痛。

【针法】直刺0.3～0.5寸，或用三棱针扎出黄水主治肾脏病特效。

【经验】用三棱针扎出黑血治手腕手背痛。用三棱针扎左边穴治左臂痛，扎右边穴治右臂痛。

【注意与禁忌】水愈穴有人误以为是十四经中小肠经之肩贞穴，其正确位置应在肩贞下5分处。

【歌诀】腋后横纹上，背面斜二寸。水愈肾炎石，腰痛及腿酸。手腕手背痛，力乏臂痛专。又闻蛋白尿，下针复无言。

下曲

【位置】上臂后侧，即后枝穴后开1寸处（图4-4）。

【主治】高血压、坐骨神经痛（肺与肝两种机能不健全所引起者）、半身不遂、小儿麻痹、神经失灵所引起之骨头脱节症。

【针法】直刺1.0～1.5寸或斜刺，由下往上斜刺1.5～2.0寸。

【指法】指按、指压或用硬物点按刺激，7～15分钟。

【经验】上曲穴、肩中穴、云白穴为治疗小儿麻痹之第一特效穴。下曲穴、建中穴、李白穴为治疗小儿麻痹之第二特效穴。上曲穴、下曲穴为治疗坐骨神经痛、半身不遂之特效穴，临床上经常使用，确具疗效。

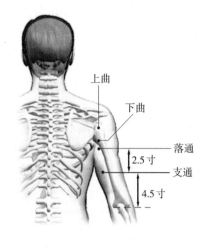

图4-4

上曲

【位置】上臂后侧，即肩中央后开1寸处（图4-4）。

【主治】小儿麻痹、坐骨神经痛、臂痛、高血压、小腿胀痛。

【针法】针深0.5～1.0寸。

【指法】指按、指压或用硬物点按刺激，7～15分钟。

【运用】上曲穴可治疗小腿痛。

【歌诀】云里上下曲，再将肩中继。小儿麻痹症，小腿无力驱。

支通

【位置】在手臂后侧，首英穴（当后臂肱骨之外侧，肘横纹上4.5寸处）向后横开1寸处（图4-4）。

【主治】高血压、血管硬化、头晕、疲劳、腰酸。

【针法】直刺0.6～1.0寸或斜刺1.0～1.5寸。

【指法】指按、指压或用硬物点按刺激，7～15分钟。

落通

【位置】在上臂后侧，距肘横纹上7寸，即富顶穴向后横开1寸处（图4-4）。

【主治】高血压、血管硬化、头晕、疲劳、四肢无力、腰酸。

【针法】斜刺0.5～1.0寸，贴骨下针。

【指法】指按、指压或用硬物点按刺激，7～15分钟。

正脊一、正脊二、正脊三（董氏七十二绝针之一）

【位置】正脊一穴在手臂肱骨正中央线上，当肘横纹直上2寸处。正脊二穴在肘横纹直上4寸处。正脊三穴在肘横纹直上6寸处（图4-5）。

【主治】脊椎骨膜炎（骨刺）、脊椎增生症、僵直性脊椎不能弯曲症、颈椎骨刺、慢性肾盂肾炎。

【针法】直刺0.5～1.0寸或斜刺1.0～1.5寸，由下往上刺。

【指法】指按、指压或用硬物点按刺激，7～15分钟。

【经验】正脊一、二、三穴为治疗脊椎疾病之特效穴，尤其是腰椎骨疾病更有卓效。如配合骨关穴、木关穴效果更为明显。

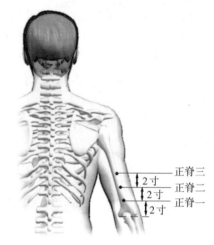

正脊三
2寸
正脊二
2寸
正脊一
2寸

图4-5

【歌诀】正脊一二三，手臂肱骨间。肘纹二四六，三穴此中填。脊椎骨膜炎，僵直不能弯。坐骨神经痛，增生效尤先。

三神一、三神二、三神三（皆为董氏七十二绝针之一）

【位置】三神一穴手抚胸取穴，手臂肱骨之外侧，肘尖直上1.5寸。三神二穴手抚胸取穴，手臂肱骨之外侧，肘尖直上2.5寸。三神三穴手抚胸取穴，手臂肱骨之外侧，肘尖直上3.5寸（图4-6）。

【主治】阳痿、早泄、腰酸、腰痛、肾结石痛、口干、喉炎、支气管炎、老人咳嗽，肾之补穴。

【针法】由下往上斜刺5分治口干，可立解，还治喉炎、支气管炎，斜刺1寸治肾虚。

【指法】指按、指压或用硬物点按刺激，7～15分钟。

【经验】三神一、二、三穴同时下针，效果神速。

【歌诀】肘尖上寸半，三

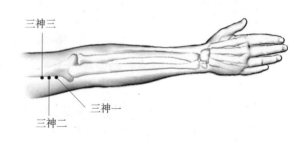

三神三

三神一

三神二

图4-6

神一穴间。此穴上一寸，三神二穴显。若再上一寸，就是三神三。肾炎蛋白尿，腰酸与口干。老人咳嗽喘，兼治气管炎。

三灵一、三灵二、三灵三（皆为董氏七十二绝针之一）

【位置】三灵一穴位于肘窝横纹（即十四经尺泽穴）之上方，即肘窝横纹上5分处。三灵二穴位于肘窝横纹外5分，于尺泽穴外5分横纹上。三灵三穴位于肘窝横纹内5分，于尺泽穴内5分横纹上（图4-7）。

【主治】急性心脏停搏（奇效）、心绞痛（特效）、胸闷（下针立解）、胸痛透背膏肓（特效）、心脏缺氧呼吸困难。

【针法】直刺1~2分，斜刺1~2分，用三棱针点刺出黑血神效，点刺出红血亦有卓效。

【指法】指按、指压或用硬物点按刺激，7~15分钟。

【歌诀】三灵一二三，肘窝上内外。每穴隔五分，心脏心绞痛。点刺出积血，顷刻见轻松。

小结：按该节诸穴，概因针术之不同，组穴各异而效殊易，少有取之。尝于云白、李白、上曲、下曲四穴治疗手臂手指麻木疼痛极佳。肩中及背面为临床常用要穴，尤喜用之。针少法精而取效卓然，确实为一些疑难病症提供了一种新思路。

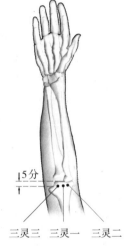

5分

三灵三　三灵一　三灵二

图4-7

第五章　五五部位（足趾部位）

火包

【位置】足第二趾第二道横纹正中央处（图5-1）。

【主治】肝病、难产、胎衣不下、堕胎（特效）、赤白带下、急性心绞痛。

【针法】针深3～5分。

【指法】指按、指压或用硬物点按刺激，7～15分钟。

【注意与禁忌】孕妇禁针（堕胎只在须臾之间）。

【运用】本穴用三棱针扎出黑血治上述诸症立效。

【歌诀】火包在足底，二趾横纹中。急性心绞痛，肝病难产灵。胎衣如不下，刺血一针灵。

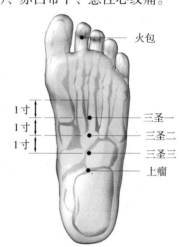

图5-1

上瘤

【位置】足底后前缘正中央处（脚后跟硬皮前缘中央，图5-1）。

【主治】脑瘤（特效）、脑积水、小脑痛、脑神经痛、脑神经衰弱、脑癌（奇效）。

【针法】针深2～5分。

【指法】指按、指压或用硬物点按刺激，7～15分钟。

【运用】本穴治疗脑部肿瘤及疼痛颇具卓效，尚治鼻塞鼻衄皆妙，唯进针不宜过深，否则会出现胸闷、心慌的不良后果。据杨维杰老师经验：该穴配正筋、然谷二穴点刺出血治疗急性脑震荡颇有疗效。治疗脑震荡则以上瘤为主，并同时点刺太阳、曲陵，使之出血，疗效极著。

【经验】曾以上瘤穴配三关穴、三重穴治疗一例脑癌症患者，经针刺29次告痊愈。

【歌诀】上瘤足跟取，前缘正中央。脑瘤脑积水，鼻塞鼻衄求。配伍正筋穴，震荡何须忧。

三圣一、三圣二、三圣三（皆为董氏七十二绝针之一）

【位置】三圣一穴位于脚底正中央点，即十四经涌泉穴后1寸处。三圣二穴在脚底正中央下1寸处。三圣三穴在脚底正中央下2寸处（图5-1）。

【主治】高血压（特效）、低血压（特效）、脑出血、脑血栓。

【针法】直刺0.5～1.0寸。

【指法】指按、指压或用硬物点按刺激，7～15分钟。

【经验】三圣一、二、三穴为治疗高血压、低血压之特效穴。曾以三圣三穴治高压260毫米汞柱患者，在5分钟内降为135毫米汞柱，堪称神效。

【歌诀】三圣共三穴，足底正中央。一穴前一寸，三圣二穴当。二穴前一寸，三圣三穴藏。低压高血压，三圣三穴佳。

海豹

【位置】在大趾之内侧，大趾本节正中央，大趾甲内侧后方处是穴。隐白穴后方大都穴的前方（图5-2）。

【主治】角膜炎、疝气、妇科阴道炎、手指痛。

【针法】直刺1～3分。

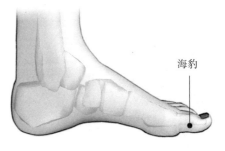

图5-2

木妇

【位置】足第二趾中节正中央外开3分处（图5-3）。

【主治】赤白带下、月经不调、经痛、输卵管不通、子宫炎。

【针法】针深2～4分，贴骨下针。

【运用】本穴治疗赤白带下极效。

【指法】指按、指压或用硬物点按刺激，7～15分钟。

【歌诀】木妇足二趾，外开三分处。主治妇科病，带下与调经。

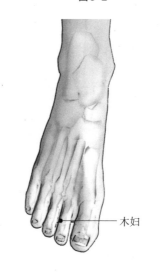

图5-3

闭经输卵管，针到诸症平。

　　小结：在十二经脉中，足三阴、足三阳直循足部；手三阴、手三阳又经过阳经而络于足部，亦能囊括董氏脚底部位设穴的学术思想。穴位少而定位精，单穴治疗多可达到预期目的；唯针下以痛为度，但疗效确切。一般来说，脚底所主诸症，尚需与他穴合用，否则见效虽快，但有复发之虞。

第六章　六六部位（足掌部位）

火硬

【位置】足背第一、二趾间，趾蹼缘的赤白肉际后5分是穴，亦即行间穴后5分处（图6-1）。

【主治】惊悸、眩晕、子宫炎、子宫肌瘤、下颌疼痛（咀嚼障碍）。

【针法】针刺0.5～1.0寸。

【指法】指按、指压或用硬物点按刺激，7～15分钟。

【注意与禁忌】孕妇禁针、禁灸。火硬穴在跖关节与趾关节之中间，距十四经肝经之行间穴4分，两穴切勿混淆。

【运用】该穴治疗上述疾病确有验效。治疗疼痛时，单针火硬一穴尚有不足，临床上多并取下关、颊车、合谷诸穴，则疗效益佳，唯孕妇禁针、禁灸。

【歌诀】行间后五分，火硬此处遵。一二缝隙间，动脉搏动深。胎衣不得下，心悸与头晕。子宫炎与瘤，堪向此处寻。

火主

【位置】第一、二趾缝上1.5～2.0寸处（图6-1）。

【主治】难产、肝病、胃病、痛经、子宫炎、高血压、子宫肌瘤、神经衰弱、脚软无力、步行艰难、骨骼胀大等。

【针法】针刺0.5～1.5寸。

【指法】指按、指压或用硬物点按刺激，7～15分钟。

【注意与禁忌】孕妇禁灸、禁针。火主穴位于第一、二跖骨之间，下5分为十四经肝经之太冲穴，两穴切勿混淆。

【运用】该穴接近肝经之太冲穴，故治疗时可合并太冲之治疗范畴加以考虑。本穴与火硬穴合用，治疗阴部淋痛及妇科病颇效。据杨维杰老师经验：该穴与灵骨并用治疗手脚痛，

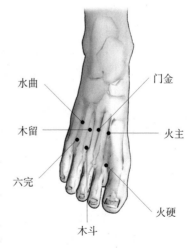

水曲　门金
木留　火主
六完
木斗　火硬

图6-1

远比开四关更佳，针刺1.5寸时，可斜向（透）涌泉部位，针感为电感向足底放射为宜，唯孕妇禁针、禁灸。该穴点刺出血，尚可治疗脚掌局部疼痛、溃疡（可伍制污穴）。又该穴治疗眶上神经痛极妙。尝以此穴治疗腰扭伤，疗效亦佳。

【歌诀】火硬上一寸，火主骨胀大。口眼㖞斜症，难产心脏夸。肝胃功能弱，手脚痛不差。宫炎及宫瘤，当可锦上花。

门金

【位置】足背第二、三趾赤白肉际处，直上约2寸处（第二、三跖骨凹陷中，图6-1）。

【主治】月经前后抽痛阵痛（特效）、肠炎、胃炎、腹部发胀、腹痛、盲肠炎。

【针法】直刺3~5分，斜刺0.5~1.5分。

【指法】指按、指压或用硬物点按刺激，7~15分钟。

【注意与禁忌】门金穴位置与十四经中胃经之陷谷穴相差4分，即陷谷穴下4分处，两穴切勿混淆。

【运用】本穴位置略在胃经陷谷后方，多以二、三趾赤白肉际处（即胃经内庭穴）直上2寸处取之，本穴治疗胃肠炎疗效显著，诸种腹胀腹泻，皆有特效。若与中封并取疗痛经极其特效，该穴不宜双脚同时取穴。

【经验】门金穴配四花上穴为治疗胃炎、肠炎之特效穴。门金穴配妇科穴为治疗妇女痛经、下腹部炎症之特效穴。

【歌诀】足背二三跖，门金上二寸。诸多胃肠病，腹痛胀可怜。鼻塞与经痛，莫过此针贤。

木斗

【位置】第三跖骨与第四跖骨之下缘，在跖骨关节与趾骨关节之中间骨缝，下缘5分处骨缝中（图6-1）。

【主治】脾肿大（痞块）、消化不良、肝病、疲劳、肥胖病、小儿麻痹。

【针法】直刺3~5分。

【指法】指按、指压或用硬物点按刺激，7~15分钟。

木留

【位置】在第三跖骨与第四跖骨叉口下凹陷中，跖骨与趾骨关节上1.5寸处。

【主治】脾肿大、消化不良、肝病、疲劳、小儿麻痹、半身不遂。

【针法】直刺3~5分。

【指法】指按、指压或用硬物点按刺激，7～15分钟。

【歌诀】足背三四跖，木斗后五分。再后一寸处，木留穴中存。善治脾肿大，减肥麻痹功。

六完

【位置】足背第四、五趾缝间后5分处是穴（图6-1）。

【主治】偏头痛，止血（包括跌伤、刀伤出血或是打针血流不止）。

【针法】直刺3～5分。

【指法】指按、指压或用硬物点按刺激，7～15分钟。

【注意与禁忌】哮喘、肺病、痰多、体弱均禁用此穴。

【运用】本穴位于侠溪后5分处。其穴位居胆经，故治疗胆经之眩晕、偏头痛、耳鸣等当有显效，对于肺病及体弱患者均禁止应用该穴。

【歌诀】四趾五趾间，五分后六完。其穴善止血，耳鸣头痛晕。

水曲

【位置】足背第四、五跖骨结合部的前方凹陷处是穴（图6-1）。

【主治】腰痛、腹胀、颈项疼痛、四肢水肿、周身窜痛、咬颊、妇科诸疾、坐骨神经痛。

【针法】针深0.5～1.0寸。

【指法】指按、指压或用硬物点按刺激，7～15分钟。

【注意与禁忌】水曲穴与十四经中胆经之地五会差3分，两穴切勿混淆。

【运用】该穴定位在六完穴后1寸处。该穴治疗耳鸣、眼痒、手腕疼痛无力颇具疗效。对于周身骨痛、神经痛、肩痛、肌肉萎缩、肢体麻木亦有疗效。而对于该经之走向坐骨神经痛则极具特效。此外，治疗腰周紧胀酸痛，如缚绳革，即中医谓之带脉病症，需配善治各种关节痛的穴位，莫不疗效立现。如该穴与光明并取，系妇人回乳特效穴位。

【歌诀】六完后面穴，水曲临泣并。腹胀四肢肿，周身疼痛灵。手腕痛无力，眼痒及耳鸣。若言是坐骨，特效少阳经。

火连

【位置】足内侧缘，当第一跖趾关节后下方赤白肉际凹陷处是穴（图6-2）。

【主治】高血压引起之头晕眼昏、心悸、心脏衰弱、脑瘤、脑膜炎。

【针法】直刺0.3～1.0寸或横刺，针与跖骨成直角，沿跖骨底缘进针。

【指法】指按、指压或用硬物点按刺激，7～15分钟。

【注意与禁忌】孕妇禁针。火连穴位置正好在十四经中脾经太白穴之后5分处，两穴位置不同，切勿混淆。

【经验】火连穴、火菊穴、火散穴为治疗脑瘤、脑膜炎之特效穴，并治脑神经衰弱。

火菊

【位置】火连后1寸处（图6-2）。

【主治】手麻痹、心悸、头晕、脚痛、高血压、头昏脑涨、眼昏花、眼压过高致眼皮发酸、颈项扭转不灵、脑瘤、脑膜炎。

【针法】针刺0.5～1.0寸。

【指法】指按、指压或用硬物点按刺激，7～15分钟。

【运用】上述两穴均宜单脚取穴，孕妇禁针。火连穴即脾经太白穴，治疗前头痛、眉棱骨痛甚效。火菊穴约相当于脾经公孙穴，治疗上述诸症极具特效。前头痛、眉棱骨痛尤常用之。常于上午7—9时针刺火连、火菊。不唯治上述疾病极效，对于各种单纯性疾病及疾痛多可立时取效。本组穴位加取然谷治疗脑瘤、脑膜炎亦有一定疗效。

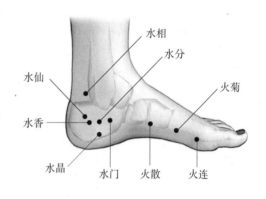

图6-2

火散

【位置】火菊穴后1寸处（在第一跖骨内侧，在趾骨与跖骨关节后4寸，图6-2）。

【主治】头痛、脑涨、角膜炎、腰酸、头晕、眼花、背痛、脑瘤、脑膜炎。

【注意与禁忌】孕妇禁针。火散穴位置在十四经中肾经之然谷穴后5分处，两穴位置不同，切勿混淆。

【针法】直刺0.5～1.0寸或横刺，针与跖骨成直角，沿跖骨底缘进针。

【指法】指按、指压或用硬物点按刺激，7～15分钟。

【经验】火连穴、火菊穴、火散穴为治疗脑瘤、脑膜炎之特效穴，并治神经衰弱。

【歌诀】火连为太白，后一火菊插。眉棱骨处痛，前头痛亦佳。手麻转颈难，心慌高血压。火菊后一寸，火散在看家。头晕携脑涨，脚痛眼昏花。

水分

【位置】在内踝尖直下1.5寸，照海穴直下5分处（图6-2）。

【主治】脑神经痛、偏头痛、肾炎、腰痛、子宫炎、卵巢炎、月经痛、项紧痛、肩痛、两胁痛、睾丸肿痛。

【针法】直刺0.5寸或用三棱针点刺出血特效。

【指法】指按、指压或用硬物点按刺激，7～15分钟。

水门

【位置】在内踝尖直下1.5寸，向内横开5分处（图6-2）。

【主治】脑神经痛、偏头痛、肾炎、腰痛、子宫炎、卵巢炎、月经痛、项紧痛、肩痛、两胁痛、睾丸肿痛。

【针法】直刺0.5寸或用三棱针点刺出血特效。

【指法】指按、指压或用硬物点按刺激，7～15分钟。

水香

【位置】在水分穴向外横开5分处（图6-2）。

【主治】脑神经痛、偏头痛、肾炎、腰痛、子宫炎、颈项疼痛、肩痛。

【针法】直刺0.5寸或用三棱针点刺出血特效。

【指法】指按、指压或用硬物点按刺激，7～15分钟。

【歌诀】内踝下寸五，水分穴在中。内外五分处，水门与水香。睾丸两胁痛，卵巢与月经。

水晶

【位置】在内踝尖直下2寸处（图6-2）。

【主治】子宫炎、子宫胀、子宫肌瘤、小腹气肿胀闷。

【针法】直刺0.5～1.0寸。

【指法】指按、指压或用硬物点按刺激，7～15分钟。

【歌诀】水晶内踝尖，直下二寸处。宫胀与宫瘤，小腹气肿胀。

水相

【位置】在内踝直后2寸处，跟筋（阿基利斯腱）前缘贴骨下陷处下5分，即太溪穴下5分，大钟穴内5分处（图6-2）。

【主治】肾炎、四肢水肿、肾亏所致腰痛、脊椎骨痛、妇科产后风、白内障。

【注意与禁忌】水相穴与太溪穴相距5分，两穴位置不同，切勿混淆。

【针法】直刺0.3～0.5寸。

【指法】指按、指压或用硬物点按刺激，7～15分钟。

水仙

【位置】在内踝骨后方下2寸，跟筋前缘陷处（即水相穴下2寸处，图6-2）。

【主治】肾炎、四肢水肿、肾亏所致腰痛、脊椎骨痛、妇科产后风、白内障。

【针法】直刺0.3～0.5寸。

【指法】指按、指压或用硬物点按刺激，7～15分钟。

上溪、下溪、外溪、内溪、前溪、水溪

【位置】上溪于踝关节前横纹上中央、两筋之间，与外踝尖平齐下1寸处，即解溪下1寸处。下溪于上溪穴下1寸处。外溪于上溪外1寸处。内溪于上溪内1寸处。前溪于下溪穴外1寸处。水溪于下溪穴内1寸处（图6-3）。

【主治】久年头痛（特效）、头昏、头涨（特效）、偏头痛（特效）、胃及十二指肠溃疡（特效）、心闷、心脏病、神经衰弱、鼻炎、喉炎、喉癌、胸痛、手脚麻木、项紧（特效）、脑震荡、半身不遂。

【针法】直刺0.3～0.5寸或用三棱针点刺出血，特效。

【指法】指按、指压或用硬物点按刺激，7～15分钟。

【经验】上溪、下溪、前溪、水溪、内溪、外溪穴用三棱针点刺青筋出血效果神速，为董师常用穴道。对久年头痛及上列主治症状有针到病除之卓效。

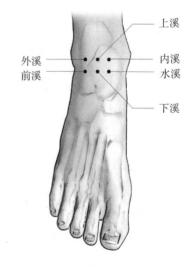

图6-3

花骨一（4穴）

【位置】当足底第一跖骨与第二跖骨之间，距趾间叉口5分1穴，再5分1穴，再5分1穴，再8分1穴，共4个穴点（图6-4）。

【主治】沙眼、角膜炎、眼皮炎、迎风流泪、怕光、眉棱骨酸胀痛。

【针法】直刺0.5～1.5寸。

【指法】指按、指压或用硬物点按刺激，7～15分钟。

【作用】本穴组与脚背肝经之太冲、行间及其前后相对应，主治类同，但以眼眉病为主。

【经验】花骨一穴由4个单穴组成，临床时仅需随取2个穴道，就有很好的疗效，临床常用于治疗眼迎风流泪，有特别疗效。

花骨二（2穴）

【位置】当足底第二与第三跖骨之间，距趾间叉口1寸1穴，再5分1穴，共2个穴点（图6-4）。

【主治】手指无力、手臂痛。

【针法】直刺0.5寸或用三棱针点刺出血，特效。

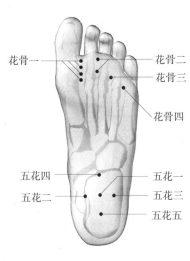

图6-4

【指法】指按、指压或用硬物点按刺激，7～15分钟。

【经验】①花骨二穴能治手臂不举，甚效。②本穴组与脚背胃经之陷谷及其前穴相应，并作用于脾，除治上述疾病外，亦治疗脾胃疾病。

花骨三

【位置】当足底第三与第四跖骨之间，距趾间叉口2寸处（图6-4）。

【主治】腰痛、坐骨神经痛、脊椎骨痛。

【针法】直刺0.5寸或用三棱针点刺出血，特效。

【指法】指按、指压或用硬物点按刺激，7～15分钟。

【经验】①花骨三穴与木留穴相对，在4组花骨穴中，位置约在中下位，与全息穴相对应，主治上述各病。②本穴除治上述病症外，亦能治白眼发赤。

花骨四

【位置】在足底第四与第五跖骨之间，距趾间叉口1.5寸处（图6-4）。

【主治】脊椎骨痛、坐骨神经痛、小腹痛、胃痛，止血。

【针法】直刺0.5寸或用三棱针点刺出血，特效。

【指法】指按、指压或用硬物点按刺激，7~15分钟。

【经验】①本穴亦可治手发麻及脚发麻。②花骨一、二、三、四穴，依次排列，其主治与全息穴相对应，花骨一穴治头眼，花骨二穴治上肢，花骨三穴治中央腰脊，花骨四穴治小腹、坐骨神经等。

【歌诀】花骨有四穴，全在足趾中。骨一疗头眼，骨二治上肢。骨三拿腰脊，坐骨寻骨四。四穴若用好，神仙也说妙。

五花一、五花二、五花三、五花四、五花五

【位置】五花一在脚底，脚后跟正中央处。五花二在五花一内1寸处。五花三在五花一外1寸处。五花四在五花一上1寸处。五花五在五花一下1寸处（图6-4）。

【主治】足跟痛（特效）、失眠、脑神经痛。

【针法】直刺0.3~0.5寸治失眠、脑神经痛。用三棱针扎出黑血治足跟痛特效。

【指法】指按、指压或用硬物点按刺激，7~15分钟。

【经验】五花穴为治疗足跟痛之特效穴。治疗失眠五花穴配镇静穴特效，可任取1~2穴应用。

【歌诀】脚底脚后跟，上下左右中。每穴隔一寸，失眠足跟痛。

小结：本章之中，穴位定位颇多争议，应以临床疗效与否拟订该穴定位。根据经验，读者可于临床之中揣摩，如有误差处，皆作者之过，非董师之误矣。该章穴位具有刺激强、收效快的特点。但对于穴位的精确定位要求极高，亦是取效之关键。医者不可不察。

第七章 七七部位（小腿部位）

正筋

【位置】足后跟筋中央上，距足底3.5寸（图7-1）。

【主治】脊椎骨闪痛、腰椎痛、颈项筋痛、脑骨胀大、脑积水。

【针法】针刺1.0～1.5寸（针透过筋效力更佳）。体壮者可坐姿进针，体弱者应侧卧进针。

【指法】指按、指压或用硬物点按刺激，7～15分钟。

【经验】正筋、正宗、正士三穴同时取用为治疗坐骨神经痛、骨刺之特效穴。正筋穴、正宗穴为治疗脊椎痛、耳鸣之速效穴。

正宗

【位置】正筋穴上2寸处（图7-1）。

【主治】脊椎骨闪痛、腰椎痛、颈项筋痛、脑骨胀大、脑积水。

【针法】针刺1.0～1.5寸（针透过筋效力更佳）。体壮者可坐姿进针，体弱者应侧卧进针。

【指法】指按、指压或用硬物点按刺激，7～15分钟。

【运用】正筋、正宗同时应用，宜先于委中点刺出血，治疗上述疾病效果极佳。进针时若使针透过筋大妙。体壮者多以坐姿取穴，反之则以侧卧进针。上二穴合用，对脑震荡、小儿麻痹后遗症（马蹄足）疗效确切而迅速。入针本穴，以出现酸胀之针感为度。曾尝试以此二穴为主，治疗食道痉挛、精神病、脑瘤，疗效亦颇显著。

正士

【位置】正宗穴上2寸处（图7-1）。

【主治】肩背痛、腰痛、坐骨神经痛、闪腰岔气、头痛。

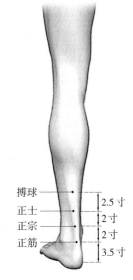

搏球　正士　正宗　正筋

2.5寸
2寸
2寸
3.5寸

图7-1

【针法】针刺0.5~1.0寸。

【指法】指按、指压或用硬物点按刺激，7~15分钟。

【运用】本穴联合正筋、正宗并用，对于颈痛、落枕、腰椎痛有特效，治疗马蹄足针尖应向下肢方向为宜。正士常与搏球相伍，治疗背痛极效。

【歌诀】足后跟中央，距底三五长。此穴名正筋，上二正宗当。脊椎骨疼痛，颈项筋痛伤。脑袋积水症，堪消脑骨胀。正宗上二寸，正士腰背疼。肩背联搏球，速效有俊名。坐骨神经痛，顷刻见功成。

搏球

【位置】正士穴上2.5寸处（图7-1）。

【主治】腿抽筋、腓肠肌痉挛、霍乱、腰酸背痛、鼻出血。

【针法】针刺1~2寸。

【指法】指按、指压或用硬物点按刺激，7~15分钟。

【运用】本穴与正士合用治疗腰背痛（膏肓附近疼痛尤佳）极效。若久病者，于该穴至正士处青筋点刺出血，立可见效。亦常与正筋合用治疗小儿麻痹后遗症（马蹄足）甚佳。该穴针深2.5~3.0寸，治疗脚癣亦佳。治疗时务必使针感（酸胀）扩散至足踝部为妙。

【歌诀】正士上二五，搏球腿转筋。腰酸及背痛，霍乱鼻衄亲。

一重

【位置】外踝骨尖上3寸，向前横开1寸处（图7-2）。

【主治】甲状腺肿大（特效）、眼球突出、扁桃腺炎、口眼㖞斜（颜面神经瘫痪，奇效）、偏头痛、痞块、肝病、脑瘤、脑癌（卓效）、脑膜炎、喉炎、脾肿大（特效）、脾脏炎。

【针法】针刺1~2寸或用三棱针点刺。

【指法】指按、指压或用硬物点按刺激，7~15分钟。

二重

【位置】一重穴直上2寸处（图7-2）。

【主治】甲状腺肿大（特效）、眼球突出、扁桃腺炎、口眼㖞斜（颜面神经瘫痪，奇效）、偏头痛、痞块、肝病、脑瘤、脑癌（卓效）、脑膜炎、喉炎、脾肿大（特效）、脾脏炎。

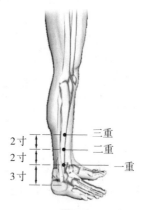

图7-2

【针法】针刺1~2寸或用三棱针点刺。

【指法】指按、指压或用硬物点按刺激，7~15分钟。

三重

【位置】二重穴直上2寸处（图7-2）。

【主治】甲状腺肿大（特效）、眼球突出、扁桃腺炎、口眼㖞斜（颜面神经瘫痪，奇效）、偏头痛、痞块、肝病、脑瘤、脑癌（卓效）、脑膜炎、喉炎、脾肿大（特效）、脾脏炎。

【针法】针刺1~2寸或用三棱针点刺。

【指法】指按、指压或用硬物点按刺激，7~15分钟。

【运用】一重穴、二重穴、三重穴同时下针，治疗脾部病变（脾家病以右边穴位为主）及乳房病变亦极特效。基于本穴之善活血通瘀、祛风化痰作用，用于中风后遗症、脑震荡后遗症、脑性瘫痪、偏头痛、三叉神经痛、睡中咬牙及肩臂手腕痛皆极有效。治疗甲亢时，亦常以此组穴位为主要施术部位。

【歌诀】一重二三重，外踝尖上三。前方开一寸，上二称二重。二重若上二，善治甲腺肿。眼突扁桃腺，口眼㖞斜同。脑瘤脑膜炎，痞块偏头痛。乳疾肩臂腕，兼治肝家病。

四花上

【位置】膝眼下3寸，胫骨外帘处是穴（在外膝眼直下3寸，胫骨外缘，贴骨下陷中，足三里穴内侧1寸处，图7-3）。

【主治】哮喘、牙痛、心悸、口内生瘤、头晕、心脏病、转筋霍乱、十二指肠溃疡（特效）、胃溃疡（特效）。

【针法】针刺2~3寸。

【指法】指按、指压或用硬物点按刺激，7~15分钟。

【运用】本穴治疗哮喘及心脏病极佳，转筋霍乱多与搏球相伍，且针刺3寸。针刺时亦需贴骨下针，三棱针点刺出血不唯治疗上述病症极佳，对于各种慢性胃病亦极特效。笔者单取四花上穴，进行泻法，行针6次，治疗肠梗阻极其特效。

【经验】四花上穴配门金穴为治疗胃溃疡、十二指肠溃疡之特效穴。四花上、中、下、里、外穴以三

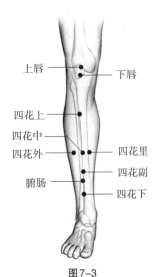

上唇　　下唇

四花上

四花中　　四花里

四花外　　四花副

腑肠　　四花下

图7-3

棱针点刺出血为治疗头痛、坐骨神经痛、肺疾病、肋膜炎、肝病、急慢性胃肠疾病之特效穴。针刺2寸治哮喘，针刺3寸治心脏病。

四花中

【位置】四花上穴直下4.5寸处（图7-3）。

【主治】哮喘、眼球病（酸痛、角膜炎、结膜炎、白内障）、心脏内膜炎、心肌梗死（特效）、心脏血管硬化（有卓效）、心两侧痛、心脏停搏、急性胃肠炎（立即见效）、肺癌、肺气肿、肺炎（奇效）。

【针法】针刺2～3寸治哮喘、眼球痛；三棱针出血治疗血管硬化、急性胃痛、胸闷心慌、肋膜炎等症。

【指法】指按、指压或用硬物点按刺激，7～15分钟。

【运用】该穴治疗上述诸症具有特效，三棱针点刺出血治疗肺积水、肺结核、肺痛、肺气肿等疗效亦佳，毫针取与患侧同侧穴位则善治肩胛痛、肘弯痛、食指痛等病症。

【经验】四花中穴用三棱针点刺，配灵骨、大白治疗肺气肿、肺癌特效。四花中穴用三棱针点刺，配心灵穴治疗心脏各种疾病有奇效。

四花里

【位置】四花中穴向内横开1.5寸，当胫骨外缘（图7-3）。

【主治】急慢胃病、心脏病、心悸、转筋霍乱（呕吐）、心脏停搏。

【针法】直刺1.5～2.0寸或用三棱针点刺出血。

【指法】指按、指压或用硬物点按刺激，7～15分钟。

【经验】四花上、中、下、里、外穴以三棱针点刺出血治疗头痛、坐骨神经痛、心脏疾病、肺疾病、肋膜炎、肝病、急慢性胃肠疾病。

四花外

【位置】四花中穴向外横开1.5寸处（图7-3）。

【主治】急性肠炎、牙痛、偏头痛、面部神经瘫痪、肋膜痛。

【针法】针刺1～2寸。

【指法】指按、指压或用硬物点按刺激，7～15分钟。

【运用】该穴周围青筋点刺出血，对于哮喘、坐骨神经痛、肩痛、耳痛、鼻炎、高血压等均效。对于胆经所循之证其效尤著。点刺出血治疗胃痛、小腹胀痛、牛皮癣，疗效甚佳。

四花副

【位置】四花中穴直下2.5寸处（图7-3）。

【主治】哮喘、眼球病（酸痛、角膜炎、结膜炎、白内障）、心脏内膜炎、心肌梗死（特效）、心脏血管硬化（有卓效）、心两侧痛、心脏停搏、急性胃肠炎（立即见效）、肺癌、肺气肿、肺炎（奇效）。

【针法】针刺1～2寸。

【指法】指按、指压或用硬物点按刺激，7～15分钟。

【运用】该穴同四花中穴联合应用，治疗上述诸症当可立见疗效。点刺时在四花中穴至四花副穴附近寻找青筋，以见黑血为准。

四花下

【位置】当四花副穴直下2.5寸处（图7-3）。

【主治】肠炎、腹胀、胃痛、水肿、睡中咬牙。

【针法】哮喘、眼球病（酸痛、角膜炎、结膜炎、白内障）、心脏内膜炎、心肌梗死（特效）、心脏血管硬化（有卓效）、心两侧痛、心脏停搏、急性胃肠炎（立即见效）、肺癌、肺气肿、肺炎（奇效）。

【指法】指按、指压或用硬物点按刺激，7～15分钟。

【经验】①四花下穴之位置在胃经上，所治之病多系胃肠病；腑肠穴亦在胃经上，主治亦同，但两针通常配合应用。②两针并用，亦称削骨针（紧贴胫骨进针），能治骨骼胀大（骨刺），尤以膝盖及足跟刺痛更效，盖"以骨治骨"也。

腑肠

【位置】在四花下穴直上1.5寸处（图7-3）。

【主治】肠炎、腹胀、胃痛、下肢水肿、睡中咬牙。

【针法】直刺0.5～1.0寸或用三棱针点刺出血。本穴通常为四花下穴之配穴，效力迅速，但不单独用针。

【指法】指按、指压或用硬物点按刺激，7～15分钟。

【歌诀】膝眼下三寸，四花上穴寻。贴骨行针刺，牙痛头晕稀。心跳口内瘤，霍乱心脏奇。若是医哮喘，特效金针里。上穴下四五，即为中穴主。再下二寸半，副穴有分楚。副穴二寸半，四花下穴主。下穴上寸半，皆为腑肠属。肠炎腹胀肿，睡中咬牙主。中穴肩胛痛，肘弯食指殊。治则取患侧，皆与金针图。两穴近血管，棱针有分端。心脏管硬化，眼球病哮喘。急性胃痛症，胸闷卧不安。骨头如肿胀，皆向二穴添。中穴外一五，外穴有奇功。中穴内一五，里穴见清楚。肋膜偏头痛，急性肠炎松。牙痛面麻痹，肩臂耳痛充。胸闷哮坐骨，血针效更雄。足跗高血压，青筋血出彤。尤宜侧身病，始信回春功。

上唇

【位置】在膝盖下缘，髌骨韧带上（图7-3）。

【主治】唇痛、白口症。治口腔和唇部病有效。

【针法】以三棱针点刺出黑血。

【指法】指按、指压或用硬物点按刺激，7~15分钟。

下唇

【位置】在膝盖下缘1寸处，髌骨韧带上（图7-3）。

【主治】唇痛、白口症。治口腔和唇部病有效。

【针法】以三棱针点刺出黑血。

【指法】指按、指压或用硬物点按刺激，7~15分钟。

天皇

【位置】弯曲膝盖，胫骨内侧髁下缘凹陷处直下1寸，即阴陵泉穴直下1寸处。距膝关节3.5寸（图7-4）。

【主治】胃酸过多、反胃（倒食症）、糖尿病、蛋白尿、肾炎、泌尿系统诸症等。

【针法】针刺0.5~2.5寸（沿骨缘下针）。

【指法】指按、指压或用硬物点按刺激，7~15分钟。

【注意与禁忌】孕妇禁针。不宜用灸。天皇穴的正确位置是位于阴陵泉穴下1寸，并非阴陵泉穴，切勿混淆，以免影响效果。

【运用】本穴接近脾经之阴陵泉。董氏常用此穴治疗心脏病，对于高血压引起的头晕、头痛亦常用之。对臂痛、失眠、颈项胸膂强紧亦有疗效。此外，因该穴功能化湿滞、利下焦，

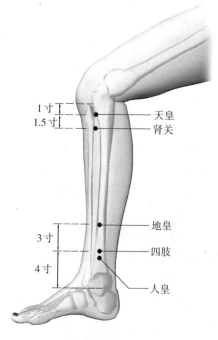

图7-4

故阳痿、早泄、痛经、腹水等均宜用之。而对于急性腹泻小腹绞痛极其特效。该穴点刺出血，治疗膏淋（乳糜尿）极验。

【经验】天皇穴配天皇副穴治倒食症、胃酸过多。天皇、人皇、地皇三穴合称下三皇，有时将肾关穴、地皇、人皇亦称下三皇。天皇配通肾、通背治疗肾亏、肾炎、糖尿病有特效。

肾关（天皇副）

【位置】在天皇穴直下1.5寸处（图7-4）。

【主治】胃酸过多、倒食症、眼球歪斜、散光、贫血、癫痫、精神病、眉棱骨痛、鼻骨痛、头晕、肾亏、坐骨神经痛、腰痛。

【针法】直刺0.5～1.0寸。当补肾用时针深2寸。

【指法】指按、指压或用硬物点按刺激，7～15分钟。

【运用】本穴为补肾要穴，凡肾虚诸症皆有显效，对于两手麻木疼痛、肩痹尤具特效。此外，该穴用于多尿、夜尿极效，透过肝开窍于目，肾水以滋木理论，治疗眼球歪斜、飞蚊症极其特效。

【经验】治胃酸过多、倒食症为天皇穴之配穴。下针2寸为补肾，有补肾治疗阳痿、早泄之功效，对于手脚麻木、肩背痛、肾亏腰痛有特殊之功效。有时将肾关穴、地皇、人皇亦称下三皇，配通肾、通背为治疗肾亏、肾炎、糖尿病的特效穴。

【歌诀】天皇膝关节，三寸五分处。倒食并胃酸，糖尿与肾炎。天皇下一五，其穴是肾关。二穴倒马用，癫痫与眼歪。鼻骨眉棱骨，疼痛亦不难。头晕曾有名，贫血此针灵。

地皇

【位置】胫骨内侧，距内踝骨7寸处（图7-4）。

【主治】泌尿系统诸症。

【针法】针深1～2寸，以与脚成45°刺入。

【指法】指按、指压或用硬物点按刺激，7～15分钟。

【运用】本穴治疗诸如肾炎、糖尿病、淋病、阳痿、早泄、遗精、滑精、梦遗、蛋白尿、血尿、子宫肌瘤、月经不调、肾虚、腰痛等均有显效，唯孕妇禁针。

【经验】有时将天皇副穴、地皇、人皇亦称下三皇，配通肾、通背为治疗肾亏、肾炎、糖尿病之特效穴。

【歌诀】内踝上七寸，地皇淋肾病。与脚四十五，阳痿及水肿。宫瘤蛋白尿，早泄遗滑精。尿血经不调，肾亏腰痛症。

四肢

【位置】胫骨内侧，内踝上4寸处（图7-4）。

【主治】四肢痛、颈痛、糖尿病。

【针法】针深0.5～1.5寸（孕妇禁针）。

【指法】指按、指压或用硬物点按刺激，7～15分钟。

【运用】该穴常伍肾关治疗肘痛、肩痛极效。

【歌诀】内踝四寸中，四肢颈项痛。常伍肾关穴，针到疗效宏。

人皇

【位置】在胫骨之内侧前缘，即内踝尖直上3寸，当胫骨后缘处（图7-4）。

【主治】淋病、阳痿、早泄、遗精、滑精、脊椎疼痛、脖颈疼痛、头晕、手麻、糖尿病、血尿、眼痛、腹泻、神经性皮炎等。

【针法】针刺1.0～2.5寸（孕妇禁针）。

【指法】指按、指压或用硬物点按刺激，7～15分钟。

【运用】该穴即脾经之三阴交，由于其健脾化湿、疏肝益肾功效较强，故治疗上述生殖、泌尿系统疾病颇效。当其他穴位配该穴时，需注意针刺方向，如治疗足部疾病，应略向后直刺；治躯干部疾病时，针尖应略向上斜刺。该穴治疗带下颇佳。配灵骨用以治疗寒凝型痛经特效；配灵骨治疗滞产（子宫收缩无力）屡试皆验。伍天皇治疗产后尿潴留亦特效。此外，曾用该穴治疗眼睑下垂，交替施以烧山火手法后加艾灸3～10分钟（隔日1次），疗效亦著。穴位埋针，揉点会阴治疗阳痿亦佳。配气海，司白浊、治遗精而极妙。配血海，治疗女性结扎后遗症奇佳。配阳陵泉治疗肾绞痛亦妙。该穴与地皇、肾关合用为下三皇穴，凡肾亏引起诸病均有疗效，治神经衰弱极有效。

【歌诀】三阴交人皇，疗症同地皇。脖项痛手麻，椎痛晕何妨。

侧三里

【位置】四花穴上外开1.5寸处（图7-5）。

【主治】牙痛、面神经麻痹、肋间神经痛、三叉神经痛、偏头痛、阑尾炎疼痛。

【针法】针刺0.5～1.5寸。

【指法】指按、指压或用硬物点按刺激，7～15分钟。

【经验】侧三里与侧下三里两穴临床上同时取用。

侧下三里

【位置】侧三里直下2寸处（图7-5）。

【主治】牙痛、面神经麻痹、肋间神经痛、三叉神经痛、偏头痛、阑尾炎疼痛。

【针法】针刺0.5～1.5寸。

【指法】指按、指压或用硬物点按刺激，7～15分钟。

【运用】侧三里与侧下三里两穴临床上同时取用，均取健侧穴位，不宜左右同取。该组穴治疗偏头痛、手腕扭伤、脚跟疼痛不能着地等均极有效。用于治三叉神经痛，若配伍听宫穴，有殊效。

【歌诀】侧三侧下三，膝下三寸间。外开一寸五，此穴名侧三。该穴下二寸，穴名侧下三。侧三侧下三，面痹牙痛痊。善治三叉疼，手腕痛与酸。对侧取单足，足跟痛针玄。

足千金

【位置】侧下三里外开5分，再直下2寸处（图7-5）。

【主治】急性肠炎、鱼骨鲠在喉管、肩及背痛（特效）、喉咙生疮、喉炎（火蛾病，特效）、扁桃体炎、甲状腺肿。

【针法】直刺0.5～1.0寸，或以三棱针点刺出黑血。

【指法】指按、指压或用硬物点按刺激，7～15分钟。

【经验】足千金穴与足五金穴通常同时取穴，除治甲状腺炎可双足取穴下针外，其他各症均单侧取穴。

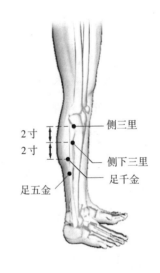

图7-5

足五金

【位置】足千金直下2寸是穴（图7-5）。

【主治】急性肠炎、鱼骨鲠在喉管、肩及背痛（特效）、喉咙生疮、喉炎（火蛾病，特效）、扁桃体炎、甲状腺肿。

【针法】直刺0.5～1.0寸，或以三棱针点刺出黑血。

【指法】指按、指压或用硬物点按刺激，7～15分钟。

【运用】两穴同用，喉部疾病需双足同时用针，余症均单足取穴。

【歌诀】侧下三里边，五分向后开。直下有两寸，千金此中来。千金下二寸，五金有风采。喉痛急肠炎，刺喉亦无碍。甲肿扁桃腺，肩背疼痛裁。

七虎一、七虎二、七虎三

【位置】七虎一在外踝骨后1.5寸之直线上2寸处，七虎一上2寸为七虎二，七虎二上2寸为七虎三（图7-6）。

【主治】肩骨痛、锁骨炎、胸骨痛及肿胀、肋膜炎、颈项筋扭痛（特效）。

【针法】直刺0.5～1.0寸。

【指法】指按、指压或用硬物点按刺激，7～15分钟。

【歌诀】七虎外踝骨，骨后一寸五。直上二寸一，再上二寸二。又上二寸三，专治锁骨炎。

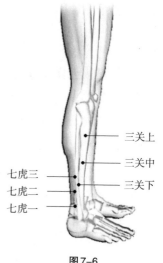

三关上
三关中
七虎三　　三关下
七虎二
七虎一

图7-6

外三关（三关上、三关中、三关下，皆为董氏七十二绝针之一）

【位置】外踝尖与膝盖外侧高骨直线上，中点处为三关中穴。三关中穴与外踝尖中点处为三关下穴。三关中穴与膝盖高骨中点处为三关上穴（图7-6）。

【主治】扁桃体炎、扁桃体瘤、扁桃体癌、喉炎、喉癌（特效）、肺癌（有奇效）、腮腺炎、肩臂痛、红鼻子（特效）、粉刺（效佳）、瘰疬（特效）、甲状腺肿。

【针法】针刺1.0～1.5寸，或以三棱针点刺出血效果卓著。

【指法】指按、指压或用硬物点按刺激，7～15分钟。

【运用】该穴用于治外科诸病颇佳，亦常用于手臂肿胀热痛、网球肘、肩痹等症。

【经验】治疗子宫颈癌，外三关穴配妇科穴（任取2穴）特效。治疗瘰疬、恶性肿瘤，外三关穴配三重穴、九里穴、灵骨穴神效（有90%以上治愈率）。治疗子宫肌瘤43例，用外三关穴配妇科穴全部治愈。在治疗瘰疬、恶性肿瘤233例中，有209例治愈，另24例死亡。

【歌诀】外踝尖膝盖，高骨直线上。取穴外三关，发炎扁桃腺。诸瘤肩臂痛，腮腺并喉炎。

光明

【位置】内踝尖直后1寸再直上2寸处（图7-7）。

【主治】散光、弱视、白内障、中风、半身不遂。

【针法】针深3~5分。

【指法】指按、指压或用硬物点按刺激，7~15分钟。

【注意与禁忌】光明穴在内踝骨后上缘，与复溜穴相距1寸，切勿混淆。

【运用】该穴接近肾经之复溜穴，治疗各种眼病宜伍肾关、人皇穴，即现特效。

【歌诀】光明内踝尖，后一再上二。滋肾祛湿优，膝痛足萎痹。中风眼疾病，光明取穴灵。

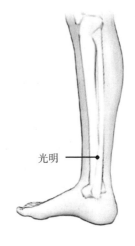

光明

图7-7

双龙一（董氏七十二绝针之一）

【定位】在外膝眼下1.5寸，胫骨外侧骨陷中(图7-8)。

【解剖位置】外侧腓腹皮神经、肺分支神经。

【主治】乳癌、乳瘤、乳腺炎、乳头炎。

【针法】针深3~5分。

【指法】指按、指压或用硬物点按刺激，7~15分钟。

双龙二（董氏七十二绝针之一）

【定位】为双龙一穴下6分（图7-8）。

【主治】乳癌、乳瘤、乳腺炎、乳头炎。

【针法】针深3~5分。

【指法】指按、指压或用硬物点按刺激，7~15分钟。

【经验】双龙穴组笔者配伍外三关、三重穴在临床中治疗上述主治均有不同的疗效，对乳腺增生疗效极佳。

小结：本章系本书精华所在，其中穴位的全息对应关系，表现得淋漓尽致。该章所述炎症占有一定比例。凡此类疾患，均可合并传统医学中的消炎大穴如灵台、身柱考虑。读者不仅可从中学习治疗方法，更应当进一步挖掘董氏的设穴思想，方能师古而不泥，青出于蓝而胜于蓝。例如治神经性耳聋，予补肾关而泻驷马，取穴准确，针法娴熟，则患者多可立感凉气自耳窍涌出，病患顿减。取效之捷要，唯熟能生巧。故，该章务必熟读于胸，种种杂症当可病愈于霍然。

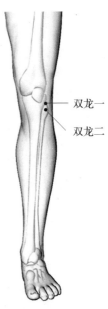

双龙一

双龙二

图7-8

第八章　八八部位（大腿部位）

通关

【位置】当大腿正中线之股骨上，距膝盖横纹上5寸处（图8-1）。

【主治】心脏病、心口痛、心两侧痛、心脏性之风湿病、头晕、眼花、心悸、胃病、四肢痛、脑出血、膝盖痛。

【针法】针深0.5～2.5寸。

【指法】指按、指压或用硬物点按刺激，7～15分钟。

【经验】通关、通山、通天、通心、通灵五穴为治疗心脏疾病之最重要穴，对全身血液循环有立即见效之功，临床上可任取二穴使用。通关、通山、通天、通心、通灵五穴配心灵一、心灵二穴治心脏疾病有特效。通关、通山、通天、通心、通灵五穴配地宗穴治心律不齐神效。通关、通山、通天、通心、通灵五穴配通肾、通胃治十二指肠溃疡，久年胃病有奇效。

通山

【位置】通关穴上2寸处（图8-1）。

【主治】心脏病、心口痛、心两侧痛、风湿性心脏病、头晕、眼花、心悸、胃病、四肢痛、脑出血、膝盖痛。

【针法】针深0.5～2.5寸。

【指法】指按、指压或用硬物点按刺激，7～15分钟。

通天

【位置】通山穴上2寸处（图8-1）。

【主治】心脏病、心口痛、心两侧痛、风湿性心脏病、头晕、眼花、心悸、胃病、四肢痛、脑出血、膝盖痛。

【针法】针深0.5～2.5寸。

【指法】指按、指压或用硬物点按刺激，7～15分钟。

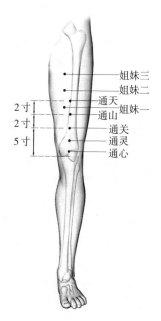

图8-1

【运用】通天穴治疗膝盖疼痛、手指痛、腿无力效佳。当针刺超过1.2寸时，主治下肢痿痹瘫痪、腰胯痛、脚气、荨麻疹等疾病。

通灵

【位置】在通关穴直下2寸处（在大腿正中线之大腿骨上，距膝盖横纹上3寸，图8-1）。

【主治】前额头痛、头晕、心神不安、心脏积水、手脚发抖、胸痛、血管硬化、半身不遂。

【针法】直刺0.5~0.8寸或斜刺0.5~1.0寸，由下往上刺。

【指法】指按、指压或用硬物点按刺激，7~15分钟。

通心

【位置】在大腿正中线之大腿骨上，膝盖横纹上1寸（图8-1）。

【主治】前额头痛、头晕、心神不安、心脏积水、手脚发抖、胸痛、血管硬化、半身不遂。

【针法】直刺0.5~1.5寸。

【指法】指按、指压或用硬物点按刺激，7~15分钟。

【歌诀】大腿正中线，膝盖五七九。通关山天扎，头晕并眼花。通关下二四，通灵并通心。惊悸四肢痛，心脏疗效佳。堪治脑贫血，胃病医者夸。

姐妹一、姐妹二、姐妹三

【位置】姐妹一穴位于通山穴向内横开1寸，再上1寸处。姐妹二穴位于姐妹一穴直上2.5寸处。姐妹三穴位于姐妹二穴直上2.5寸处（图8-1）。

【主治】子宫肌瘤、子宫炎、月经不调、经期不定、子宫痒、肠痛、胃出血。

【针法】针刺1.5~2.5寸。

【指法】指按、指压或用硬物点按刺激，7~15分钟。

【经验】姐妹一、二、三穴两腿同时下针，3穴同取治疗妇科病有效验，但目前以手穴之妇科穴或还巢穴替代。

【歌诀】通山内一寸，姐妹一穴见。一穴二寸半，二穴来跟前。二穴二寸半，三穴现眼前。肠痛胃出血，妇科症状痊。

感冒一、感冒二

【位置】感冒一穴位于姐妹二穴向内横开1寸处。感冒二穴位于姐妹三穴向内横开1寸处（图8-2）。

【主治】重感冒、高热、发冷、感冒头痛。

【针法】针刺0.5～1.5寸。

【指法】指按、指压或用硬物点按刺激，7～15分钟。

【经验】这两个穴确能对感冒收到减轻症状功效。由于取穴不便，现多以三叉一穴配灵骨、大白，重症可加少商、商阳点刺，配曲池，疗效更佳。

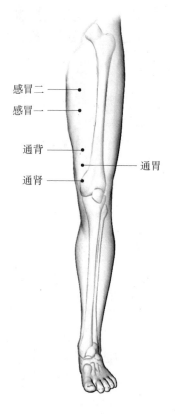

图8-2

通肾

【位置】膝盖内侧上缘凹陷处，赤白肉际上是穴（图8-2）。

【主治】阳痿、早泄、淋病、肾炎、头晕、腰痛、风湿病、子宫痛、赤白带下。

【针法】针深0.5～1.5寸。

【指法】指按、指压或用硬物点按刺激，7～15分钟。

通胃

【位置】通肾上2寸处（图8-2）。

【主治】阳痿、早泄、淋病、肾炎、头晕、腰痛、风湿病、子宫痛、赤白带下。

【针法】针深0.5～1.5寸。

【指法】指按、指压或用硬物点按刺激，7～15分钟。

通背

【位置】通胃上2寸是穴（图8-2）。

【主治】阳痿、早泄、淋病、肾炎、头晕、腰痛、风湿病、子宫痛、赤白带下。

【针法】针深0.5～1.5寸。

【指法】指按、指压或用硬物点按刺激，7～15分钟。

【注意】通肾、通胃、通背可任取2穴，禁忌三穴同时下针（有待于验证，但有人认为没有影响）。

【运用】通肾、通胃、通背穴利水补肾之效极佳，故治疗肾炎大妙。上述三穴任取1穴，连针半个月防治流产。治疗肩头痛亦颇极效。通背治背痛，通胃疗胃疾，顾名思义，单用取之亦极特效。在肾炎的治疗上，可酌情配伍中极、肾俞、关元诸穴，针灸并用，疗效亦佳。通肾、通胃、通背配合主治肾炎、面部水肿、全身水肿、四肢水肿、脚背红肿极为有效，两侧6穴齐用，并无大碍。

【歌诀】膝盖内上缘，通肾胃背连。早泄淋阳痿，糖尿病肾炎。风湿与头晕，宫痛妇科痊。肩痛及水肿，亦能疗流产。

明黄

【位置】大腿内侧正中央是穴（图8-3）。

【主治】肝脾硬化、肝炎、骨骼膨大、脊椎骨膜炎、疲劳、腰酸、眼昏、眼痛、消化不良、肝痛、白细胞过多症（特效）。

【针法】针刺1.5~2.5寸。

【指法】指按、指压或用硬物点按刺激，7~15分钟。

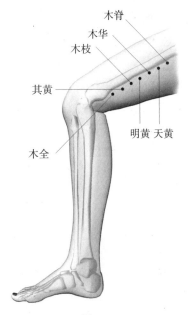

图8-3

天黄

【位置】明黄上3寸是穴（图8-3）。

【主治】肝脾硬化、肝炎、骨骼膨大、脊椎骨膜炎、疲劳、腰酸、眼昏、眼痛、消化不良、肝痛、白细胞过多症（特效）。

【针法】针刺1.5~2.5寸。

【指法】指按、指压或用硬物点按刺激，7~15分钟。

其黄

【位置】明黄下3寸是穴（图8-3）。

【主治】肝脾硬化、肝炎、骨骼膨大、脊椎骨膜炎、疲劳、腰酸、眼昏、眼痛、消化不良、肝痛、白细胞过多症（特效）。

【针法】针刺1.5~2.5寸。

【指法】指按、指压或用硬物点按刺激，7~15分钟。

【运用】上述三穴六针齐下治疗上述疾病极佳。因该组穴居于肝经上，为治疗肝家诸病主要穴位。急性肝炎则以先针肝门、肠门为要。对于血液疾病（如再生障碍性贫血、白细胞过多）特效。此外，尚以此组穴位为主治疗尿潴留、尿失禁等均获显效。

【歌诀】大腿内中央，取穴为明黄。明黄上下三，天黄与其黄。三黄所主症，肝病骨骼胀。脊椎骨膜炎，眼昏痛专长。疲劳及腰酸，消化有不良。尤是白血病，三穴效最强。

木全（又称火全穴）

【位置】在其黄穴直下1.5寸处（图8-3）。

【主治】黄疸、头晕、眼花、急性胆囊炎、脊背痛、足跟痛。

【针法】直刺1.5~2.5寸。

【指法】指按、指压或用硬物点按刺激，7~15分钟。

木枝（又称火枝穴）

【位置】在其黄穴直上1.5寸处（图8-3）。

【主治】黄疸、头晕、眼花、背痛、急性胆囊炎。

【针法】直刺1.5~2.0寸。

【指法】指按、指压或用硬物点按刺激，7~15分钟。

【经验】明黄、木枝、其黄、木黄四穴为治疗急慢性胆囊炎的特效穴。

木华

【位置】在明黄穴直上1.5寸处（图8-3）。

【主治】黄疸、头晕、眼花、急性胆囊炎、脊背痛、足跟痛。

【针法】直刺1.5~2.5寸。

【指法】指按、指压或用硬物点按刺激，7~15分钟。

木脊

【位置】在天黄穴直上1.5寸处（图8-3）。

【主治】黄疸、头晕、眼花、急性胆囊炎、脊背痛、足跟痛。

【针法】直刺1.5~2.5寸。

【指法】指按、指压或用硬物点按刺激，7~15分钟。

【经验】木全、木华、木脊三穴为治疗脊椎骨痛（骨刺）、颈椎骨痛、足跟痛、手麻痹、五指伸屈不灵、舌强之特效穴。

驷马一、驷马二、驷马三

【位置】驷马一穴位于大腿外侧正中线，髌骨上缘7寸内开3.5寸处（即胆经风市穴），或直立时手臂下垂，中指尖前开3.5寸处。驷马二穴位于驷马一穴上2寸处。驷马三穴位于驷马二穴上2寸处（图8-4）。

【主治】背痛、腰痛、肺病、鼻炎、耳聋、耳鸣、面神经麻痹、结膜炎、哮喘、半身不遂、牛皮癣、下肢扭伤等。

【针法】针深1.0～2.5寸。

【指法】指按、指压或用硬物点按刺激，7～15分钟。

【运用】该组穴治疗背痛、坐骨神经痛宜单足取穴，其余各症均六针齐下。该组穴为中医治疗肺脏综合征之特效穴。唯治疗吸气不利时，基于取穴方便，素喜取穴列缺，疗效迅速而佳。治疗甲状腺肿亦效，透过金可生水之理论，故疗耳疾亦极效。

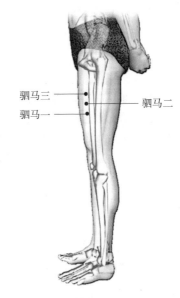

图8-4

驷马三穴为治疗肺脏综合征之特效要穴，治疗鼻炎、牛皮癣、青春痘均有特效。治疗皮肤病、结膜炎、甲状腺肿、耳鸣、耳聋亦有卓效。本穴治疗胸痛、胸胁痛、胸连背痛均有效。

【歌诀】风市横三五，上二下二佳。称名为驷马，肺群必不差。肋背坐骨痛，肋膜鼻炎夸。耳聋鸣鼻炎，哮喘痹面颊。特效乳房痛，皮肤诸症佳。扭伤甲腺肿，不遂写风华。

下泉、中泉、上泉

【位置】下泉穴位于膝关节外侧正中央直上2.5寸处。中泉穴位于下泉穴直上2寸处。上泉穴位于中泉穴直上2寸处（图8-5）。

【主治】颜面神经瘫痪（特效）、面神经痉挛、口眼㖞斜（特效）、半身瘫痪、脑血栓、中风后遗症、皮肤过敏。

【针法】针刺0.3～1.0寸。

【指法】指按、指压或用硬物点按刺激，7～15分钟。

【运用】该组穴位治上述病症确有卓效。与灵骨合用更佳，唯此穴需单足（健侧）取穴为宜。若配地仓、颊车（方向对刺）益佳，尚可治疗耳鸣、耳聋。

治疗面神经瘫痪有卓效。

【经验】上泉穴、中泉穴、下泉穴配三重穴为治疗颜面神经麻痹、口眼㖞斜、脑血栓之特效穴。在临床211例中，有72例第三次治愈，其余平均7次治愈。患病数年或数十年的患者也有2～3个月始能治愈。顽固的颜面神经瘫痪，最好先在患侧小腿三重穴附近以三棱针在青筋上点刺出血后再进针，见效较快。

【歌诀】下中上三泉，关节外二半。再上二四寸，中泉和上泉。血栓面麻痹，口眼㖞斜奇。面部神经跳，皆在三泉里。

金前下

【位置】在膝盖骨外侧上角之直上1寸处（图8-5）。

【主治】胸骨外鼓、肺弱、癫痫、头痛、肝弱、皮肤敏感。

【针法】针刺0.3～1.0寸。

【指法】指按、指压或用硬物点按刺激，7～15分钟。

金前上

【位置】在膝盖骨外侧上角上2.5寸处（图8-5）。

【主治】胸骨外鼓、肺弱、癫痫、头痛、肝弱、皮肤敏感。

【针法】针刺0.3～1.0寸。

【指法】指按、指压或用硬物点按刺激，7～15分钟。

【经验】作用于肝肺，故治疗与肺有关之

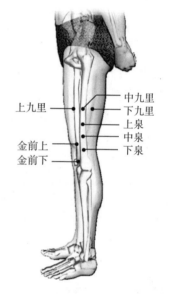

图8-5

病及与肝风有关之病。本穴能治肝弱肺弱，肺主气，肝主血，本穴亦能调气血。穴名金，肺属金，故能治肺病。穴在膝上1寸之筋旁，故治肝风之病。

【歌诀】膝外上一寸，金前下穴取。若再上寸五，此为金前上。肝弱羊狗疯，皮肤敏感灵。

中九里、上九里、下九里

【位置】中九里穴位于直立时手臂下垂，中指尖所触之处。上九里穴位于中九里向内1.5寸处。下九里穴位于中九里向外1.5寸处（图8-5）。

【主治】腰背痛、颈项痛、脊椎骨痛、头晕眼胀、手臂麻木、下肢无力。

【针法】针刺1.0～2.5寸。

【指法】指按、指压或用硬物点按刺激，7～15分钟。

【运用】该穴即胆经风市穴。治疗时可参阅风市之主症，本穴对于侧身病变极佳。基于其祛风舒络作用，亦可用于头痛、神经痛、遍身瘙痒等疾患。

【经验】上九里穴与中九里穴同为止痛要穴。中九里穴为董师治疗前高棉总统龙诺之主穴。中九里穴配三叉穴为治疗中风后遗症之特效穴。中九里穴配八关穴为治疗半身不遂之特效穴。

【歌诀】直立手臂垂，指尖中九里。内外寸半处，上九下九里。背痛肢颈痛，半身经无力。头晕与眼胀，麻木在手臂。腰椎骨刺痛，神经有麻痹。风疹或瘙痒，直向此中觅。

七里

【位置】大腿外侧，在中九里穴下2寸处（图8-6）。

【主治】皮肤病、半身麻痹、腿痛、胸痛、背痛、神经痛、肺病、腹胀痛。

【针法】直刺2～3寸。

【指法】指按、指压或用硬物点按刺激，7～15分钟。

【经验】七里穴配中九里穴治疗各种神经痛。

金营上、金营下（均为董氏七十二绝针之一）

【位置】金营上穴位于中九里穴上2寸，向外横开5分处。金营下穴位于金营上穴直上2寸处（图8-6）。

【主治】药物中毒、食物中毒、急性胃肠炎、全身痛、各种急症。

【针法】直刺1.5～3.0寸。

【指法】指按、指压或用硬物点按刺激，7～15分钟。

【经验】金营上、下穴临床任取一穴即可。金营上、下穴都是董氏三十二解穴之一。

解穴

【位置】膝盖骨外侧上角直上1寸，向前横开3分（图8-6）。

【主治】晕针、跌打损伤、肝经逆乱及疲劳过度引

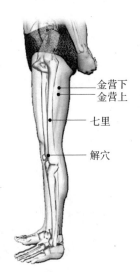

金营下
金营上

七里

解穴

图8-6

起之诸痛。

【针法】针刺3~5分。

【指法】指按、指压或用硬物点按刺激，7~15分钟。

【运用】针后缓慢行针，痛解取针。该穴治疗新患之各种疼痛极具疗效，尤其是新得扭伤。

【歌诀】膝盖外侧角，直上一寸找。向前开三分，解穴领风骚。其穴主诸痛，气血不归槽。情志与外伤，更有是疲劳。

失音二（2穴）

【位置】膝盖内侧之中点1穴，再向下2寸1穴，共2个穴点（图8-7）。

【主治】哑嗓、喉炎、失音。

【针法】针刺5~8分。

【指法】指按、指压或用硬物点按刺激，7~15分钟。

【运用】该穴临床上有疗效，对于久病者配伍列缺、照海极效。而对于声带病变者，则效欠佳。无论治疗诸种哑嗓，均有特效。

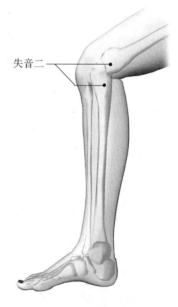

失音二

图8-7

火府（董氏七十二绝针之一）

【位置】俯卧取穴，臀下横纹正中央直下3寸处（图8-8）。

【主治】脊椎骨骨刺、坐骨神经痛（特效）、颈椎骨骨刺（奇效）、腰痛、背痛、后脑部挫伤、脑神经痛、项紧痛、偏头痛、胸闷、肾炎、痔疮（特效）、半身不遂、冠心病（特效）。

【针法】直刺1.0~2.5寸或用三棱针点刺出血立即见效。

【指法】指按、指压或用硬物点按刺激，7~15分钟。

火梁（董氏七十二绝针之一）

【位置】当臀下横纹正中央直下7寸处是穴，即火府穴下4寸处（图8-8）。

【主治】脊椎骨骨刺、坐骨神经痛（特效）、颈椎骨骨刺（奇效）、腰痛、背痛、后脑部挫伤、脑神经痛、项紧痛、偏头痛、胸闷、肾炎、痔疮（特效）、半身不遂、冠心病（特效）。

【针法】直刺1.0~2.5寸或用三棱针点刺出血立即见效。

【指法】指按、指压或用硬物点按刺激，7~15分钟。

火昌（董氏七十二绝针之一）

【位置】在火梁穴下3寸，即在后腿横纹正中央（委中穴）直上4寸处（图8-8）。

【主治】脊椎骨骨刺、坐骨神经痛（特效）、颈椎骨骨刺（奇效）、腰痛、背痛、后脑部挫伤、脑神经痛、项紧痛、偏头痛、胸闷、肾炎、痔疮（特效）、半身不遂、冠心病（特效）。

【针法】直刺1.0~2.5寸或用三棱针点刺出血立即见效。

【指法】指按、指压或用硬物点按刺激，7~15分钟。

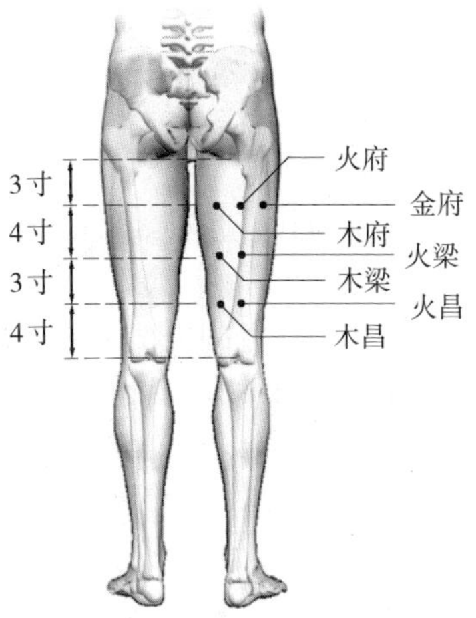

3寸
4寸
3寸
4寸

火府
金府
木府
火梁
木梁
火昌
木昌

图8-8

木府（董氏七十二绝针之一）

【位置】在火府穴向内横开2寸处（臀下横纹正中央直下3寸，图8-8）。

【主治】坐骨神经痛、下腰痛、背痛、头痛、肝炎、痔疮、痛经、前列腺肿大、骨刺、便秘、腹泻、膀胱炎、尿道炎、腿痛、风湿性关节炎、冠心病（特效）。

【针法】直刺1~3寸或三棱针点刺出血立即见效。

【指法】指按、指压或用硬物点按刺激，7~15分钟。

木梁（董氏七十二绝针之一）

【位置】在木府穴直下4寸，即火梁穴向内横开2寸处（臀下横纹正中央直下7寸向内横开2寸，图8-8）。

【主治】坐骨神经痛、下腰痛、背痛、头痛、肝炎、痔疮、痛经、前列腺肿大、骨刺、便秘、腹泻、膀胱炎、尿道炎、腿痛、风湿性关节炎、冠心病（特效）。

【针法】直刺1~3寸或三棱针点刺出血立即见效。

【指法】指按、指压或用硬物点按刺激，7~15分钟。

木昌（董氏七十二绝针之一）

【位置】在火昌穴向内横开2寸（后腿横纹正中央直上4寸），距膝横纹4寸处（图8-8）。

【主治】坐骨神经痛、下腰痛、背痛、头痛、肝炎、痔疮、痛经、前列腺肿大、骨刺、便秘、腹泻、膀胱炎、尿道炎、腿痛、风湿性关节炎、冠心病（特效）。三棱针点刺出黑血立即见效。

【针法】直刺1～3寸或三棱针点刺出血立即见效。

【指法】指按、指压或用硬物点按刺激，7～15分钟。

金府

【位置】在臀下横纹正中央直下3寸，向外横开2寸处（图8-8）。

【主治】肩臂痛、腰痛、坐骨神经痛（特效）、两胁痛、偏头痛、半身不遂、痿证、背痛、痔疮、急慢性肺炎、胸痛、冠心病。

【针法】直刺1～3寸或三棱针点刺出血立即见效。

【指法】指按、指压或用硬物点按刺激，7～15分钟。

金梁

【位置】在金府穴（臀下横纹3.5寸）直下4寸，即火梁穴向外旁开2寸处（图8-9）。

【主治】肩臂痛、腰痛、坐骨神经痛（特效）、两胁痛、偏头痛、半身不遂、痿证、背痛、痔疮、急慢性肺炎、胸痛、冠心病。

【针法】直刺1～3寸或三棱针点刺出血立即见效。

【指法】指按、指压或用硬物点按刺激，7～15分钟。

金昌

【位置】在金梁穴直下3寸，距膝横纹4寸处（图8-9）。

【主治】肩臂痛、腰痛、坐骨神经痛（特效）、两胁痛、偏头痛、半身不遂、痿证、背痛、痔疮、急慢性肺炎、胸痛、冠心病。

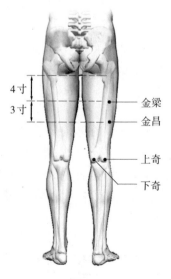

图8-9

【针法】直刺1~3寸或三棱针点刺出血立即见效。

【指法】指按、指压或用硬物点按刺激，7~15分钟。

【经验】火府、火梁、火昌、木府、木梁、木昌、金府、金梁、金昌九穴为治疗坐骨神经痛、腰痛之特效穴。如配合局部刺络法，在治疗上可减少一半时间。火府、火梁、火昌三穴在临床上同时取穴，效果显著。

上奇（双奇之一）

【位置】在膝窝横纹正中央向外侧横开1.6寸处，委中穴之外侧（图8-9）。

【主治】心肌肥厚、心脏无力、心肌梗死（特效）、心绞痛（特效）、头痛、背痛、胸痛（特效）。

【针法】直刺0.5寸或以三棱针刺出血立即见效。

【指法】指按、指压或用硬物点按刺激，7~15分钟。

【经验】双奇穴为治疗心脏疾病之主要穴道之一，临床取用确具神效。

下奇（双奇之一）

【位置】在膝窝横纹正中央向内侧横开1.6寸，委中穴之内侧（图8-9）。

【主治】心肌肥厚、心脏无力、心肌梗死（特效）、心绞痛（特效）、头痛、背痛、胸痛（特效）。

【针法】直刺0.5寸或以三棱针刺出血立即见效。

【指法】指按、指压或用硬物点按刺激，7~15分钟。

【经验】双奇穴为治疗心脏疾病之主要穴道之一，临床取用确具神效。

土灵（董氏七十二绝针之一）

【位置】在通胃穴向内横开1寸处（图8-10）。

【主治】恶性贫血（再生不良性贫血症状）、血癌（白细胞过多或过少症）、急性病。

【针法】直刺1.0~1.5寸。

【指法】指按、指压或用硬物点按刺激，7~15分钟。

土昌（5穴）

【位置】在通肾穴向内横开2寸，通肾穴在膝髌骨内侧上缘凹陷处。每穴直上2寸增加1穴，共5个穴点（图8-10）。

【主治】脾腺炎、脾肿大、四肢痛、头昏、头晕、头

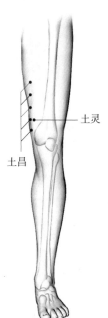

土灵

土昌

图8-10

痛、胃酸过多、肝炎、胆囊炎、肝硬化、白细胞过少症。

【针法】直刺1.5～2.0寸。

【指法】指按、指压或用硬物点按刺激，7～15分钟。

【经验】土昌穴为治疗脾脏疾病之特效穴。临床可任取1～3穴使用。土昌穴配三重穴治疗脾肿大效果更佳，临床治疗305例中有303例痊愈。

木黄（董氏七十二绝针之一）

【定位】在其黄穴直下3寸(图8–11)。

【解剖位置】大腿神经前皮支、胆总神经、脾之神经、肝神经。

【主治】黄疸病、胆囊炎、脾大、脾脏炎、白细胞减少症及明黄穴主治各症，又为骨刺特效穴。木黄、其黄、明黄、天黄四穴除木黄外又称为上三黄穴。

【针法】直刺1.5～2.0寸。

【指法】指按、指压或用硬物点按刺激，7～15分钟。

【经验】木黄穴笔者在临床中治疗黄疸、胆囊炎疗效很好，如配伍上三黄对上述主治疗效佳。

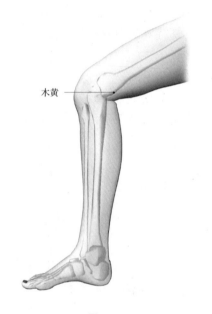

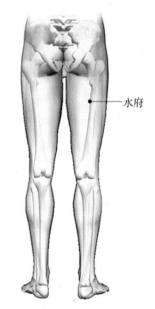

图8–11　　　　　　　　　　　　　图8–12

水府（董氏七十二绝针之一）

【定位】在火府穴向内横开2寸，距臀横纹3寸(图8–12)。

【解剖位置】后大腿神经、肝之副神经、脾之神经、闭锁神经。

【主治】坐骨神经痛、腰痛、背痛、头痛、肝炎、疝气、痔疮、经痛、骨刺、便秘、膀胱炎、尿道炎、腿痛、风湿性关节炎、冠心病。

【针法】直针1.5~3.0寸。

【指法】指按、指压或用硬物点按刺激，7~15分钟。

【经验】水府穴配伍火府、火梁、火昌、木府、木梁、木昌在临床中对上述主治均有不同的疗效，有待验证。

【注】此穴和木府穴取穴位置基本相同，董公又为何取名水府穴，让笔者百思不得其解，还望业内老师给予明示，谢谢。

足解（董氏七十二绝针之一）

【定位】在膝盖骨侧上角直上1寸之间向前横开3分(图8-13)。

【解剖位置】心脏敏感神经及血管。

【主治】扎针后气血错乱、血不归经，下针处起包、疼痛，或是西医注射后引起之疼痛，跌打损伤，脚扭伤、精神刺激而引起之疼痛，疲劳过度之疼痛，药物过敏、食物中毒。

【针法】直针1.5~3.0寸。

【指法】指按、指压或用硬物点按刺激，7~15分钟。

【运用】下针后将针缓缓转动，病痛解除即取针，留针时间以8分钟为限。如患者晕针不省人事，即将其口张开，以扁针、筷子、汤匙或手指按其舌根，稍用力重压三下，见其欲呕吐时，以凉水洗其头，并以湿毛巾覆盖其头部，令饮凉开水半杯即醒，受刑休克者也可以此法解之。如患霍乱引起休克，可用凉水洗头，使其恢复知觉，然后用药治之。

【指法】指按、指压或用硬物点按刺激，7~15分钟。

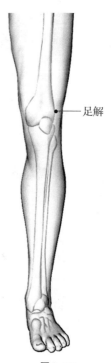

——足解

图8-13

小结：大腿部位亦为董氏穴位精要所在。笔者临床上逐步验证，始知其疗效确非虚言。尤以通肾、通胃、通背三穴，治疗胃炎，疗效之佳，不可思议。驷马、解穴，尤喜用之。若病症复杂，可酌情配伍十二正经之穴位，辨证施针，焉有不效者，如驷马一穴，据理论可以治疗皮肤麻木不仁。若径取该穴，而不变通，则难以达到预期疗效。若取其穴而不留针，并于阿是穴（皮肤麻木不仁处）多针浅刺，太渊轻刺，重取外关，则往往数年痼疾，愈于一时。可见学无止境，临床发挥尤为重要。

第九章　九九部位（耳朵部位）

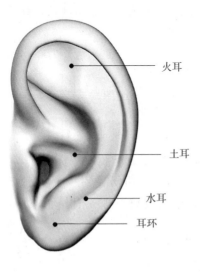

图9-1

耳环

【位置】位于耳垂正中央处（图9-1）。

【主治】用于醒酒。

【针法】由外向内（面部）斜刺1～2分。

【指法】指按、指压或用硬物点按刺激，7～15分钟。

【运用】该穴常用于各种眼科疾病，治疗酒精中毒者配正本穴，疗效极佳。

【歌诀】耳垂正中央，耳环眼疾良。若能伍正本，醒酒效最强。

水耳

【位置】位于对耳轮之外缘下端（图9-1）。

【主治】肺弱引起之坐骨神经痛、腰脊椎骨弯曲、过敏性感冒。

【针法】直刺1～2分。

【指法】指按、指压或用硬物点按刺激，7～15分钟。

火耳

【位置】位于对耳轮之外缘中部取之（图9-1）。

【主治】心脏衰弱及膝盖痛、四肢痛。

【针法】直刺1～2分。

【指法】指按、指压或用硬物点按刺激，7～15分钟。

【运用】①火耳穴相当于耳针之膝点，但治疗范围更为广泛。②董师注重膝与心之关系，故用于心脏病变亦有疗效。③能治心脏者皆能治膝，反之能治膝者亦能治心脏，治四肢痛亦同其理。

图中标注：火耳、土耳、水耳、耳环

土耳

【位置】位于耳甲腔之中取之（图9–1）。

【主治】神经衰弱、红细胞过多、高烧、糖尿病。

【针法】直刺1～2分。

【指法】指按、指压或用硬物点按刺激，7～15分钟。

【运用】此穴同耳穴之脾区，能治与脾相关之病。

金耳

【位置】位于耳壳背之外缘上端（图9–2）。

【主治】肺弱引起之坐骨神经痛、腰脊椎骨弯曲、过敏性感冒。

【针法】直刺1～2分。

【指法】指按、指压或用硬物点按刺激，7～15分钟。

木耳

【位置】位于耳后上半部横血管之下约3分处是穴（图9–2）。

【主治】肝硬化。三棱针点刺出血效佳。

【针法】直刺1～2分或用三棱针点刺出血。

【指法】指按、指压或用硬物点按刺激，7～15分钟。

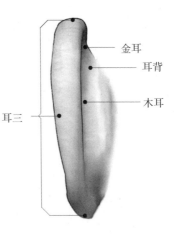

图9–2

耳背

【位置】位于耳背处上2/3，青筋显露处是穴（图9–2）。

【主治】喉炎、喉蛾。

【针法】三棱针出血。

【指法】指按、指压或用硬物点按刺激，7～15分钟。

【运用】本穴不拘泥于穴位，凡现青筋（或微小血管者）均宜刺之。该穴治疗皮肤病、头痛、咽痛、咀嚼障碍、发热等极有验效。治疗头部诸症（主要为火邪上扰等）尤喜取之。治疗高血压亦有良效。

【歌诀】耳背喉蛾炎，美容此穴兼。火邪冲头面，针到有如仙。

耳三（3穴）

【位置】位于耳轮外缘上端、中央、下端各1穴，计3个穴点（图9-2）。

【主治】霍乱、偏头痛、感冒、扁桃腺炎、顽固性面肌痉挛、麦粒肿。

【针法】三棱针出血，每次取2~3穴。

【指法】指按、指压或用硬物点按刺激，7~15分钟。

【运用】耳上穴治疗感冒发热具有卓效。从传统医学上来说，该组穴位具有清热解毒、明目利咽、开窍宁神的功效。

【歌诀】耳三疗感冒，卓效是高烧。霍乱偏头痛，咽痛此穴高。

小结：《黄帝内经》云："有诸内必形于诸外。""耳者，宗脉之所聚也。"然董氏之耳穴，无出祖国耳针之右者。今录其耳穴，非示之奇验，而旨在提示董氏设穴的思维方向。该章介绍了常用要穴，凡面部疾患（如麦粒肿、结膜炎、局限性痤疮、头面部无名肿毒等）皆宜耳背、耳三穴点刺出血。穴有常穴，法无定法，有心者不妨选读有关耳针的教材，当大有裨益。

第十章　十十部位（头面部位）

正会

【位置】头顶正中线与两耳尖连线的交点处（图10-1）。

【主治】高热、目赤、癫狂、中风后遗症、体弱、惊风。

【针法】横刺，可向前后或左右进针0.5～1.5寸，或三棱针点刺出血。

【指法】指按、指压或用硬物点按刺激，7～15分钟。

【运用】本穴即督脉百会穴，百会擅开窍宁神、平肝息风、升阳固脱，故疗上述疾患甚妙，临床上该穴常与前会（或后会）并用，以加强疗效。

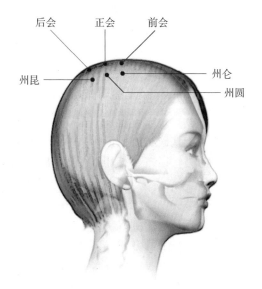

图10-1

前会

【位置】正会前1.5寸处（图10-1）。

【主治】高热、目赤、癫狂、中风后遗症、体弱、惊风。

【针法】横刺，可向前后或左右进针0.5～1.5寸，或三棱针点刺出血。

【指法】指按、指压或用硬物点按刺激，7～15分钟。

【运用】该穴即督脉之前顶穴，常为正会（后会）之配伍穴。

【歌诀】正会即百会，前顶亦前会。四肢有颤抖，体弱中风归。高热及目赤，降压显雄威。

后会

【位置】正会穴后1.5寸处（图10-1）。

【主治】头痛、眩晕、骨结核、脊椎骨疼痛、面神经瘫痪、精神障碍、中风后遗症等。

【针法】同正会穴，或直刺1~3分。

【指法】指按、指压或用硬物点按刺激，7~15分钟。

【运用】该穴即督脉之后顶穴。与神门、正会、镇静相伍治疗精神障碍颇佳，该穴亦常为正会之配伍穴。主治功能方面，三穴（正会、前会、后会）大致相同，而本穴单独应用，治疗尾椎痛极佳。

【歌诀】正会后一穴，后会骨结核。善治尾椎痛，头晕痛中风。

州 圆

【位置】当正会穴向右及左旁开1.3寸处（左右各1穴，图10-1）。

【主治】半身不遂、四肢无力、虚弱、气喘、坐骨神经痛、背痛、神经失灵。

【针法】横刺，可向前后或左右进针0.5~1.5寸，或三棱针点刺出血。

【指法】指按、指压或用硬物点按刺激，7~15分钟。

州 昆

【位置】当州圆穴直后1.5寸处（左右各1穴，图10-1）。

【主治】半身不遂、四肢无力、虚弱、气喘、坐骨神经痛、背痛、神经失灵。

【针法】横刺，可向前后或左右进针0.5~1.5寸，或三棱针点刺出血。

【指法】指按、指压或用硬物点按刺激，7~15分钟。

州 仑

【位置】当州圆穴直前1.5寸处（左右各1穴，图10-1）。

【主治】脑瘤及半身不遂、四肢无力、虚弱、气喘。

【针法】横刺，可向前后或左右进针0.5~1.5寸，或三棱针点刺出血。

【经验】常与州圆或州昆以倒马针并用，以加强疗效。州圆、州昆、州仑皆在膀胱经上，能治太阳经之坐骨神经痛。足太阳膀胱经与肺通，能治肺气不足之病及背痛。

总 枢

【位置】后发际正中直上8分处（图10-2）。

【主治】呕吐、霍乱、项痛、失音。

【针法】针刺3~5分，或三棱针点刺出血。

【指法】指按、指压或用硬物点按刺激，7~15分钟。

【运用】因该穴位居督脉风府略下 2 分，疗效亦颇相似。尤长于疏解脑府之风邪，系五官科及头面部病症常用要穴。取用该穴，多以三棱针点刺出血，疗效极为迅速确切。该穴不宜深刺，切记。对于诸种急性上吐下泻者，该穴点刺后另取承山、不容，必见卓效。

【歌诀】入发八分时，且由总枢担。呕吐及项痛，六腑不得安。心脏功能弱，音低及霍乱。最妙用三棱，针到美名传。

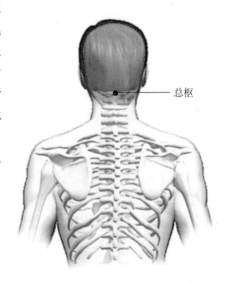

图 10-2

镇静

【位置】当两眉头之间正中之上 3 分处是穴（图 10-3）。

【主治】神经错乱、四肢发抖、两腿酸软、四肢神经瘫痪、鼻炎、小儿惊厥、产后血晕、高血压、失眠、眼球疼痛等。

【针法】针刺 3 ~ 5 分，由上至下，夹持刺入。

【指法】指按、指压或用硬物点按刺激，7 ~ 15 分钟。

【运用】该穴即奇穴之印堂穴，颇具祛风热、宁神志之效，此穴多与正会相配，疗效益彰。治疗失眠时，该穴可配人皇、神门极效。此外，治疗热性病、急性病时，点刺出血而大妙。强刺激并留针，对于急性腰扭伤极效。而长时间埋针则为治疗前额痛之特效针。该穴治疗鼻炎时宜与太阳穴同时点刺出血。但若鼻腔增生、肥大或息肉样变者，或额窦发育不良者，则疗效欠佳。

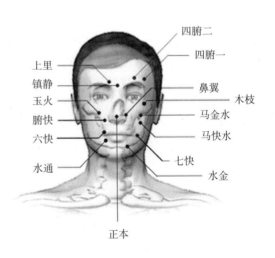

图 10-3

【歌诀】镇静两眉间，神经与错乱。产后血晕症，肢抖及腿酸。小儿惊睡梦，肢痹兼失眠。相与百会伍，疗效始安然。

上里

【位置】当眉头之上2分处（图10-3）。

【主治】头痛、一切目疾。

【针法】针深1～2分，或三棱针点刺出血。

【指法】指按、指压或用硬物点按刺激，7～15分钟。

四腑二

【位置】当眉中央之上2分处（图10-3）。

【主治】小腹胀、头痛、一切目疾。

【针法】针深1～2分，或三棱针点刺出血。

【指法】指按、指压或用硬物点按刺激，7～15分钟。

四腑一

【位置】当眉尖之上2分处（图10-3）。

【主治】头痛、一切目疾。

【针法】针深1～2分，或三棱针点刺出血。

【指法】指按、指压或用硬物点按刺激，7～15分钟。

【运用】上里穴即膀胱经之攒竹；四腑二穴即奇穴之鱼腰；四腑一穴即三焦经之丝竹空。上三穴点刺出血为前头痛之特效针，并治癫痫、发狂。

【歌诀】眉头上里尊，头痛及眼昏。鱼腰丝竹空，堪能定乾坤。三穴若出血，前头特效针。

正本

【位置】鼻尖端正中，凹陷处（图10-3）。

【主治】过敏性鼻炎、癔病。

【针法】针尖由鼻尖端斜上刺入，针深0.5～1.5寸。

【指法】指按、指压或用硬物点按刺激，7～15分钟。

【运用】本穴即督脉素髎穴。回阳救逆、开窍泄热、调理气血、提神醒脑颇佳。针灵骨、点刺正本，治疗酒渣鼻极具特效。并治鼻息肉、鼻黏膜肥大。若治疗酒后头痛、妄语，除点刺本穴外，常以风府、正会、太阳、耳背伍之，则立见疗效。

【歌诀】正本居鼻端，鼻炎癔病专。特效酒渣鼻，补脑治酒患。

马金水

【位置】外眼角直下方，颧骨下缘凹陷处（图10-3）。

【主治】肾结石、肾炎、闪腰、岔气、鼻炎、面部神经功能紊乱。

【针法】针深1~3分。

【指法】指按、指压或用硬物点按刺激，7~15分钟。

马快水

【位置】马金水直下4分，约与鼻下缘齐处（图10-3）。

【主治】膀胱结石、膀胱炎、小便频数、脊椎骨痛、鼻炎。

【针法】针深1~3分。

【指法】指按、指压或用硬物点按刺激，7~15分钟。

【运用】马金水者，即小肠经之颧髎穴。治疗上述诸症，疗效极佳。若取穴正确，则疗效立见。而与马快水相伍，并取中封、蠡沟等穴，治疗泌尿系统结石，远较常规取穴为佳。但所排结石者，应在1厘米以下，否则，应考虑其他疗法。

【歌诀】颧骨下金水，鼻肾炎症充。闪腰肾结石，皆在此针中。上穴下四分，马快水穴功。尿频膀胱连，鼻炎椎骨痛。两穴相互用，结石去无踪。

腑快

【位置】与鼻下缘齐平，从鼻角向外横开5分处（图10-3）。

【主治】腹胀、腹疼痛、疝气。

【针法】横刺，可向前后或左右进针0.5~1.5寸，或三棱针点刺出血。

【指法】指按、指压或用硬物点按刺激，7~15分钟。

【经验】本穴为胃、大肠经之交会点，能治腹胀、腹痛。又大肠与肺通，能理气而治疝气。

六快

【位置】从人中向外平开1.4寸处（图10-3）。

【主治】尿道结石、尿道炎。

【针法】横刺，可向前后或左右进针0.5~1.5寸，或三棱针点刺出血。

【指法】指按、指压或用硬物点按刺激，7~15分钟。

【经验】本穴全息对应于下焦，在马快水旁略下，治疗部位较腑快及马快水略下，治尿道病常用。

七快

【位置】当嘴角外开5分处（图10-3）。

【主治】面部麻痹、肺虚弱、尿道结石。

【针法】横刺，可向前后或左右进针0.5 ~ 1.5寸，或三棱针点刺出血。

【指法】指按、指压或用硬物点按刺激，7 ~ 15分钟。

【经验】本穴与地仓穴相符，自古即为治颜面神经瘫痪常用穴。但应用时左病治右，右病治左。本穴在六快之下，亦治尿道病。

木枝

【位置】马金水外上方斜开1寸处（图10-3）。

【主治】胆虚、胆结石、小儿夜啼。

【针法】针刺1 ~ 3分。

【指法】指按、指压或用硬物点按刺激，7 ~ 15分钟。

【运用】本穴即胃经之下关穴。治疗老人双脚无力亦效。治疗小儿夜啼时，伍以中冲放血极效。治疗胆结石亦有卓效，但由于丘墟透照海为治疗胆系疾患的重要腧穴，故并取之，疗效妙极。治疗牙痛（尤其是上牙痛）极佳，若能伍以灵骨，凡风火牙痛皆极特效（对于牙齿松动隐痛者疗效欠佳）。

【歌诀】木枝肝胆虚，胆炎胆结石。小儿夜啼哭，直向穴中取。

水通

【位置】嘴角下4分处（图10-3）。

【主治】风湿病、肾虚诸症、闪腰岔气。

【针法】针由内向外斜扎，针刺1 ~ 5分，若向颧骨方向皮下入针可至1.5寸。

【指法】指按、指压或用硬物点按刺激，7 ~ 15分钟。

水金

【位置】水通内开5分，与下唇平行处（图10-3）。

【主治】风湿病、肾虚诸症、闪腰岔气。

【针法】针由内向外斜扎，针刺1 ~ 5分，若向颧骨方向皮下入针可至1.5寸。

【指法】指按、指压或用硬物点按刺激，7 ~ 15分钟。

【运用】上两穴均主治肾病，下针时不必拘泥穴位，就发青处扎之即可（常规来说，凡出现该穴主症时，二穴附近则呈现乌青色）。该组穴理气作用极强，凡举咳嗽、气喘、打嗝、腹胀、呕吐等皆有特效，为临床常用要穴。

　　【歌诀】嘴角下四分，水通此为根。下唇平行处，内五是水金。二穴常青处，阿是可入针。针向颧骨方，堪与医者遵。水金与水通，风湿肾亏宏。闪腰与岔气，咳喘立时功。呃逆呕霍乱，腹胀俄顷空。

玉火

　　【位置】眼中央直下，颧骨直下凹陷处（图10–3）。

　　【主治】坐骨神经痛、肩臂痛、四肢痛、膝盖痛、颧骨痛、腮骨痛。

　　【针法】针刺1~3分。

　　【指法】指按、指压或用硬物点按刺激，7~15分钟。

　　【运用】该穴为镇痛要穴，尤善治血虚血瘀所致的各种疼痛。

　　【歌诀】玉火眼球下，颧骨直下中。主治是诸痛，坐骨肩臂中。四肢及颧腮，膝盖亦相同。血虚及血瘀，尽在不言中。

鼻翼

　　【位置】鼻翼上端，鼻翼沟陷中（图10–3）。

　　【主治】眉棱骨痛、头昏眼花、肾虚、四肢骨痛、面神经麻痹、舌紧舌硬、舌痛、偏头痛、喉痛。

　　【针法】针刺1~2分。

　　【指法】指按、指压或用硬物点按刺激，7~15分钟。

　　【运用】该穴为镇痛要穴，尤善治气虚、气郁所致各种疼痛。该穴尚能消除疲劳，提神醒脑极妙。董师亦常以此穴治疗坐骨神经痛，极妙。

　　【歌诀】鼻翼鼻陷中，气虚气瘀佳。眉棱骨不遂，四肢骨痛夸。面痹偏头痛，喉痛舌恚插。提神去疲劳，还治头昏花。全身酸痛症，针下坐骨松。

州火

　　【位置】用手压耳抵头，在耳尖上1.5寸处（图10–4）。

　　【主治】风湿性心脏病、四肢无力、腰痛。

　　【针法】横刺，可向前后或左右进针0.5~1.5寸，或三棱针点刺出血。

　　【指法】指按、指压或用硬物点按刺激，7~15分钟。

　　【经验】州火穴顾名思义作用于心，能治心血管病。

州金

　　【位置】从州火穴向后1寸处（图10–4）。

【主治】肺经之腰痛、坐骨神经痛及风湿痛。

【针法】横刺，可向前后或左右进针0.5~1.5寸，或三棱针点刺出血。

【指法】指按、指压或用硬物点按刺激，7~15分钟。

【经验】州金穴顾名思义能作用于肺，董师作用于肺之穴位多能治坐骨神经痛已如上述。又此穴在三焦胆及膀胱经交会处，治上述病当然有效。

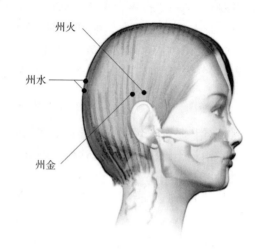

图10-4

州水（2穴）

【位置】在后脑高骨之尖端中央1穴，其上8分又1穴，共2个穴点（图10-4）。

【主治】腰部脊椎骨痛、下肢麻痹、神经无力。

【针法】横刺，或三棱针点刺出血。

【指法】指按、指压或用硬物点按刺激，7~15分钟。

【经验】本穴在督脉上，故治腰脊椎病。督脉穴有温阳作用，治下肢无力与风府穴穴理类近。

小结：概头面为诸阳之首，故该处穴位对于头面一切实证均可择穴而泻之，疗效确凿。对于某些穴位的具体应用如四腑二穴，取治癫痫，疗效稍显不足。故可并取肾关，酌情点刺太阳、百会，效甚捷。临症务必灵活使用，当可提高疗效，愈其病痛。

第十一章　背部部位

分枝上（董氏三十二解穴之一）

【位置】在肩胛骨与骨连接之叉口下1.5寸处（图11-1）。

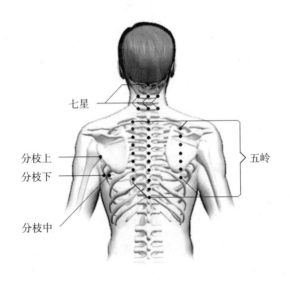

图11-1

【主治】药物中毒、各种虫毒（蛇、蝎、蜈蚣等）、狐臭、口臭、糖尿病、疯狗咬伤、小便痛、淋病、梅毒、食物中毒、服毒自杀（轻者可治，重者难医）、全身发痒、煤气中毒、原子尘中毒、胸痛。

【针法】直刺1.0～1.5寸。

分枝下（董氏三十二解穴之一）

【位置】在分枝上穴直下1.5寸处（图11-1）。

【主治】药物中毒、各种虫毒（蛇、蝎、蜈蚣等）、狐臭、口臭、糖尿病、疯狗咬伤、小便痛、血淋及性病之淋病、梅毒、食物中毒、服毒自杀（轻者可治，重者难医）、全身发痒、煤气中毒、原子尘中毒、胸痛，兼治乳腺炎。

【针法】直刺1.0~1.5寸。

分枝中（董氏三十二解穴之一）

【位置】在分枝下穴向内横开6分（图11-1）。

【主治】药物中毒、各种虫毒（蛇、蝎、蜈蚣等）、狐臭、口臭、糖尿病、疯狗咬伤、小便痛、淋病、梅毒、食物中毒、服毒自杀（轻者可治，重者难医）、全身发痒、煤气中毒、原子尘中毒、胸痛，兼治乳腺炎。

【针法】直刺1.0~1.5寸。

七星（7穴）

【位置】即总枢下1寸之分枢、下2寸之时枢，时枢、分枢向两侧各横开8分之支禹、士禹穴，共计7个穴点（图11-1）。

【主治】呕吐（五脏不安）、感冒头痛、小儿高烧、小儿急慢性惊风。

【针法】三棱针点刺出血。

【运用】本穴治疗上述疾病确有疗效。一般来说，只需扎总枢、分枢即能达到疗效，无须7针俱下。

【歌诀】总枢下一穴，分枢居宫阙。下二旁一寸，三穴下一跃。七星疗呕吐，感冒头痛图。小儿若发烧，风症此为枢。

五岭（40穴）

【位置】即大椎骨下第二节起，每下1节为1穴，至第十椎下止，计10穴；大椎骨下第二节旁开3寸，每下1寸为1穴，计有8穴；大椎骨下第二节旁开6寸，每下1寸为1穴，计有7穴。共计40个穴点（图11-1）。

【主治】高血压、重感冒、阵发性头晕头痛、中风后遗症、诸霍乱、诸痧证、呕吐。

【针法】三棱针点刺出血。

【运用】治疗时有选择地选取穴位，根据病情的原因及症状，择相宜穴位施针即效。

【歌诀】二椎下十穴，旁三连八招。旁六有七穴，五岭斯为妙。可治高血压，蓦然晕痛扰。手足有麻痹，不遂重感冒。阴阳两霍乱，呕吐发高烧。发冷诸痧证，疼痛胃与腰。

双凤

【位置】大椎骨下第二与第三脊椎间，左右各横开1.5寸起，每下1寸为1

穴。计有7个穴点（图11-2）。

【主治】手脚疼痛、麻木，手足血管硬化。

【针法】三棱针点刺出血。

【运用】该穴组点刺时应以患侧穴位为主，以加强通调气血之效。

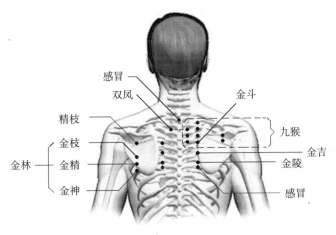

图11-2

【歌诀】二三椎之间，一寸五分点。左右各七处，均为双凤连。双凤攻手脚，麻痛堪称妙。血管倘硬化，血针有奇效。

三金（金斗、金吉、金陵）

【位置】第三、四、五椎旁开3寸处各1穴点，金斗、金吉、金陵，计3个穴点（图11-2）。

【主治】膝盖痛。

【针法】三棱针点刺出血。

【运用】该穴组相当于膀胱经之魄户、膏肓、神堂，点刺出血，治疗久年膝痛极效。验证多例，唯胖者见效多不如瘦者。若治疗风湿性及难度颇大者之膝痛，先针风府，而后点刺三金，再针肩中或内关，皆验。若膝盖疼痛又兼膝无力，宜先针灵骨，而后点刺三金。

【歌诀】椎下三四五，旁三三金出。如治膝部痛，肩中内关殊。

九猴（9穴）

【位置】第二胸椎旁开0.5寸之火凤穴起，每下1寸1穴，计有3穴(含火凤），大椎旁开3寸之金堂穴起每下1寸1穴，计有4穴(含金堂)，第二椎旁开6寸之金枝及下1寸之金精，计2穴，总共9个穴点，为治疗猴痧之要穴，故称九猴穴（图11-2）。

【主治】猴痧，72种痧证。

【针法】用三棱针点刺出血，特效。

【歌诀】二椎寸半三，一椎旁三四。二椎旁六二，泻肺治猴痧。

精枝 （2穴）

【位置】第二、三椎胸旁开6寸处，计2个穴点（图11-2）。

【主治】小腿发胀、小腿痛。

【针法】三棱针点刺出血。

【运用】该穴组治疗上述疾病疗效迅速而突出。若该穴点刺后不见速效，则需伍灵骨穴。

【歌诀】二三椎外旁，开六精枝伤。血针有奇效，小腿痛与胀。

金林 （金枝、金精、金神）

【位置】金枝位于第四胸椎旁开6寸处，金精位于第五胸椎旁开6寸处，金神位于第六胸椎旁开6寸处（图11-2）。

【主治】大腿痛、坐骨神经痛。

【针法】三棱针点刺出血。

【运用】该穴组经临床验证，疗效极佳。

【歌诀】四五六椎下，旁六金林佳。善治大腿痛，坐骨神经夸。

感冒 （3穴）

【位置】大椎骨凹陷为1穴点（即督脉之陶道穴）；第五椎旁开3寸处（膀胱经之魄户穴），左右各1穴点。计3个穴点（图11-2）。

【主治】重感冒、发烧。

【针法】三棱针点刺出血。

【运用】该穴组治疗感冒极效。感冒时取上述穴，再配液门穴能加强疗效。

【歌诀】一二椎凹处，自是陶道出。三四椎旁三，有穴是魄户。三穴重感冒，妙手效不俗。

冲霄

【位置】第二十椎下凹陷处，第二十一椎下凹陷处及第二十一椎下凹陷处下方1寸处，计3个穴点（图11-3）。

【主治】小脑痛、小脑涨、项骨正中胀痛。

【针法】三棱针点刺出血。

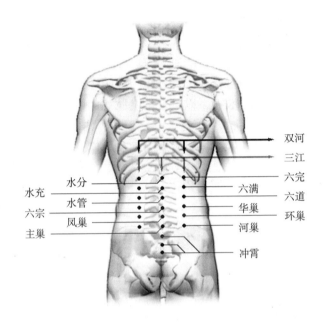

图11-3

【运用】该穴组治疗上述疾病极具卓效，曾尝试以该穴组为主治疗脑瘤、脑癌，均有显效。

【歌诀】点刺在冲霄，小脑涨痛消。若是项骨痛，针到何需药。

三江

【位置】包括第十三椎下之分线穴起，每下1节1穴，其顺序为水分、水充、水管、六宗、凤巢、主巢6穴及十四椎下旁开四指之六完、六满、六道、华巢、环巢、河巢穴，两边共12穴（图11-3）。

【主治】经闭、子宫炎、肠炎、闪腰、岔气、急性肠炎。

【针法】三棱针点刺出血。

【歌诀】十三椎下连七穴，十四旁三连六穴。经闭子宫炎，肠炎闪腰岔。

双河

【位置】第十四椎旁开3寸起，每下1寸各1穴，计6穴，两侧合计12穴（图11-3）。

【主治】手臂痛、肩臂痛。

【针法】用三棱针点刺出血。

【注意】点刺时出黑血有效，红血无效。

【运用】双河穴亦为两行，其位置分布与膀胱经符合。

【经验】董师以背治下肢病，以腰臀治上肢病，此亦泻络远针及全息对应之应用。

【歌诀】双河十四椎，旁三连六穴。手臂肩臂痛，马上取双河。

第十二章　前胸部穴位

喉蛾九穴

【位置】喉结正中央及上1寸和下1.5寸处，另加该3处左右旁开下1.5寸，共9个穴点（图12-1）。

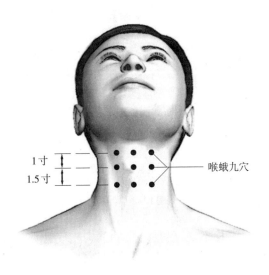

1寸
1.5寸

——— 喉蛾九穴

图12-1

【主治】喉蛾、喉痛、甲状腺炎、喉痒、顽痰黏喉不出。

【注意与禁忌】扎针时需将穴部皮肉捏起，以免扎伤筋及软骨。

【针法】用三棱针点刺出血。

十二猴穴

【位置】平行锁骨下1.3寸处1穴，内外旁开1寸各1穴，共3穴；于此3穴下1.5寸处又3穴，左右共12个穴点。于锁骨与肋骨间凹陷中央（图12-2）。

【主治】猴痧（猩红热）、哮喘、肝霍乱、下痢不止（特效）。伤寒、重感冒、霍乱均会引起猴痧。

【针法】用三棱针点刺出血，扎针时需将穴部皮肉捏起，以免扎伤筋及软骨。

金五穴（金肝穴、金阴穴、金阳穴、金转穴、金焦穴）

【位置】在胸骨上端半月状之下陷凹处为金肝穴，每下1节为1穴（图12-2）。

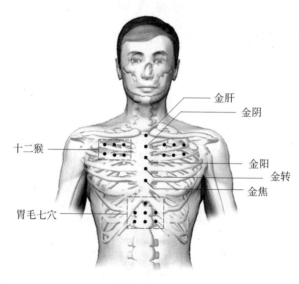

图12-2

【主治】肝霍乱、消化不良（胃胀）、肋痛、支气管炎、各种痧证。
【针法】用三棱针点刺出血。

胃毛七穴

【位置】从岐骨下缘凹陷处起直下1寸1穴，共3穴；旁开1.5寸各2穴，两边共4个穴点（图12-2）。
【主治】羊毛痧、胃病、胃出血、十二指肠溃疡、心悸。
【针法】用三棱针点刺出血。

腑巢二十三穴

【位置】肚脐直上1寸1穴，共2穴；肚脐每下1寸1穴，共5穴；肚脐旁开1寸1穴，其上1穴，其下2穴（共4穴，两边共8穴）；肚脐旁开2寸1穴，其上1穴，其下2穴（共4穴，两边共8穴）。总共23个穴点（图12-3）。

【主治】肠癌、绞肠痧（特效）、肠炎、子宫炎、肾炎、脐痛。

【针法】用三棱针点刺出血。

鲁琳

【位置】肩峰内开2寸，锁骨下缘，粗隆边为鲁琳上穴；肩胛骨与肋骨连接之叉口下，向内斜开1.5寸处为鲁琳下穴。

【主治】食物中毒、药物中毒、疯狗咬伤、周身发痒、狐臭、口臭、糖尿病等。

【针法】针刺1.0～1.5寸。

【运用】治疗上述疾病以鲁琳下穴为主，若口臭甚者可并用鱼际、合谷。鲁琳上穴为下穴之辅针。此外，鲁琳上穴治疗脚跟疼痛极具特效。久用该穴，治疗足跟痛不下数十例，一次不效者罕见。

【歌诀】奇穴称鲁琳，中毒狐臭宁。瘙痒糖尿病，皆可指下平。又见足跟痛，特效一针灵。

小结：鲁琳上穴紧邻景昌之分枝上穴，而单穴应用方面则有天壤之别。

背面部和前胸部的穴位均以刺血为主要，施术目的《血气形志篇》云："凡治病，必先去其血，乃去其所苦，伺之所欲，然后泻有余，补不足。"刺血对于某些疾病多有起沉疴、消痼疾的作用，取得其他疗法难以达到的疗效。久病必瘀，怪病必痰。故清朝名医王清任认为："治病之要，在明气血。"辨明气血后当有刺血乃整体治疗手段中的一枝奇葩，通过调节经络、脏腑，通和气血，激发经气等作用达到治愈疾病的目的。本章概以刺血为主，不唯取效迅速，更是避免了医疗事故的发生。而该章用穴之巧妙，施治之广泛，极其值得医者借鉴。

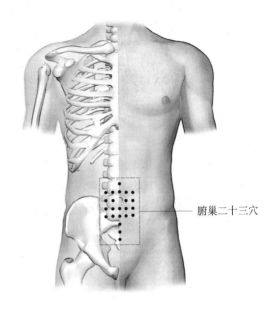

腑巢二十三穴

图12-3

第十三章　董景昌奇穴针方赋

侧三侧下三，取穴并肾关。留针三刻钟，头痛应会痊。五岭若点刺，即可立时缓。

耳痛偏头痛，四花外三重。点刺出积血，霍然病无踪。前头火菊用，顷刻见轻松。

头晕血压高，五岭血针通。尔后针火硬，竖子去匆匆。灵骨偷针眼，交刺效如仙。

双目瞑瞑闭，肾关火菊牵。视物若模糊，明黄舞翩翩。眉棱骨处痛，火菊指下捻。

夜盲医夜盲，其效不堪言。见风如流泪，木穴见中天。鼻部各处症，驷马皆流连。

若医酒渣鼻，正本血出痊。外踝四周血，堪疗中耳炎。耳鸣泻驷马，尔后补肾关。

梅核劳宫后，咽痛血耳先。鱼骨倘刺喉，足下千金添。颈疬从何治，三重并六完。

亦可三重血，承扶与秩边。项痛与项强，正筋正宗兼。疳腮耳背血，落枕重子前。

再针承浆穴，金针名下传。手指有麻木，复溜与肾关。若然食指痛，四花中穴添。

或取五虎一，亦见医名玄。侧三侧下三，医者疗手酸，并治腕关节，疼痛复无言。

症见中指（趾）麻，通山与通关。手指关节痛，五虎一堪选。特效诚如是，兼疗腱鞘炎。

手臂不得举，对侧针肾关。同侧四花中，疾恙去霍然。手痛难握物，列缺功效罕。

亦可重子穴，倒马针重仙。曾言左臂痛，特效在膝眼。肘部关节痛，灵骨必有验。

或取四花中，济世将壶悬。曾闻手抽筋，对侧针火山。两手见拘挛，泻曲针肾关。

坐骨神经痛，灵骨大白兼。若是大腿痛，金林血针连。脚部常抽筋，正筋指下看。

足跟疼痛症，且将委中拦。亦疗难行处，患者言腿酸。复治踝扭伤，功效不等闲。

腿软兼心跳，肩中与通天。脚麻外驷马，对侧肩中添。膝盖疼痛久，三金结善缘。

或可针肩中，拂云见欢颜。脚痛不履地，对侧九里玄。大腿风湿痛，同在一针间。

脚痛背心血，双凤尤关连。小腿胀痛酸，次白抱针眠。精枝如放血，何惧疾恙顽。

背面倘出血，笑指两腿酸。脚掌脚背痛，五虎四与三。或是单背痛，重子与重仙。

常遇双背痛，正士搏球先。背连下腿痛，马快水应验。脊椎有疼痛，委中成方圆。

问症心绞痛，火包黑血灵。心跳如过速，心门为俊英。肝炎针肝门，明黄症应停。

尤言添肠门，其效医者惊。胆石疼痛症，木枝堪安宁。四花中外血，肺部胀闷轻。

肺部有结核，四花外与中。尔后针驷马，青囊成遵经。咳嗽与气喘，水金水通名。

胃痛花外中，通关通山清。呕吐总枢穴，脾大针三重。三通肾胃背，肾炎情独钟。

兼疗水湿盛，堪笑周身肿。膀胱肾结石，马快水中松。通天一针效，症候名水肿。

肠炎门金穴，盲肠四花功。内踝三阴交，肠疝去无踪。大小中外浮，五间亦奇功。

尿急频频袭，海豹木妇松。或是取肾关，乃叹指下宏。隐恙生殖器，下三黄为通。

妇科与还巢，堪笑子宫痛。兼开输卵管，祛瘤在子宫。何惧赤白带，持针治阴肿。

久年不见孕，金针二穴耸。细细查经痛，特效门金中。半身有不遂，灵骨大白用。
或针九里穴，倒马妙无穷。昏迷不得语，二会灵骨雄。舌强不能语，商丘正会通。
四肢见颤抖，肾关复溜从。取穴兼明黄，何曾见平庸。对侧重子仙，中风手挛泷。
血压高昂时，何不点委中。下三皇通天，四肢何水肿。黄疸上三黄，医症若雕虫。
风疹耳背血，驷马九里功。失眠下三皇，镇静二穴封。高热针大白，五岭亦可充。
酒醉耳环血，正本莫飞彤。癫痫金吉陵，疗症自从容。鼻塞侧三里，一针气息通。
上下静脉血，静脉瘤开壅。血管有硬化，委中血自涌。四花中与外，亦可称上工。
激增白细胞，三黄业绩丰。睡中听咬牙，四花下针洪。精神疲倦久，鼻翼指下逢。
皮肤诸多症，驷马一针同。

小结：董氏奇穴广流传，造福人群杏林满；景昌先生济世针，妙手回春世
赞叹；诊断准确取穴佳，久年病痛迅速消；治病养生皆可用，深入浅出变化
高。灵骨堪称第一穴，常与大白来配搭；肺虚头晕坐骨痛，从头到尾都可调。
大小中间理咳嗽，天地人士缓气喘；重子重仙功效多，感冒背痛不用愁。心常
心灵心门穴，专治心脏保平安；通关通山通天穴，也可当成养心丸。土水肠门
理胃肠，莫忘门金四花穴；肝胆机能若举调，最好天天上三黄。肾与膀胱之疾
病，下三皇穴功效好；还有六快七快穴，马金马水都可取。妇女诸疾有秘招，
妇科还巢手中宝；海豹木妇亦可用，加上姐妹会更好。男科肾亏需调养，通肾
通胃当补药；水金水通下三皇，天天保养身体康。四肢躯干多活动，肩中五虎
勤按压；中白下白来配合，失枕水腰酸痛消。解晕解毒解麻胀，手解五金千金
求；补虚正会火腑海，溃肿三重外三关。还有前胸后背部，调理全身功效强；
感念董公传此宝，至人可授匪莫谈。熟记歌诀活应用，养生保健没烦恼；充满
喜悦分享爱，健康快乐人生好。

第十四章　常见疾病董氏奇穴治疗方法

第一节　脑神经内外科、颜面神经疾病

（一）头痛

1.血虚头痛：针心灵一穴、心灵二穴、心灵三穴，配通关穴、通天穴，效果甚佳。

2.气血两虚、身体羸弱之头痛：针神耳上穴、外耳穴，特效。

3.神经衰弱之头痛：针正会穴、前会穴、镇静穴，效果佳。

4.脑部疾病所引起之头痛：①针火菊穴、火散穴，有效。②针土顶穴、水顶穴，有卓效。③针正筋穴、正宗穴，有奇效。④针正脑一穴、正脑二穴，效果卓著。

5.高血压头痛：针三圣穴，有特效。

6.高烧头痛：五岭穴点刺出血，再针重魁穴，有卓效。

7.肾亏头痛：针通肾穴配水通穴、水金穴，有卓效。

8.头顶痛：针正筋穴、正脑一穴、正脑二穴，有奇效。

9.舒张压过高头痛：在十八星穴点刺出血，效果甚佳。

10.心脏病头痛：先点刺镇静穴，再针心灵一穴、心灵二穴，特效。

11.久年头痛、习惯性头痛、脑神经衰弱头痛：在三重穴、四花穴、火羚穴、火通穴、金羚穴、金通穴、木通穴、木羚穴、上溪穴、下溪穴、内溪穴、水溪穴、外溪穴、解溪穴点刺出血，特效。

12.久年头痛、高血压头痛：在上俞穴、下俞穴、双奇穴、委中穴、三灵穴、三权穴、三弼穴、正阳一穴、正阳二穴、正阳三穴、火山穴、木陵穴、水生穴、火陵穴点刺出血，有奇效。

13.重感冒头痛：在金口穴、金北穴、金曲穴、金斗穴、火球穴、金吉穴点刺出血，效果甚佳。

14.脏腑引起之头痛：可针火主穴、火硬穴配灵骨穴、大白穴。或针水曲穴、门金穴、火主穴。

15.外感引起之头痛：在总枢穴、耳上穴、耳中穴、耳下穴放血，针神耳穴

配灵骨穴。

16. 临时性头痛：针四腑一穴、四腑二穴，配合上星穴放血或五岭穴放血。

17. 感冒头痛：①先于十八星穴放血，再针灵骨穴、大白穴。②在三商穴点刺放血、十八星穴点刺放血。③风池穴配灵骨穴，特效。

18. 一般头痛：针侧三里、侧下三里，并针肾关，留针45分钟，轻症2~3次，重症4~5次，即可不发。也可：①针灵骨穴，立可缓和疼痛。②背部五岭穴点刺，可立止头痛。③灵骨穴配大白穴，神庭穴透上星穴，灵骨穴配火主穴、外耳穴、神耳上穴、神耳中穴、神耳下穴。

19. 过度疲劳性头痛：针上营穴，特效。

20. 紧张性、压力性头痛：丘墟穴+关元穴+太冲穴，特效。

21. 气虚头痛：针灵骨穴、大白穴，有奇效（针刺深度要深，且需先针灵骨穴，再针大白穴）。

病例1：王女士，28岁。

症状：神经性头痛。已有5年的病史，在此期间始终没有间断治疗，均没有明显效果。

治法：利用1维针灸疗法的侧三、侧下三、肾关等穴连续针灸1个疗程，疼痛消失。经跟踪回访，至今未复发。

病例2：李先生，38岁。

症状：偏头痛。患者由于工作及生活压力过大，经常会引起偏头痛，每次疼痛发作时都是靠吃止痛片来控制的。

治法：利用1维针灸疗法的偏头痛穴、火硬穴配合刺络疗法，治疗1个疗程，治愈。

（二）偏头痛

1. 针七华穴或以三棱针点刺出血。

2. 四花外穴点刺放血。

3. 三棱针点刺，三重穴、四花外穴放血，可立止疼痛。

4. 针中九里穴，效果佳。

5. 针侧三里、侧下三里穴，效果甚佳。

6. 在膝下偏头区呈怒张血络青筋，点刺出血。

7. 针上九里穴、中九里穴、下九里穴。

8. 针肩中穴、建中穴，配下九里穴。

9. 耳背穴上放血，再配针解穴，效佳。

10. 针六完穴、门金穴、火硬穴。

11. 先于州火穴、州灵穴针刺或放血，再针灵骨穴、心灵一穴。

12. 先于病位放血（坐直并缩下巴，咬紧牙根，由前往后斜刺），并于耳背穴见青筋放血，针心灵一穴，七虎穴，外关穴透内关穴。

13. 针太阳一穴、太阳二穴，配水腰穴、重魁穴。

14. 先针侧三里穴、侧下三里穴，再针灵骨穴，特效，临床上使用可当场完全缓解。

15. 在四花穴、三重穴点刺出血，效果佳。

16. 针上营穴、下营穴、上白穴、中白穴，下针立愈。

17. 针灵骨穴、大白穴、中九里穴，能立即止痛。

18. 针三重穴，有效。

19. 针侧三里穴、侧下三里穴，有效。

20. 在上俞穴、下俞穴、火集穴、金枝穴、金陵穴、金辅穴、双奇穴、三弼穴点刺出血，有卓效。

21. 在太阳穴及其前后左右各5分处点刺出血，能立止疼痛。

22. 用脑过度偏头痛：在十八星穴点刺出血，效果卓著。

23. 太阳穴部位疼痛：针门金穴，效果甚佳。

24. 多年偏头痛，痛剧呕吐：太阳穴点刺出血，可使偏头痛立刻减轻。

25. 各种复杂偏头痛：外踝上4～5厘米的反应点，可以治疗各种复杂偏头痛。

（三）后头痛

1. 针正脑一穴、正脑二穴、正筋穴、正宗穴，立愈。

2. 先在灵霄穴点刺出血，配合针腕顺一穴、腕顺二穴，立见卓效。

3. 在醒脑穴点刺出血，有奇效。

4. 冲霄穴点刺出血，效佳。

5. 通背穴针下立止痛，再配腕顺穴，效果更佳。

6. 针火府穴、火昌穴、火梁穴，效佳。

7. 针地皇穴，效果佳。

8. 在醒脑穴点刺出血，针通背穴，配腕顺穴。

9. 冲霄穴点刺出血，配合尾骶骨放血，或膝后太阳区见青筋放血。

10. 针搏球穴、正筋穴，配合腕顺穴、灵骨穴，并于膝后太阳区放血。

11. 在膝后腘部区呈怒张血络青筋点刺出血。

12. 冲霄穴放血，立止疼痛。

13. 针正筋穴、正宗穴，效果佳。

14. 尾骶骨放血，或委中见青筋放血，有效。

15. 后头痛、后脑涨：①冲霄穴点刺放血。②委中穴点刺放血。

16. 血管神经性头痛：太阳穴点刺放血。

17. 后头痛、头顶痛：灵骨穴配风池穴，特效。

（四）前头痛

1. 镇静穴点刺出血，再针心灵穴，可立止头痛。

2. 四花穴、腑肠穴点刺出血，有卓效。

3. 针通心穴、通灵穴、通关穴，有奇效。

4. 针木顶穴，2分钟，立即止痛。

5. 针鼻翼穴，有效。

6. 针神耳上穴、神耳中穴、神耳下穴，配金耳穴，特效。

7. 针心灵一穴、心灵二穴、心灵三穴，有卓效。

8. 针三火穴，效果甚佳。

9. 针中白穴、太阳一穴、太阳二穴、三火穴、重魁穴。

10. 在膝下脚面前头区呈怒张血络青筋点刺出血。

11. 针火菊穴，立止疼痛。

12. 四花中穴点刺出血，效果佳。

13. 针五虎四穴。

14. 四腑一穴、四腑二穴及上里穴点刺放血。

15. 治局部前额头痛：可针上里穴、四腑一穴、四腑二穴点刺放血。

（五）头顶痛

1. 针土顶穴、木顶穴、上瘤穴。

2. 针正筋穴、正宗穴。

3. 针正脑一穴、正脑二穴，配三重穴。

4. 针外三关穴，配上瘤穴。

5. 针三重穴、外三关穴，轮流扎针，配合不定穴针法。

6. 在膝下心区呈怒张血络青筋点刺出血。

7. 上星穴、百会穴点刺放血。

（六）眉棱骨酸胀痛

1. 针上白穴、分白穴，配三叉三穴，特效。

2. 针二角明穴，可止酸痛。

3. 针神耳上穴，配外耳穴，5分钟，止酸痛。

4. 针侧三里穴、侧下三里穴，效果极为显著。

5. 针花骨一穴。

6. 针火菊穴，特效。

7. 针灵骨穴，配火主穴。

8. 针火硬穴，配火主穴。

9. 针丘墟穴、关元穴、太冲穴，特效。

10. 针三叉一穴，特效。

（七）眼眶胀痛

1. 少商穴、合谷穴、太阳穴点刺放血。

2. 针火硬穴，配火主穴。

（八）头晕

1. 身体虚弱之头昏、头晕：针神耳上穴、外耳穴，神效。

2. 头晕：①针十八星穴，或十八星穴点刺出血，效果甚佳。②针太阳一穴、太阳二穴、失枕穴，特效。③针三叉一穴、三叉三穴，有卓效。

3. 高血压头晕：①五岭穴放血，再针火硬穴。②针三圣穴，立止头晕。③正会穴、州圆穴、州昆穴放血。④针火菊穴、火散穴。⑤完骨穴透向耳垂下，特效。

4. 舒张压过高之头晕：在火羚穴、火通穴、上溪穴、下溪穴、内溪穴、外溪穴、水溪穴点刺出血，特效。

5. 心脏病之头晕：针通天穴、通关穴，效果甚佳。

6. 肝弱引起之头晕：针上三黄穴，效果甚佳。

7. 肺虚引起之头晕：针灵骨穴、大白穴、中白穴，神效。

8. 脾虚胃弱引起之头晕：针三重穴、土昌穴、土胃穴，神效。

9. 肾亏引起之头昏、头晕：针腕顺穴，配通肾穴，效果甚佳。

10. 休克之头晕：针地宗穴，特效。

11. 重感冒所引起的头昏：针三叉三穴，特效。

12. 突然发作的头晕：五岭穴放血。

13. 胆固醇过高引起之头晕急救：针神耳上、神耳中、神耳下穴。

14. 脑贫血引起的头晕：针通关穴、通山穴、通天穴。

（九）晕车、晕船

1. 针神耳穴、镇静穴、手解穴。
2. 完骨穴透向耳垂下，特效。

（十）脑瘤、脑癌

1. 针土顶穴、木顶穴、上瘤穴，奇效。
2. 针正筋穴、正宗穴，效果甚佳。
3. 针正脑一穴、正脑二穴，配三重穴，特效。
4. 针外三关穴，配上瘤穴，效果卓著。
5. 针火连穴、火菊穴、火散穴，单脚取穴，特效。
6. 先针州昆穴、州仑穴，再于三重穴用倒马针法。配上瘤穴，效果佳。

（十一）脑膜炎

1. 针三重穴，配火菊穴，效佳。
2. 针正脑一穴、正脑二穴，配火散穴，奇效。
3. 针正会穴、后会穴、州灵穴、正士穴，有卓效。
4. 外三关穴点刺出血，效佳。
5. 四花外穴点刺放血，针正脑一穴、正脑二穴。
6. 针火连穴、火菊穴、火散穴，单脚取穴，特效。
7. 针三重穴，用倒马针法。
8. 四花外穴点刺出血，再针正筋穴。

（十二）神经衰弱

1. 在三重穴及四花穴点刺出血，效佳。
2. 针五花穴、火主穴，效果甚佳。
3. 针水分穴、水门穴、水香穴、腕顺穴，效果卓著。
4. 针下三皇穴、通肾穴，效果显著。
5. 针上瘤穴、火主穴、外三关穴。
6. 针上瘤穴、五花穴。
7. 针灵骨穴、心灵穴。
8. 治神经衰弱失眠：针心灵穴、正会穴、前会穴、镇静穴，有卓效。
9. 治心肾不交之神经衰弱：针通肾穴、通胃穴、通关穴、通天穴，特效。

（十三）失眠

1. 针五花穴，特效。

2. 针通肾穴、下三皇穴、镇静穴，特效。

3. 针心灵穴、神肩穴、正会穴、镇静穴。

4. 膝后太阳区放血，正会穴直接放血，耳尖上放血，再扎镇静穴。

5. 针下三皇穴，配镇静穴，效果极佳。

6. 针正会穴，有效。

7. 神门穴透阴郄穴、通里穴、灵道穴。

8. 针镇静穴，有效。

9. 上星穴透针，有效。

10. 针安眠穴（经外奇穴，大概在翳风与风池中点，乳突下1寸），特效。

11. 针额缝发际穴（神庭穴透上星穴），特效。

12. 肝火引起的失眠：可针上三黄穴，配镇静穴、灵骨穴、大白穴、心灵穴。

病例1：刘女士，42岁。

症状：失眠，伴多梦，经常睡觉时伴有惊吓。此症状已有10年。

治法：利用1维针灸疗法的灵骨、大白、镇静、下三皇，连续治疗1个疗程，恢复正常的睡眠状态，随后又巩固5次，彻底治愈，至今没有反复。

病例2：王先生，57岁。

症状：顽固性失眠。已有2年多的病史，在此期间只能靠5种药物同时服用才能维持睡眠，曾经去过几家有名的医院，也没有得到控制。

治法：利用1维针灸疗法的镇静3穴、灵骨、大白、足跟、上三黄、下三皇，配合刺络疗法，1个疗程治愈。

（十四）睡中咬牙

针四花下穴，有特效。

（十五）心悸

胆穴点刺放血。

（十六）癫痫

1. 在背金字穴及背后红筋点刺出血，有卓效。

2. 针木枝穴、木全穴，有效。

3. 针下三皇穴、上三黄穴，配通关穴、通山穴、通天穴。

4. 正会穴点刺出血，配正筋穴、正宗穴及不定穴针法。

5. 背部第三椎旁开1.5寸之金吉穴、金陵穴（或于肺俞穴、厥阴俞穴）点刺出血，经过1个疗程即愈。

6. 后背见红色血管放血。

7. 针上三黄穴。

8. 癫痫发作期：十二井穴点刺放血。

9. 癫痫缓解期：五岭穴点刺放血。

（十七）四肢抖动（舞蹈症）

1. 针镇静穴、正会穴、前会穴，效果卓著。

2. 针正脑一穴、正脑二穴，配合上三黄穴，效果甚佳。

（十八）帕金森病、四肢发抖

1. 先于正会穴点刺放血，再针上三黄穴、镇静穴、州水穴、州灵穴。

2. 针肾关穴、复溜穴、明黄穴。

3. 针明黄穴、其黄穴、肾关穴。

4. 针正会穴、前会穴、木枝穴。

（十九）脑积水

1. 针正脑一穴、正脑二穴、正筋穴、正宗穴，特效。

2. 针三重穴，配下三皇穴，效果极佳。

3. 针上瘤穴，配火菊穴、正筋穴、正宗穴，有卓效。

4. 针正筋穴、上瘤穴，有良好效果。

（二十）脑震荡

1. 针火菊穴、火散穴、后会穴，效果卓著。

2. 针正筋穴配五花穴，效果甚佳。

3. 针正脑一穴、正脑二穴配耳针脑点、脑干，有奇效。

4. 针上营穴、下营穴，有效。

5. 针神耳上、中、下穴，有奇效。

6. 水晶穴一带放血，针上瘤穴、正筋穴、正宗穴。

（二十一）头颈部颤抖

1. 十八星穴点刺出血，再针镇静穴、正会穴，特效。

2. 针正脑一穴、正脑二穴，有效。

（二十二）脑鸣

1. 针正脑一穴、正脑二穴，特效。
2. 针正会穴、州昆穴、州仑穴，有效。
3. 针七华穴、中白穴、土顶穴。

（二十三）三叉神经痛

1. 针三重穴，配下泉穴、中泉穴、上泉穴，效果卓著。
2. 针中九里穴、上营穴、下营穴，效果甚佳。
3. 针八关穴，特效。
4. 针上三黄穴，配通肾穴、通胃穴、通关穴，效果卓著。
5. 先于病位放血、耳后放血、小腿阳明区放血，再针三重穴配下泉穴、中泉穴、上泉穴。

病例1：刘女士，34岁。

症状：面神经瘫痪。患者已有1年多的病史。在此期间曾用过按摩、针灸、中药等多种方法治疗，都没有明显效果，并且面部肌肉已出现萎缩现象。

治法：利用1维针灸疗法、面部子午按摩及刺络疗法。其中针灸灵骨、大白、上三黄、三泉、上中下三九、下三皇，连续针灸1个疗程。

病例2：郑女士，74岁。

症状：左侧面瘫。患者自发病之日起曾用过针灸、按摩、吃中药等方法一直没有间断治疗，但都没能治愈。后经多方打听来到我处，利用1维针灸疗法的灵骨、大白、侧三、侧下三及面部子午按摩疗法，连续治疗1个疗程即治愈。

病例3：刘先生，33岁。

症状：面神经瘫痪。患者已有8年的病史，症状时好时坏，到我处利用1维针灸疗法的灵骨、大白、三重、三泉，连续治疗1个疗程，面部完全恢复正常。

病例4：高先生，68岁。

症状：脑血栓后遗症。

治法：利用1维针灸疗法对升提、灵骨、大白、肾关、三重、失音、上瘤，连续治疗1个疗程，身体状况均已改善，语言清晰，走路时上下肢也能用上力了。

病例5：王先生，60岁。

症状：脑出血后遗症（左侧上肢活动受限，手指拘挛，下肢走路没劲，脚向里翻，而且情绪非常不稳定，生活不能自理）。患者已有半年多的病史。在此期间始终没有间断治疗，但效果一直不是太明显。

治法：利用1维针灸疗法对升提、灵骨、大白、上白、中白、次白、下白、上三黄、肾关、三重、木火，连续治疗1个疗程。治疗时配合刺络疗法，经过1个疗程的治疗，上下肢活动自如，手也慢慢地能伸开了，下肢走路时也能用上力了，而且走路时脚也不向里翻了。为了巩固治疗效果，又治疗1个疗程，现生活能自理。

病例6：皮女士，45岁。

症状：三叉神经痛。患者已有5年以上的病史。在此期间始终没有间断治疗，吃药、打针均没有明显变化。

治法：利用1维针灸疗法、面部子午按摩法及刺络疗法。其中1维针灸疗法的灵骨、大白、侧三、侧下三、三重、三泉，连续治疗1个疗程，效果十分显著，疼痛基本消失。又巩固治疗1个疗程，疾病痊愈。

（二十四）面神经瘫痪、口眼㖞斜

1.针三重穴、下泉穴、中泉穴、上泉穴，特效，可先放血，然后再针刺。

2.针侧三里穴、侧下三里穴，有卓效，可配合地仓穴透颊车穴。

3.针八关穴，配合翳风穴，特效。

4.针正会穴，若穴位正确，可一次痊愈。

5.耳上1寸放血。

6.针七快穴、七快穴外1寸，眼针上焦区、三重穴。

7.一圈透穴（地仓穴透颊车穴、颊车穴透下关穴、下关穴透四白穴、四白穴透地仓穴）。

8.两点针法针刺合谷穴、翳风穴（针尖向对侧耳尖扎）。

9.耳垂的面颊区点刺放血、耳背怒张的静脉点刺放血。

10.针远程足三里穴、上巨虚穴、下巨虚穴，均双侧取穴，并需针尖朝上，针深2.5～3.0寸，此可大补阳明气血。

11.足跗阳明区放血及脸颊内侧青筋放血，再针三重穴、下泉穴、中泉穴、上泉穴。

12.三重穴、四花外穴、侧三里穴、侧下三里穴点刺放血，再针上三黄穴、地宗穴。

13.脸颊内侧放血，及耳背、耳上、耳垂异色点搓红放血，并针地宗穴、下泉穴、中泉穴、上泉穴。

14.总枢穴、三重穴、侧三里穴、侧下三里穴放血。

15.可在患部神经松弛或筋紧处点刺放血，将经络中瘀积的黑血排出，即可见效，此法接近阿是穴法，确有速效。

16. 四花外穴点刺出血，再针侧三里穴、侧下三里穴。

17. 三重穴点刺出血，再针驷马穴、通肾穴。

18. 针侧三里穴、侧下三里穴及中九里穴，有效。

19. 针驷马穴。

20. 针腕顺一穴、腕顺二穴。

21. 先针远程侧三里穴、侧下三里穴，然后配合患侧迎香穴、地仓穴轻浅刺以作局部牵引，再配合患侧翳风穴深刺不留针。

22. 若伴有流泪者，可加木穴，有佳效。

23. 可先针远程穴道，并配合局部穴道以作牵引并导引气机，并于留针期间，令患者不断做鼓腮闭眼动作。

24. 口眼㖞斜：足跗上放血。此症若口内（脸颊之内侧）见青筋亦应放血。

25. 久治不愈的面瘫：因为久病必瘀，故要刺血为先，可先在患侧面颊内咬合线处见青黑色瘀络刺血，并在耳后完骨穴周，找瘀络刺血，此可帮助面神经发炎症状的消退与消肿。

病例1：孙女士，50岁。

症状：面神经瘫痪。人中沟及嘴角向左侧歪，左侧的鼻唇沟比右侧深，吃饭时上牙和下牙对不上，时不时往外漏饭。

治法：利用1维针灸疗法的灵骨、大白、侧三、侧下三，下针后患者症状立刻好转。治疗1个疗程后症状已完全消失，后经患者要求又巩固治疗7次，彻底治愈。

病例2：朱先生，40岁。

症状：面肌痉挛。患者已有3年的病史。在此期间采用其他的方法治疗，症状总是反反复复。

治法：利用1维针灸疗法的侧三、侧下三、肾关、灵骨、大白、三重，连续治疗1个疗程；症状已基本消失。又巩固治疗1个疗程，随后跟踪回访，至今尚未复发。

病例3：闫先生，47岁。

症状：面神经瘫痪。患者自2009年7月开始出现面瘫症状，在此期间去过几家医院治疗，均没有明显效果。

治法：利用1维针灸疗法的灵骨、大白、三重、三泉，连续治疗1个疗程，完全康复。

（二十五）面麻

1. 三重穴放血，针侧三里穴、侧下三里穴。

2. 针风市穴、侧三里穴。

（二十六）颧骨疼痛

1. 三重穴点刺出血。
2. 针侧三里穴、侧下三里穴。

（二十七）头昏眼花、脸部发烧

1. 针外溪穴、水溪穴特效，或点刺出血，立愈。
2. 针上俞穴、下俞穴、委中穴有卓效，或点刺出血更快。
3. 血压高引起之头昏眼花：针火菊穴、火连穴、火散穴。
4. 体虚引起之头昏眼花：针火腑海穴、肠门穴，配神耳穴。

（二十八）提神醒脑

针神耳穴、三叉三穴、七华穴。

（二十九）缓解疲劳

1. 针神耳上穴，配外耳穴，特效。
2. 针水通穴、水金穴，效果卓著。
3. 针三叉一、三叉三穴，效果甚佳。
4. 针火腑海穴、灵骨穴、大白穴。
5. 消除疲劳：针三叉三穴可消除疲劳。
6. 预防疲劳：针鼻翼穴可预防疲劳。

（三十）增强记忆力

常灸或针三重穴。

（三十一）舌强难言

1. 针地宗穴，特效。
2. 针上三黄穴，特效。
3. 针下三皇穴，配肩中穴，有卓效。

第二节　脑中风、中风后遗症

（一）中风急性发作

十二井穴点刺放血。也可在十宣穴点刺出血，再针地宗穴。

（二）半身不遂

1. 先针灵骨穴，再针大白穴，特效。也可针八关穴，配灵骨穴、大白穴，特效。

2. 针木火穴，特效。

3. 针神肩穴，配中白穴、下白穴，效佳。

4. 针肾关穴、通肾穴、通关穴、上三黄穴，特效。

5. 针正会穴、前会穴、后会穴、驷马穴，特效。

6. 针三重穴、上营穴、下营穴，效佳。

7. 五岭穴、总枢穴、膝后太阳区放血。

8. 针肩中穴、建中穴、地宗穴、骨关穴、木关穴。

9. 正会穴、前会穴、后会穴(斜刺透穴)加州圆穴、州昆穴、州仑穴透穴可加电针。

10. 针州火穴、州金穴、州水穴，配镇静穴、肾关穴、天黄穴、其黄穴。

11. 针肩中穴、建中穴、重子穴、重仙穴，配六完穴、木留穴。

12. 针上九里穴、中九里穴、下九里穴，配八关穴、三叉穴。

13. 针肾关穴，特效（双侧取穴）。

14. 针灵骨穴、大白穴，特效。

15. 针九里穴，使用倒马针法，特效。

16. 针对侧重子穴、重仙穴，效佳。

17. 针肾关穴、正会穴、后会穴。

18. 治疗中风手脚不灵活、不能握拳伸张：针火连穴、火菊穴、火散穴，单脚取穴。

19. 治疗中风手脚不灵活：针三叉一穴、三叉二穴、三叉三穴。

20. 高血压中风之半身不遂：五岭穴点刺放血。

（三）中风昏迷不醒

1. 针其门穴、其角穴、其正穴，特效。

2. 针李白穴、云白穴，有卓效。

3. 针天宗穴、还巢穴，有效。

4. 针妇灵一穴、妇灵二穴，特效。

5. 针正会穴、前会穴、后会穴、灵骨穴。

（四）中风舌强不语、口眼㖞斜

1. 针地宗穴，特效。

2. 针上三黄穴，疗效卓著。

3. 针三风穴，配正会穴，有效。

4. 针肩中穴，配商丘穴更佳。

5. 针商丘穴、正会穴。

（五）舌僵硬不适

金津穴、玉液穴放血。

（六）中风手足拘挛

1. 针上三黄穴，配通关穴、肾关穴，有效。

2. 针灵骨穴、大白穴，深针有效（针刺深度要深，且需先针灵骨穴，再针大白穴）。

3. 针八关穴，神效。

4. 针对侧重子穴、重仙穴，有效。

5. 治疗中风手脚不灵活、不能握拳伸张：针火连穴、火菊穴、火散穴，单脚取穴。

病例1：孙先生，48岁。

症状：脑出血后遗症。整个人处于瘫痪状态，生活不能自理。①语言不清，喝水及吃饭时往外呛，吞咽困难。②整个左侧半身没有任何知觉（上下肢发软）。③尿频。

治法：利用5维全息疗法和刺络疗法。其中1维针灸疗法对木火4穴及灵骨、大白、八关、上三黄、下三皇、通关、通山、通天，连续针灸15天，配合2维火龙疗法、3维透皮给药疗法、4维刮痧疗法、5维子午流注疗法和刺络疗法，经过1个疗程的治疗，患者变化非常大：第一天，说话清楚了，喝水不呛了。第三天，两人扶着能下地站了。第七天，不用人扶，自己能慢慢地拖着地走小步了。第十天，自己坐在椅子上能站起来了。第十二天，两个人扶着能上下楼梯了，而且自己走平路时脚步较均匀、平稳。

病例2：郝先生，62岁。

症状：脑血栓后遗症。①右侧半身行动不便、手指拘挛，腿脚行走不便。②嘴角往外流涎。③全身皮肤病。

治法：利用5维全息疗法和刺络疗法。其中1维针灸疗法对木火4穴及水通、水金、止涎、肩5针、肾关、三重等连续针灸15天。在针灸时配合刺络疗法。经过1个疗程的治疗，患者右侧腿走路时能抬起来了，而且走路也能使上劲了，走的距离也比治疗前长了，嘴角也不往外流涎了，皮肤病也同时得到了很好的控制。

第三节　眼部疾病

治疗眼病常用穴道：肾关穴配复溜穴、珠圆穴配七华穴、三叉一穴、下三皇穴、五形穴、上三黄穴、花骨一穴、水顶、光时穴、复溜穴、臂穴、水泉穴、止涎穴、公孙穴配液门穴。

（一）眼睛疲劳

1.针木穴、上三黄穴。

2.针光明穴，配人皇穴、三叉一穴。

3.针上白穴、分白穴、腕顺一穴，特效。

4.针上白穴、分白穴，有卓效。

5.针上三黄穴，配通肾穴，效果极佳。

6.针通背穴，5分钟见效。

7.针珠圆穴，配耳针目一、目二、肝点、眼点，奇效。

（二）用眼过度导致头晕恶心

1.针七华穴，或指压七华穴，特效。

2.针下三皇穴，特效。

（三）眼睛干涩

1.针明黄穴，有效。

2.配复溜穴、光明穴，效更佳。

（四）两眼睁不开

1.针三叉三穴、火菊穴，即可睁开。

2. 针光明穴、人皇穴。

（五）眼酸胀

1. 针上白穴、分白穴。
2. 针上白穴、分白穴、腕顺一穴，特效。
3. 针水顶穴。
4. 针上白穴、分白穴。
5. 针中间穴、下间穴、三叉一穴。

（六）眼眶胀痛

少商穴、合谷穴、太阳穴点刺放血。

（七）眼角红赤

针上白穴、花骨四穴。

（八）眼红肿痛

1. 针重魁穴。
2. 先火硬穴青筋放血，再针珠圆穴。
3. 结膜炎眼白充满红丝：在其耳背上紫色静脉点刺出血，1天可痊愈。

（九）眼黄

1. 针眼黄穴、木一穴、木二穴、木三穴，在肝俞穴、肾水区放血。

（十）眼珠痛

针火膝穴，配珠圆穴。

（十一）眼睛痒

针上白穴、珠圆穴。

（十二）眼皮上长疮

1. 后背心肺区第4~6椎间，用三棱针点刺出血，再针三重穴。
2. 在后背第5~6椎间放血。

（十三）近视眼

1. 针五形穴，效果卓著。

2.针珠圆穴，配耳针眼点穴、新眼穴，特效。

3.针太阳一穴、太阳二穴，配失枕穴，效果甚佳。

4.五形穴点刺放血，配上白穴、分白穴、上三黄穴。

（十四）假性近视

1.针五形穴放血，配合耳针留针，有卓效。

2.针上三黄穴，有奇效。

（十五）老花眼

1.针五形穴，配太阳穴，特效。

2.长期针上三黄穴、下三皇穴。

3.预防老花眼：长期针上白穴、分白穴、珠圆穴，有预防老花眼之效果。

（十六）弱视

1.针珠圆穴、上白穴、分白穴。

2.针水相穴、水仙穴、三叉一穴。

3.光明穴配三叉一穴、人皇穴，再配三黄穴长期治疗。

（十七）增强视力

针下三皇穴，配三叉一穴，再于五形穴放血。

（十八）眼散光

1.针下三皇穴，效果卓著。

2.针珠圆穴，配眼针穴、中白穴，特效。

3.针中白穴、下白穴、腕顺二穴及五形穴放血。

4.针中白穴，有效。

（十九）眼球㖞斜

1.针下三皇穴，特效。

2.针五形穴，特效。

3.针肾关穴，特效（对侧）。

4.针下三皇穴、光明穴，有卓效。

（二十）青光眼（绿内障）

1.针上三黄穴，配腕顺一穴，特效。

2.针水相穴、水仙穴、光明穴，效果卓著。

3.针下三皇穴，配光明穴、上白穴，效果甚佳。

4.针下三皇穴、光明穴、光明二穴、光明三穴，特效，马上缓解。

5.针珠圆穴，配水相穴、水仙穴、光明穴。

6.针下三皇穴、光明穴，有卓效。

7.针灵骨穴，配火主穴。

8.针火硬穴，配火主穴。

病例1：玉女士，70岁。

症状：青光眼。

治法：利用1维针灸疗法对木穴、上三黄、眼黄、光明，连续治疗3个疗程，症状已消失。

病例2：韩女士，46岁。

症状：视物不清。

治法：利用1维针灸疗法对木穴、灵骨、大白、肾关，配合刺络疗法，连续治疗7次治愈。

（二十一）白内障

1.针水顶穴、火菊穴、光明穴，效果甚佳。

2.长期针上白穴、分白穴、珠圆穴，有卓效。

3.针上三黄穴，配下三皇穴，约2个月痊愈。

4.针止涎五穴、珠圆穴、光明穴。

5.针下三皇穴，长期治疗，有卓效。

6.针肾关穴、光明穴。

（二十二）视神经萎缩

针止涎五穴、三叉一穴。

（二十三）飞蚊症

1.针光明穴，配肾关穴、人皇穴、上白穴。

2.针水相穴、水仙穴、三叉一穴。

3.针肾关穴，特效。

（二十四）夜盲

1.针上三黄穴、木枝穴、肾关穴，有卓效。

2. 针下三皇穴，配上白穴、分白穴，有效。

3. 针珠圆穴，配妇科穴，有卓效。

4. 针夜盲穴，特效。

（二十五）麦粒肿

1. 针灵骨穴配大白穴，效果甚佳（针刺深度要深，且需先针灵骨穴，再针大白穴）。

2. 针火菊穴，配光明穴，效果佳。

3. 背部找出红点，用三棱针点刺出血，1次痊愈（大椎穴、心肺区一带）。

4. 针侧间穴、重魁穴、胆穴、水顶穴。

5. 耳背后及耳尖找红筋放血，或胆穴放血。

6. 针灵骨穴，左右交刺，1~2次即愈。

7. 脾俞穴、胃俞穴点刺出血少许，效果佳。

8. 耳背穴点刺放血。

9. 曲池穴点刺放血。

10. 足中趾尖点刺放血。

11. 脾俞穴、胃俞穴点刺放血。

12. 耳后静脉穴点刺放血，曲池穴点刺放血。

（二十六）沙眼

1. 用三棱针直接点刺红点，效果神速。

2. 针火菊穴、花骨一穴，效果甚佳。

3. 将眼睑内皮上的红点，用针点刺出血，效果很好。

（二十七）中心性网膜炎

1. 针上白穴，配中白穴、分白穴，效果卓著。

2. 针下三皇穴，配腕顺一穴、腕顺二穴，有效。

3. 针上三黄穴，配五形穴点刺放血，效佳。

4. 腰背肾水区放血，再针光明穴，配三叉一穴、上三黄穴。

（二十八）目赤、角膜炎、结膜炎

1. 针珠圆穴，配上白穴，效果卓著。

2. 针妇科穴，有效。

3. 针止涎穴，1~2次痊愈。

4. 针上白穴、分白穴，有效。

5. 见耳后青筋点刺放血，再针花骨一穴。

6. 针大间穴、小间穴，配止涎五穴。

7. 针珠圆穴、水腰穴、三叉一穴。

8. 耳尖放血，效果甚佳。

9. 背后肝俞穴点刺出血少许，效果佳。

10. 加针上白穴，效果更佳。

11. 背部五岭穴点刺出血。

12. 针驷马穴。

13. 角膜炎、风眼肿痛：①太阳穴、肝俞穴点刺放血。②五岭穴点刺放血（肝俞、胆俞、心俞附近放血）。③耳后静脉点刺放血。

14. 结膜炎：①太阳穴点刺放血。②攒竹穴点刺放血。③少商穴点刺放血。

15. 结膜炎眼白充满红丝：在其耳背上紫色静脉点刺出血，1次可痊愈。

（二十九）视力障碍、眼花

针上三黄穴有卓效，加配通肾穴、珠圆穴、光明穴、五形穴及下三皇穴。

（三十）眼压高之胀痛

1. 针二角明穴、水腰穴。

2. 针花骨一穴、火菊穴。

3. 针灵骨穴，配火主穴。

4. 火硬穴，配火主穴。

（三十一）翼状胬肉

少泽穴、至阴穴点刺放血。

（三十二）目眩（眼花）

1. 针神耳上穴、外耳穴，有奇效。

2. 针正会穴，配上三黄穴，有效。

3. 针通肾穴、通胃穴，配珠圆穴，特效。

4. 针指上三黄穴、中间穴。

5. 针中间穴、下间穴、腕顺一穴。

6. 五形穴放血，再针上三黄穴。

7. 针火菊穴、火散穴。

（三十三）迎风流泪、见光流泪

1. 针木穴，配珠圆穴，特效。
2. 在三重穴、四花中穴、四花下穴、上溪穴、下溪穴点刺出血，2 次可痊愈。
3. 针五形穴，用交叉斜刺法，特效。
4. 针花骨一穴、珠圆穴，特效。
5. 针下三皇穴，配通肾穴、通胃穴，有卓效。
6. 针止涎五穴、上白穴、分白穴。
7. 针木穴，特效。
8. 针下三皇穴，效果佳。
9. 久年老病：可于三重穴先行点刺出血。

（三十四）怕光

针花骨一穴。

（三十五）眼跳

1. 针三里穴，配侧下三里穴效果卓著。
2. 针镇静穴、玉火穴，效果佳。
3. 针侧三里穴、侧下三里穴，肾关穴。
4. 针风市穴、复溜穴。

（三十六）甲状腺功能亢进眼突

针驷马穴。

第四节　耳朵疾病

治疗耳朵疾病常用穴道：三重穴放血后，再针三重穴、腕顺穴、中白穴、下白穴、听宫穴、耳门穴、下关穴（采用"丁"字刺法）、正筋穴、正宗穴、正士穴、正脑穴，神耳上穴。

（一）中耳炎

1. 三重穴用三棱针点刺后，再针三重穴，特效。
2. 在水明穴、水清穴点刺出血，再针神耳中穴，有奇效。
3. 针侧三里穴、侧下三里穴，效果卓著。

4. 针指驷马穴、灵骨穴。

5. 足外侧肺区及外踝四周有青筋放血，再针外三关穴。

6. 外踝四周散刺出血。

7. 三重穴与丘墟穴附近找青筋点刺放血。

8. 足踝附近点刺放血。

（二）腮腺炎

1. 耳背、足背青筋或红筋点刺放血。

2. 针侧三里穴、侧下三里穴，配三重穴，或在病位点刺放血。

3. 耳背放血。

（三）耳下腺肿

1. 针肾关穴、地皇穴、火硬穴，特效。

2. 少商穴点刺放血。

3. 临泣穴、侠溪穴、地五会穴点刺放血。

（四）梅尼埃病的耳聋眩晕

针六完穴，配三重穴、下泉穴、中泉穴、上泉穴。

（五）耳鸣

1. 针腕顺一穴、腕顺二穴，效果卓著。

2. 针驷马穴，配双灵穴，特效。

3. 针三火穴，有效。

4. 针三重穴，有效。

5. 针腕顺一穴、腕顺二穴，配神耳中穴、花骨一穴。

6. 针驷马穴、灵骨穴，配耳穴耳点、外耳穴。

7. 针正筋穴、正宗穴、正士穴，配三重穴、灵骨穴。

8. 针上三黄穴，配正会穴、听宫穴及对侧三重穴。

9. 针腕顺一穴、腕顺二穴，治疗耳鸣重听，特效。

10. 若由肝胆火、虚火上炎所引起的耳鸣，可配合肾关穴、地皇穴、上三黄穴、火硬穴来降火气。

11. 可在外踝处耳区，寻找血络呈现怒张状之血络，点刺出血。

12. 泻驷马穴，补肾关穴，可立即停止耳鸣。

13. 曲陵穴用泻法，再补明黄穴，可立即停止耳鸣。

14. 针驷马穴，无名穴放血。

15. 针腕顺一穴、腕顺二穴。

16. 针驷马穴、肾关穴。

17. 针中九里穴。

病例1：张先生，75岁。

症状：耳鸣。

治法：利用1维针灸疗法对升提、灵骨、大白、中九里、肾关、三重，治疗1次，症状明显减轻，又连续治疗3次，症状已完全消失。

病例2：李女士，38岁。

症状：耳朵疼。

治法：利用1维针灸疗法的中九里、灵骨、大白，治疗1次，疼痛立刻消失。

病例3：王先生，49岁。

症状：耳鸣伴轻度耳聋。

治法：利用1维针灸疗法对灵骨、大白、中九里、肾关，治疗1次，症状立刻减轻。又连续治疗7次，症状基本消失。

（六）听力减退

1. 三重穴及四花穴点刺出血，再针三重穴。

2. 针火串穴、火陵穴、火山穴。

3. 针三重穴、驷马穴、腕顺穴、中白穴。

4. 针下泉穴、中泉穴、上泉穴，配三重穴、三叉三穴，再配耳上穴。

（七）耳聋

1. 三重穴及四花穴点刺出血，再针三重穴，有奇效。

2. 针驷马穴，配腕顺穴，有奇效。

3. 针中白穴、水明穴、水清穴，效果卓著。

4. 针三叉穴，配足三重穴治暴聋，特效。

（八）聋哑

1. 先于三重穴放血，再于驷马穴左右脚六针同下。

2. 总枢穴点刺出血。

（九）耳痛

1. 在委中穴、上俞穴、下俞穴、三灵穴、正阳一穴、正阳二穴、正阳三穴点刺出血，立止疼痛。

2. 在侧三里穴、侧下三里穴点刺出血，再针三重穴，立愈。

3. 在四花外穴、委中穴、上俞穴、下俞穴、三灵穴点刺放血。

4. 在三重穴、四花外穴同时点刺出血。

5. 四花外穴点刺放血。

（十）耳中神经痛

针三重穴、木留穴、腑肠穴。

（十一）耳内胀

针曲陵穴、中白穴，留针30分钟。

第五节　鼻部疾病

治疗鼻子常用穴道：三叉三穴、镇静穴、灵骨穴、大白穴、感冒一穴、感冒二穴、感冒三穴、上三黄穴、曲陵穴、建力穴、中力穴、手指木穴、天士穴、地士穴、人士穴、驷马穴、神庭穴透上星穴、合谷穴、迎香穴、二龙针透穴。

治疗鼻病常用方法：

1. 治疗鼻病三线之局部治疗法：（迎香穴+印堂穴）透刺+头皮透刺。

机理：局部消炎，局部镇静。

功用：局部消炎镇静，反应速度快，马上见效，但是无法长效。

2. 治疗鼻病三线之中枢治疗法：左右风池穴各0.7寸。

机理：兴奋脊椎中枢神经，以镇静末梢神经，马上止鼻水。

功用：兴奋脊椎中枢神经，以镇静末梢神经。

3. 治疗鼻病三线之整体治疗法：驷马一穴、驷马二穴、驷马三穴。

机理：稳定全身血液细胞，去全身过敏反应。

功用：调节全身血液、神经或激素，故反应速度较慢，但为根本治疗，可以长效。

（一）各种鼻炎

1. 针驷马穴治过敏性鼻炎，特效。

2. 针驷马穴，配通肾穴、中力穴、分金穴、合金穴，效果卓著。

3. 针曲陵穴，配建力穴、中力穴、分金穴、合金穴，效果卓著。

4. 针灵骨穴，配大白穴、腑快穴，效果甚佳。

5. 针天士穴、地士穴、人士穴、驷马穴，配镇静穴、鼻翼穴。

6. 针驷马穴，配通肾穴、中力穴、分金穴、合金穴。

7. 正本穴、四花穴、膏肓一带放血，配合针灵骨穴、驷马穴。

8. 针灵骨穴透合谷穴，配合镇静穴、上里穴，长时间留针。

9. 针驷马穴、通天穴、通关穴。

10. 肥厚性鼻炎：膏肓附近放血。

11. 过敏性鼻炎：正本穴点刺放血。

病例1：李女士，48岁。

症状：过敏性哮喘。患者已有10多年的病史，每到秋冬季节症状加重，呼吸困难。

治法：利用1维针灸疗法的灵骨、大白、天地人三士，配合2维火龙疗法、3维透皮给药疗法及刺络疗法。经1个疗程的治疗，完全恢复正常。后跟踪回访，至今没有复发。

病例2：朱先生，52岁。

症状：鼻炎。患者已有5年的病史，症状始终反复发作。

治法：利用1维针灸疗法的灵骨、大白、驷马，连续治疗3次，症状消失。为了巩固治疗效果，又治疗4次，症状好转。

（二）鼻塞

1. 针腑快穴，斜刺鼻翼穴，并于镇静穴留针，立即见效。

2. 针喉灵穴，配曲陵穴、建中穴、中力穴、灵骨穴。

3. 侧三里穴，留针30分钟，有效。

4. 针门金穴，有效。

5. 针分金穴、合金穴、内金穴，配三神穴，特效。

6. 针灵骨穴、大白穴，配肩中穴，效果甚佳。

7. 针驷马穴，配肩中穴，效果卓著。

8. 感冒鼻塞：①取侧三里穴，一针即通。②针肩中穴，有卓效。

（三）鼻蓄脓症

针分金穴、合金穴、内金穴，配镇静穴、腑快穴、上里穴，留针。

（四）感冒流鼻涕

1. 针木一穴、木二穴、木三穴，治疗鼻涕多，不论清涕浓涕皆有效，尤其感冒流涕可止于顷刻（针对侧）。

2. 针三叉三穴，极有效。

3. 针镇静穴、双上星穴，特效。

4. 神庭透上星穴，配合灵骨穴、迎香穴，特效。

5. 二龙针透穴，特效。

6. 针背部感冒三穴，特效。

7. 背部五岭穴心肺区点刺放血，特效。

8. 针玉火穴附近不定穴，有效。

9. 针灵骨穴、大白穴。

10. 针感冒一穴、感冒二穴、感冒三穴。

11. 针肝经穴道、上三黄穴。

12. 针曲陵穴、建力穴、中力穴。

13. 针手指木穴。

14. 针天士穴、地士穴、人士穴。

15. 针驷马一穴、驷马二穴、驷马三穴。

（五）嗅觉失灵

1. 针驷马穴，特效。

2. 先于正本穴放血，再针迎香穴、腑快穴、六快穴，效果显著。

3. 针灵骨穴、大白穴，再配镇静穴、上里穴埋针。

（六）鼻干

1. 针感冒一穴、感冒二穴，配驷马穴，效果显著。

2. 针指驷马穴，配肩中穴，效果甚佳。

3. 针腑快穴斜刺鼻翼内部，立即见效。

4. 先于膝后太阳区及委中一带放血，再针灵骨穴、大白穴。

5. 针驷马穴，有效。

6. 鼻热、鼻胀、鼻干：针灵骨穴、大白穴，配肩中穴，立即见效，可扎针后立解。

（七）酒渣鼻

1. 用三棱针局部点刺出血，再针外三关穴，3次痊愈。

2. 背部红点用三棱针点刺出血，立愈。

3. 正本穴用三棱针或七星针点刺出血，3～4次即愈。

4. 背部脾俞穴、胃俞穴点刺出血，有卓效。

5. 脾俞穴点刺放血。

6. 胃俞穴点刺放血。

7. 正本穴点刺放血（七星针）。

（八）流鼻血

1. 先在少商穴、正会穴点刺出血，再针搏球穴、腕顺二穴、灵骨穴。

2. 针肩中穴，配建中穴，立止鼻血。

3. 在正会穴用三棱针点刺出血，再针珠圆穴，立即见效。

4. 针肩中穴，立止。

5. 少商穴点刺放血。

6. 太冲穴点刺放血。

7. 肝俞穴点刺放血。

第六节　咽喉疾病

治疗咽喉疾病常用穴道：十八星穴放血，针三重穴或放血，足五金穴、足千金穴放血，侧三里穴、侧下三里穴、外三关穴、少商穴、商阳穴（三商穴）放血，三神穴，针手掌喉点、灵骨穴、大白穴、重魁穴、灵骨穴、大白穴、合谷穴，耳尖放血，耳背静脉放血，喉灵穴、喉中穴、三叉一穴、上白穴、分白穴、手掌扁桃腺点、耳门穴、下关穴采用"丁"字刺法，董氏针灸小腿肺经路线穴道，灵骨穴久留针。

治疗咽喉疾病常用方法：

1. 治疗咽喉肿痛三线之局部治疗法：耳前一线沿皮刺+天牖穴、天窗穴、天容穴、扁桃腺穴+天柱穴、翳风穴。

机理：局部消炎，局部镇静。

功用：局部消炎镇静，反应速度快，马上见效，但是无法长效。

2. 治疗咽喉肿痛三线之中枢治疗法：颈后十八星穴点刺放血。

机理：兴奋脊椎中枢神经，以镇静末梢神经，马上止咽喉肿痛。

功用：兴奋脊椎中枢神经，以镇静末梢神经。

3. 治疗咽喉肿痛三线之整体治疗法：对侧灵骨穴+合谷穴+二间穴，三针倒马针。

机理：提高全身免疫力，提高白细胞活性。

功用：调节全身血液、神经或激素，故反应速度较慢，为根本治疗，可以长效。

（一）鱼骨刺喉

1. 针足五金穴、足千金穴，立解。
2. 针阳陵泉穴，有效。
3. 针足千金穴，有特效。

（二）喉癌、喉瘤

1. 针三神穴，奇效。
2. 针三重穴、耳背穴，效果甚佳。
3. 在侧三里穴、侧下三里穴点刺出血，有卓效。
4. 在喉蛾九穴点刺出血，再针喉中穴、喉灵穴，特效。
5. 手肘横纹上有青筋处、侧三里穴、侧下三里穴点刺放血，再针外三关穴并放血。

（三）痰塞喉管不出

喉蛾九穴点刺出血。

（四）咽喉痛、喉炎

1. 针心灵穴，配喉灵穴。
2. 曲陵穴、建力穴、中力穴点刺放血，再配针三神穴。
3. 针分金穴、合金穴、内金穴及商阳穴放血。
4. 足五金穴、足千金穴点刺出血，立即止痛。
5. 针足千金穴、足五金穴，配三重穴、驷马穴。
6. 耳背三静脉及商阳穴放血，特效。
7. 耳后背筋放血。
8. 针三重穴或放血，速效。
9. 足千金穴放血。
10. 尺泽及小腿见青筋放血。
11. 三重穴、少商穴点刺放血。
12. 阴陵泉穴至血海穴直线上青筋点刺放血。
13. 哑门穴点刺放血。
14. 喉蛾九穴点刺放血。
15. 少商穴、商阳穴、合谷穴点刺放血。
16. 三重穴点刺放血。

17. 可于耳背点刺放血，再对症治疗。

18. 针侧三里穴、侧下三里穴、阳陵泉穴、足五金穴、足千金穴、三重穴，特效。

19. 少商穴、商阳穴、十八星穴点刺放血，针灵骨穴、大白穴，特效，可立即缓解。

20. 小腿外侧肺区放血，特效，可立即缓解。

21. 针三重穴，特效，可立即缓解。

22. 耳尖、少商穴、商阳穴放血，针灵骨穴、大白穴，特效，可立即缓解。

23. 灵骨穴久留针，特效。

病例1：赵先生，52岁。

症状：咽炎。患者因受季节影响，导致咽炎发作。

治法：利用1维针灸疗法对足五金、足千金、灵骨、大白，治疗1个疗程，症状消失。

病例2：王女士，34岁。

症状：咽喉痛。患者咽喉痛，干痒。

治法：利用1维针灸疗法对灵骨、大白、足五金、足千金，配合刺络疗法1个疗程，症状消失。

（五）扁桃体炎

1. 针喉灵穴。

2. 商阳穴放血，针喉中穴。

3. 针大间穴、侧间穴、小间穴，配五虎穴。

4. 针土水穴、三毛穴、三齿穴。

5. 耳上、中、下穴及商阳穴放血，针灵骨穴。

6. 针足五金、足千金穴，配三重穴、驷马穴。

7. 针外三关穴，配合膝下外侧肺区寻找怒张的血络或皮肤暗紫处，点刺放血。

8. 三重穴、少商穴点刺放血。

9. 少商穴、商阳穴、合谷穴点刺放血。

10. 三重穴点刺放血。

11. 喉痛：①阴陵泉穴至血海穴直线上青筋点刺放血。②哑门穴点刺放血。③喉蛾九穴点刺放血。

12. 喉头炎：①少商穴、商阳穴、合谷穴点刺放血。②三重穴点刺放血。

13. 喉咙发炎疼痛：可于耳背点刺放血，再对症治疗。

14. 针侧三里穴、侧下三里穴、阳陵泉穴、足五金穴、足千金穴、三重穴，特效。

15. 灵骨穴久留针，特效。

（六）喉蛾

1. 少商穴点刺放血。

2. 喉痛：①阴陵泉穴至血海穴直线上青筋点刺放血。②哑门穴点刺放血。③喉蛾九穴点刺放血。

3. 喉头炎：①少商穴、商阳穴、合谷穴点刺放血。②三重穴点刺放血。

4. 喉咙发炎疼痛：可于耳背点刺放血，再对症治疗。

5. 针侧三里穴、侧下三里穴、阳陵泉穴、足五金穴、足千金穴、三重穴，特效。

6. 灵骨穴久留针，特效。

（七）咽肿，水药米粒不下

1. 少商穴、商阳穴、合谷穴点刺放血。

2. 三重穴点刺放血。

3. 灵骨穴久留针，特效。

（八）发音无声、失音

1. 针失音穴。

2. 于十八星穴、商阳穴点刺放血，再针灵骨穴、感冒穴，治感冒失音。

3. 总枢穴点刺放血。

（九）喉痒

喉蛾九穴点刺出血。

（十）喉疹

1. 十二猴穴点刺出血。

2. 九猴穴点刺出血。

第七节　感冒、上呼吸道感染

（一）高烧

1. 针三叉三穴，特效。

2. 针重子穴、重仙穴，特效。

3. 针灵骨穴、大白穴、重魁穴，特效。

4. 开四关穴（双手双脚的合谷穴、太冲穴），特效。

5. 十八星穴点刺放血，特效。

6. 背部五岭穴点刺放血，特效。

7. 大椎穴点刺放血，特效。

8. 耳尖、耳轮放血。

9. 少商穴、商阳穴放血。

10. 背部五岭穴刮痧。

11. 小儿高烧，若季肋部见红点成对出现，即在红点上放血。

（二）感冒发烧

1. 在少商放血及针灵骨穴、感冒穴。

2. 十八星穴点刺放血、耳尖放血。

3. 五岭穴点刺放血，特效。

4. 针三眼穴、灵骨穴、大白穴、重魁穴。

5. 针灵骨穴、大白穴，配合曲陵穴、建力穴、中力穴。

6. 针三叉三穴，特效。

7. 高烧不能言：①十八星穴及后背心肺区青色、黑色等异处放血。②后背心见有黑青异色处放血（此乃小儿高烧之重者；若发烧轻症，可于少商穴、大椎穴放血即可）。

8. 高热：①针大白穴退热，效果极佳。②背部五岭穴点刺出血，效佳。

病例1：赵先生，54岁。

症状：感冒、流鼻涕。

治法：利用5维全息疗法的1维针灸疗法对灵骨、大白、木穴针灸1次。以上症状立刻好转，鼻涕当时就控制住了。

病例2：沈某，8岁。

症状：发烧。在医院输液、吃药均没有退烧。

治法：用刺络疗法和1维针灸疗法对感冒一穴、感冒二穴和灵骨穴、大白穴，进行1次综合治疗，体温由治疗前的38.5℃降到37℃。

（三）感冒咳嗽、鼻塞

1. 感冒咳嗽：针火腑海穴。

2. 感冒喘息：针天士穴、人士穴、地士穴。

3. 感冒鼻塞：①针分金穴、合金穴、内金穴，配三叉穴、足感冒穴及镇静穴埋针。②鼻塞取侧三里穴，一针即通。

4. 感冒体虚：针三叉三穴、灵骨穴、大白穴、神耳穴、水金穴、水通穴。

5. 感冒发热：五岭穴点刺出血，热度即退。

6. 十八星穴及背后五岭穴点刺放血。

7. 五岭穴点刺放血，特效。

（四）咳嗽

1. 针火腑海穴，加地士穴。

2. 针曲陵穴、建力穴、中力穴。

3. 针火陵穴、火串穴、火山穴，配火圣穴。

4. 十八星穴及背后点刺放血。

5. 后背感冒三穴、神喘穴点刺放血，特效。

6. 老人夜间咳嗽：针后椎穴、首英穴、育英穴，配三神穴。

（五）感冒引起肠胃不适

针感冒穴，配四花穴、门金穴。

第八节　口腔、牙齿疾病

（一）牙痛

1. 针三齿穴，立止疼痛。

2. 针灵骨穴、大白穴，有奇效（针刺深度要深，且需先针灵骨穴，再针大白穴）。

3. 针三重穴，配门金穴，特效。

4. 外踝尖附近，及四花穴一带放血，针侧三里穴、侧下三里穴，特效。

5. 针灵骨穴，交刺侧三里穴、侧下三里穴。

6. 针四花外穴，有效。

7. 外踝尖至足临泣穴点刺放血。

8. 侠溪穴、地五会穴点刺放血。

9. 上牙痛常可在小腿外侧发现青筋，下牙痛则在足跗发现青筋。应用时，但见小腿外侧或足背外侧有青筋，便可放血而取效，不必拘泥于上下牙分属之部位。

10. 口齿神经痛引起牙痛：针外白穴、内白穴。

11. 上排齿引起的牙痛：小腿外侧见青筋放血，配针三齿穴。

12. 下排齿引起的牙痛：足跗上青筋放血，配针三齿穴、灵骨穴。

病例1：宫先生，43岁。

症状：牙痛。

治法：利用1维针灸疗法的侧三、侧下三、灵骨、大白，连续治疗7次，疼痛彻底消失。

（二）口舌生疮、口内生瘤

1. 针外三关穴，效佳。

2. 针三重穴，配四花中穴、四花下穴，效果卓著。

3. 针上营穴、下营穴，配下泉穴、中泉穴、上泉穴，效果甚佳。

4. 四花中穴点刺出血，针四花上穴。

5. 口舌生疮：①神门穴点刺放血。②玉液穴点刺放血。③阴陵泉穴至血海穴直线上青筋点刺放血。

（三）舌僵硬不适

金津穴、玉液穴点刺放血。

（四）舌下腺发炎

1. 足跗脚背一带点刺出血。

2. 脚背点刺放血。

（五）舌下肿

1. 针侧三里穴、侧下三里穴，有效。

2. 可于金津穴、玉液穴点刺出血，效果佳。

（六）口舌肿

三重穴、少商穴点刺放血。

（七）唇生疮

阴陵泉穴至血海穴直线上，找青筋点刺放血。

（八）唇痛

上唇穴、下唇穴点刺放血。

（九）白口症

上唇穴、下唇穴点刺出血。

（十）口干

1. 针后椎穴、首英穴、育英穴。
2. 针三神穴。
3. 通肾穴浅刺5分。
4. 水通穴浅刺。
5. 三神穴斜刺5分。

（十一）口臭、口苦

针分枝上穴、分枝下穴、上三黄穴、四花穴。

（十二）舌强不语、难言

1. 针地宗穴，特效。
2. 针上三黄穴，疗效卓著。
3. 针三风穴，配正会穴，有效。
4. 针肩中穴，配商丘穴更佳。
5. 针商丘穴、正会穴。
6. 总枢穴放血，针三重穴、木留穴、地宗穴。
7. 上唇穴、下唇穴点刺出血，再针地宗穴、灵骨穴、上三黄穴。
8. 口颊内侧、舌下青筋点刺出血，再针木枝穴、木全穴，配明黄穴、其黄穴。

（十三）凡打伤、摔伤、被点穴不能言语

背后心肺区第4～6椎间点刺出血，立解。

（十四）自高处坠下不语

背后心肺区第4～6椎间点刺出血（董公景昌曾治1例，放血3次即愈）。

（十五）齿龈炎

针内白穴、外白穴、三齿穴。

（十六）口腔癌导致口不能张、口内白斑等

在太阳穴、尺泽穴点刺出血后，即能张口，长期点刺出血，可白斑转红，张口如常人。

（十七）下腭痛（张口不灵）

针火硬穴，配下泉穴、中泉穴、上泉穴。

（十八）下颌骨痛（口不能张）

1. 针火硬穴，配解溪穴，效果更佳。
2. 耳背点刺出血。

（十九）腭关节炎

1. 针灵骨穴、大白穴、腕顺穴，有卓效。
2. 针下三皇穴，配通肾穴，效果甚佳。
3. 针下泉穴、中泉穴、上泉穴，配腕顺穴，奇效。

第九节　颈部疾病

治疗颈项疾病常用穴道：
1. 于天皇穴、肾关穴附近点刺放血。
2. 于委中穴附近点刺放血。
3. 针人皇穴（针尖向下斜刺）。
4. 于十八星穴点刺放血。
5. 针失枕穴、偏肩穴。
6. 三风穴埋针。
7. 针三肩穴。
8. 针七虎穴。

9. 针腕顺一穴、腕顺二穴。

10. 针八关三穴、八关四穴。

11. 针中九里穴。

12. 手肘窝放血。

13. 针落枕穴。

14. 针后下三里穴（在足三里旁开1寸，下1.5～2.0寸，找最酸点），极速效。

15. 针列缺穴（十四经）。

16. 人皇穴向外斜刺。

17. 针木黄穴。

18. 针上九里穴。

19. 针足小腿下段外侧区：胫骨前为三重穴，胫骨后为七虎穴。

20. 针足小腿下段内侧区：人皇穴、地皇穴。

21. 针足小腿下段后侧区：正筋穴、正宗穴、正士穴。

22. 针足小腿上段外侧区：后下三里穴（经外奇穴，在足三里旁开1寸，下1.5～2.0寸，找最酸点）。

23. 针足小腿上段后侧区：委中穴附近点刺放血。

24. 针足小腿上段内侧区：天皇穴、肾关穴联机附近点刺放血。

25. 针大腿外侧区：内九里、中九里穴、上营穴、下营穴。

26. 针大腿内侧区：木黄穴。

（一）项强、脖子酸痛

1. 在上俞穴、下俞穴配双奇穴点刺出血，特效。

2. 针人皇穴，特效。

3. 针中九里穴，有卓效。

4. 针三风穴，有卓效。

5. 针正筋穴、正宗穴，效果极佳。

6. 针失枕穴，有效。

7. 针上九里穴，有卓效。

8. 先在十八星穴点刺放血，配合针失枕穴、灵骨穴，特效。

9. 针三叉一穴、腕骨穴、天皇穴、人皇穴，特效，可马上减缓八成疼痛。

10. 针手五金穴、手千金穴。

11. 针上白穴。

12. 针木一穴、木二穴、木三穴、偏肩穴。

13. 针肺心穴、三海穴、三风穴。

14. 针项紧穴、腕顺穴、七虎穴。

15. 针肾关穴、腕顺穴。

16. 先于病位附近放血，再针州灵穴、州仑穴、后会穴。

17. 先于膝后太阳区放血，再针正筋穴、正宗穴、正士穴。

18. 针正筋穴、正宗穴，立能转侧。

19. 花骨一穴。

病例：高女士，30岁。

症状：颈椎痛。

治法：利用1维针灸疗法对升提穴、颈痛穴、肩痛穴治疗3次，症状消失。

（二）落枕

1. 先于病区点刺出血，再扎人皇穴。

2. 针失枕穴。

3. 先针正筋穴、正宗穴、正士穴，再于膝后太阳区放血。

4. 针重子穴、重仙穴。

5. 针正筋穴、正宗穴。

6. 针木留穴。

7. 治疗落枕、颈项扭转不灵：针人皇穴、驷马二穴、明黄穴。

8. 特效处方：①针重子穴，配合承浆穴（1次可愈）。②针正筋穴、正宗穴、重子穴，配合承浆穴、后溪穴、束骨穴、悬钟穴（1次可愈）。

病例：刘女士，38岁。

症状：落枕。患者最近一段时间经常落枕。

治法：利用1维针灸疗法对失枕穴、三叉三穴治疗，1次治愈。

（三）肩颈痛

针肾关上穴、髀关穴。

（四）颈椎骨刺

1. 针正脊一穴、正脊二穴、正脊三穴。

2. 针肺心穴、水源穴、腕顺穴。

3. 先在病位放血，再针正筋穴、正宗穴，配合肺心穴、水源穴。

病例：闫先生，45岁。

症状：颈椎增生。

治法：利用1维针灸疗法对正筋、正宗、正士、正脊，配合2维火龙疗法、3维透皮给药疗法、4维刮痧疗法及局部刺络疗法，治疗1个疗程，症状完全消失。

（五）颈项扭伤

1. 针失枕穴、偏肩穴。
2. 针天皇穴，配腕顺二穴，配合导引行气针法，并在病点放血。
3. 针对侧七虎穴，再针同侧腕顺二穴（近后溪穴），并配合群引行气针法。
4. 针火菊穴，配水曲穴，可治颈扭转不灵。

（六）项骨正中线痛

1. 冲霄穴点刺放血。
2. 委中穴点刺放血。

（七）颈部淋巴结核

1. 针三重穴、外三关穴，有效。
2. 针六脊穴效佳，加针三神穴，特效。
3. 针上瘤穴，配侧三里穴、侧下三里穴，有卓效。
4. 针五虎穴效佳，配神肩穴，特效。
5. 三重穴、四花穴点刺出血，再针灵骨穴、上瘤穴，效佳。
6. 针上三黄穴，效佳。
7. 针肩中穴、建中穴，配三重穴。
8. 侧头太阳穴、肘窝横纹上、膝后太阳区、小腿外侧区放血。
9. 十八星穴及背后心肺区第3～6胸椎间及其两旁放血，并于不定穴位上点刺出血。
10. 针三重穴、六完穴（取患侧穴位），非常有效。
11. 三重穴放血，再针承扶穴、秩边穴，效果极佳。

（八）颈项部皮肤病

1. 针肩中穴，配建中穴，特效。
2. 针驷马穴，配曲池穴，有卓效。
3. 针上三黄穴，配建中穴，效佳。
4. 针肩中穴，有效。

第十节　肩部疾病

治疗肩关节常用穴道：

1.肾关穴、人皇穴，特效。

2.八关三穴、八关四穴。

3.三肩穴。

4.三重穴。

5.足千金穴（或于十四经的条口穴透向承山穴）。

6.肩关节周围点刺放血，特效。

7.肩关节周围拔罐，特效。

8.偏肩穴（治疗肩）、失枕穴（治疗后颈）。

9.针刺对侧的侧三里穴、侧下三里穴、四花中穴、四花外穴，深刺有效（3寸），也可配合对侧的火主穴、阳陵泉穴。

10.使用董氏左右对应针法，针刺对侧手臂。

11.使用董氏上下对应针法，针刺同侧大腿根部。

（一）肩关节扭伤

1.针偏肩穴，配中白穴，效果卓著。

2.针灵骨穴、大白穴，配下白穴，特效。

3.针下三皇穴，特效。

4.针上营穴、下营穴，特效。

5.针四肢穴，效果佳。

6.针重子穴、重仙穴，配灵骨穴、大白穴、上白穴。

7.针通心穴、通灵穴、通天穴、通关穴，取其中二穴，加配四肢穴。

8.针金前穴，配天皇穴。

9.针刺对侧的侧三里穴、侧下三里穴、四花中穴、四花外穴，深刺有效（3寸），也可配合对侧的火主穴、阳陵泉穴。

10.使用董氏左右对应针法，针刺对侧手臂。

11.使用董氏上下对应针法，针刺同侧大腿根部。

（二）肩关节周围炎（含肩痛）

1.用三棱针于上俞穴、下俞穴、双奇穴、委中穴、三灵穴、三权穴、三弼穴、正阳一穴、正阳二穴、正阳三穴点刺出血，特效。

2. 针人皇穴，配肾关穴，立愈。

3. 针中九里穴，效果卓著。

4. 针肩中穴，配李白穴、上曲穴，效果佳。

5. 针三肩穴，特效。

6. 病位放血，针肩灵穴。

7. 针刺对侧的侧三里穴、侧下三里穴、四花中穴、四花外穴，深刺有效（3寸），也可配合对侧的火主穴、阳陵泉穴。

8. 使用董氏左右对应针法，针刺对侧手臂。

9. 使用董氏上下对应针法，针刺同侧大腿根部。

病例1：赵女士，54岁。

症状：双侧肩疼。患者因工作时间过长导致双侧肩关节疼痛，严重时造成活动受限。疼得厉害时贴上一贴止痛膏，但只是疼痛有所缓解，过后就又复发。

治法：利用1维针灸疗法对灵骨、大白、肾关、四花中等穴治疗1次，疼痛立刻消失，为了巩固疗效，又连续治疗7次，症状完全消失，活动自如。

病例2：朱女士，47岁。

症状：右侧肩周炎。

治法：利用1维针灸疗法对肩痛穴、三叉三穴，配合局部刺络疗法，治疗1次症状即无。

病例3：范女士，50岁。

症状：左侧肩周炎。

治法：患者已有3年多的病史。左侧肩关节不能往上活动。利用1维针灸疗法的肩痛穴、灵骨、大白、肾关，配合刺络疗法，治疗后症状立刻缓解，1个疗程后治愈。

病例4：高女士，30岁。

症状：颈肩肌痉挛。患者因工作劳累导致右侧颈椎及肩部肌肉疼痛。

治法：利用1维针灸疗法对三叉三、灵骨、大白，针灸1次即治愈。

（三）肩不能举

1. 针人皇穴，配肾关穴，特效。

2. 针三重穴，配足千金穴，效果卓著。

3. 针八关三穴、八关四穴，奇效。

4. 针灵骨穴、大白穴，配中白穴，效果显著。

5. 针四花穴，有效。

6. 针肩中穴、建中穴。

7. 针三肩穴、偏肩穴、火星上穴、火星下穴。

8. 针肩灵穴、肾关穴、下泉穴、中泉穴、上泉穴。

9. 刺对侧的侧三里穴、侧下三里穴、四花中穴、四花外穴，深刺有效（3寸），也可配合对侧的火主穴、阳陵泉穴。

10. 用董氏左右对应针法，针刺对侧手臂。

11. 用董氏上下对应针法，针刺同侧大腿根部。

（四）肩臂痛

1. 针人士穴。

2. 针上士穴（需与下臂成45°）。

3. 针肩中穴、建中穴，配上曲穴、下曲穴。

4. 针三肩穴、三风穴。

5. 针木一穴、木二穴、木三穴、偏肩穴。

6. 针八关穴。

7. 先针三重穴、四花外穴，配合在病位及肘横纹瘀血青筋处放血。

8. 针灵骨穴、重子穴、偏肩穴，特效。

9. 针水通穴，配玉火穴，效果卓著。

10. 针通背穴、通胃穴，配中九里穴，效果显著。

11. 针刺对侧的侧三里穴、侧下三里穴、四花中穴、四花外穴，深刺有效（3寸），也可配合对侧的火主穴、阳陵泉穴。

12. 使用董氏左右对应针法，针刺对侧手臂。

13. 使用董氏上下对应针法，针刺同侧大腿根部。

（五）肩痛

1. 针偏肩穴，有奇效。

2. 针三肩穴，配失枕穴，效果显著。

3. 针三风穴，效果甚佳。

4. 在六肩穴点刺出血，特效。

5. 在三灵穴、三弼穴、上俞穴、下俞穴点刺出血，特效。

6. 在三灵穴、三弼穴、上俞穴、下俞穴点刺出血，针中九里穴，配天皇穴。

7. 先在病位放血，配合针臂关穴、肩灵穴。

8. 针足千金穴、足五金穴。

9. 肩后侧痛：先在病位放血，配合针七里穴配中九里穴，或针六完穴及对侧肾关穴。

10. 肩胛冈以上痛：针天宗穴、地宗穴、人宗穴。

11. 肩骨痛：七虎穴配肩灵穴。如病情较重时病灶以三棱针放血。

12. 后肩痛、肩胛骨痛、背痛：承山穴、委中穴见青筋处点刺放血。

13. 针刺对侧的侧三里穴、侧下三里穴、四花中穴、四花外穴，深刺有效（3寸），也可配合对侧的火主穴、阳陵泉穴。

14. 使用董氏左右对应针法，针刺对侧手臂。

15. 使用董氏上下对应针法，针刺同侧大腿根部。

（六）肩颈痛

针肾关上穴、髀关穴。

（七）肩胛骨痛

承山穴、委中穴见青筋处点刺放血。

（八）锁骨附近痛

针木留穴、腑肠穴、三重穴。

（九）膏肓痛

1. 针正筋穴、正宗穴、正士穴，配合重子穴、重仙穴。

2. 先在病位局部放血，配合针重子穴、重仙穴、腕顺穴。

3. 先针肾关穴、通背穴，配合重子穴、重仙穴。

（十）肩背痛

1. 针重子穴、重仙穴，特效。

2. 针通肾穴、通胃穴、通背穴，特效。

3. 承山穴、委中穴见青筋处，点刺放血。

第十一节　上肢疾病

（一）上肢疾病总治

可于肘弯点刺出血，再对症治疗。

（二）手指麻痹

1. 针对侧之手五金穴、手千金穴有卓效，临床使用特效。

2. 针地皇穴、人皇穴，有效。

3. 针上三黄穴，效果显著。

4. 五岭穴点刺出血，特效，再针五虎穴。

5. 针八关穴，特效。

6. 针中白穴、腕顺穴、灵骨穴、大白穴，特效。

7. 针地宗穴，有奇效，临床使用特效。

8. 针火腑海穴、上营穴、下营穴、七里穴、通关穴，有卓效。

9. 针火圣穴、肺灵穴，极有效。

10. 委中穴、上俞穴、下俞穴、正阳一穴、正阳二穴、正阳三穴点刺出血，特效。

11. 三重穴、四花穴点刺出血，特效。

12. 针三叉一穴、三叉二穴、三叉三穴，立解麻痹。

13. 若中指酸麻：针心灵穴、门金穴、四肢穴。

14. 针肾关穴，特效（双手取穴）。

15. 针肾关穴、复溜穴，特效。

16. 后心穴点刺放血。

17. 双凤穴点刺放血。

（三）高血压导致手脚麻痹

五岭穴点刺放血。

（四）五指不能伸屈

1. 针上三黄穴，特效。

2. 在五岭穴用三棱针点刺出血，特效。

3. 针肺灵穴、地宗穴，特效。

4. 针足五金穴、足千金穴，效果甚佳。

5. 针重子穴、重仙穴。

6. 背后心肺区第4～6椎间用三棱针点刺出血，再针五虎穴。

7. 若无名指不能伸屈：针四肢穴、木斗穴、木留穴。

8. 若食指不能伸屈：针花骨一穴、花骨二穴。

9. 若中指不能伸屈：针花骨二穴、门金穴、四肢穴。

10. 针五虎一穴，特效。

11. 后心第4～6椎放血。

（五）手指疼痛

1. 针五虎一穴，特效（五虎穴位于拇指掌面桡侧，共有5穴，取穴时使拇指弯曲，可见两斜横纹，在横纹端尽头联机于赤白肉际处，中点为五虎三穴，近端为一、二穴，远程为四、五穴，五虎一穴治疗手指疼痛、手掌痛，五虎三穴治疗脚趾疼痛，五虎四穴治疗脚背痛，五虎五穴治疗脚跟痛）。

2. 双手十指疼痛：针肾关穴，特效（双手取穴）。

3. 手指关节扭伤发炎肿大：足跗外侧放血。

（六）腱鞘炎

1. 腱鞘炎：五虎一穴，特效（五虎穴位于拇指掌面桡侧，共有5穴，取穴时使拇指弯曲，可见两斜横纹，在横纹端尽头联机于赤白肉际处，中点为五虎三穴，近端为一、二穴，远程为四、五穴，五虎一穴治疗手指疼痛、手掌痛，五虎三穴治疗脚趾疼痛，五虎四穴治疗脚背痛，五虎五穴治疗脚跟痛）。

2. 手指关节扭伤发炎肿大：足跗外侧放血。

3. 腱鞘囊肿：囊肿部位点刺放液。

（七）指关节痛、指关节炎

1. 针心灵一穴、心灵二穴，特效。

2. 手五金穴、手千金穴，有效。

3. 针对侧骨关穴、木关穴，针尖需朝向患指，效果卓著。

4. 针上三黄穴，配人皇穴，奇效。

5. 先于病位放血，再针五虎穴、四肢穴。

6. 针五虎一穴，特效。

7. 针人士穴。

8. 足跗外侧放血。

（八）手指手背红肿

1. 针灵骨穴、大白穴、三叉一穴、三叉二穴、三叉三穴。

2. 针五虎一穴，特效。

3. 足跗外侧放血。

4. 四花中穴、四花副穴点刺放血。

（九）手痛不能握物

1. 在侧下三里穴及侧三里穴，用三棱针点刺出血，特效。
2. 针对侧手五金穴、手千金穴，特效。
3. 针五虎穴有效，配灵骨穴，效果极佳。
4. 针五虎一穴，特效。
5. 针对侧侧三里穴、侧下三里穴。
6. 针重子穴、重仙穴。
7. 针肾关穴。

（十）食指痛

1. 针四花中穴，特效。
2. 针五虎一穴，特效。

（十一）中指、中趾麻

针通关穴、通山穴。

（十二）手掌痛

针五虎一穴，特效（五虎穴位于拇指掌面桡侧，共有5穴，取穴时使拇指弯曲，可见两斜横纹，在横纹端尽头联机于赤白肉际处，中点为五虎三穴，近端为一、二穴，远程为四、五穴，五虎一穴治疗手指疼痛、手掌痛，五虎三穴治疗脚趾疼痛，五虎四穴治疗脚背痛，五虎五穴治疗脚跟痛）。

（十三）掌背红肿

四花中穴、四花副穴点刺放血。

（十四）腕关节痛、腕关节炎

1. 针三重穴，配人皇穴，特效。
2. 针侧三里穴、侧下三里穴、明黄穴，效果卓著。
3. 针刺对侧三重穴，有特效，可以当场缓解。
4. 针刺对侧腕关节，有特效，可以当场缓解。
5. 先于病位放血，再针对侧肾关穴。
6. 针对侧四肢穴贴骨斜刺向上，配人皇穴。
7. 针侧三里穴、侧下三里穴，特效。

8. 肩胛上部或足跗处放血。

9. 足跗外侧放血。

10. 四花中穴、四花副穴点刺放血。

11. 足临泣穴、侠溪穴、地五会穴点刺放血。

12. 水俞穴点刺放血。

病例：王先生，46岁。

症状：手腕疼。患者因用力过度不慎扭伤，当时没有重视，只是贴了几贴止痛膏，感觉疼痛减轻，过了几个月后症状又突然复发。

治法：利用1维针灸疗法的上白、侧三、侧下三针灸1次，疼痛已完全消失，而且活动自如。

（十五）手酸痛

1. 针地皇穴、四肢穴，效果甚佳。

2. 针心灵一穴、心灵二穴、心灵三穴，配肺灵穴，特效。

3. 针地宗穴，有卓效。

4. 针侧三重穴、侧下三里穴，有效。

5. 针八关穴，有奇效。

6. 针侧三里穴、侧下三里穴。

7. 双凤穴点刺放血。

8. 四花外穴点刺放血。

9. 水愈穴点刺放血。

（十六）手抽筋

1. 针手解一穴、手解二穴，特效。

2. 针手五金穴、手千金穴，特效。

3. 针健侧肩中穴、建中穴、地宗穴，特效。

4. 针三叉三穴，立愈。

5. 针对侧火山穴。

（十七）两手拘挛

泻曲陵穴，针肾关穴。

（十八）肘关节痛

1. 针曲陵穴、建力穴、中力穴。

2. 针对侧四肢穴，配外三关上穴。

3. 针上营穴、下营穴，特效。

4. 针上九里穴，特效。

5. 针灵骨穴，有效（针刺深度要深）。

6. 针中九里穴，有效。

7. 针四花中穴，特效。

（十九）上臂痛

1. 上臂内侧痛：针上三黄穴。

2. 上臂后侧痛：针通心穴、通关穴、通天穴。

3. 上臂外侧痛：针下泉穴、中泉穴、上泉穴、上九里穴、中九里穴、下九里穴。

4. 上臂痛：①在四花上穴、四花中穴、四花外穴点刺出血，立即痊愈。②针肩中穴，配地宗穴，效果神速。③针上营穴、下营穴，特效。④针后椎穴、首英穴、育英穴。⑤针对侧侧三里穴、六完穴，有效。⑥再在对侧上曲穴用三棱针放血。

5. 左臂痛：①在膝眼下针即愈。②四花中穴放血，有效。

6. 手痛、手足血管硬化、手麻：①双凤穴点刺放血。②四花外穴点刺放血。③水愈穴点刺放血。

7. 前臂痛：双河穴点刺放血，四花外穴点刺放血，水愈穴点刺放血。

（二十）手下臂痛

1. 针火串穴、火陵穴、火山穴。

2. 内侧痛：针正筋穴、正宗穴、搏求穴。

3. 外侧痛：针四花上穴、四花中穴、四花下穴。

4. 后侧痛：针下三皇穴。

5. 前臂痛：双河穴点刺放血，四花外穴点刺放血，水俞穴点刺放血。

（二十一）手麻

1. 先于火主穴、火妙穴、火巢穴、火重穴、火花穴、火蜜穴放血，皆位于后背部肩胛手足区，再针四肢穴、花骨穴。

2. 先于病位点刺出血，再针三叉一穴、三叉二穴、三叉三穴。

3. 颈椎骨质增生压迫神经导致手麻：①针（对侧）地宗穴、手五金穴、手千金穴，配合（同侧）正脊一穴、正脊二穴，特效。②针（对侧）地宗穴+手五金穴+手千金穴+八关三穴、八关四穴，特效。

（二十二）　手臂不能举

1.针肾关穴（对侧），特效。

2.针四花中穴（同侧），特效。

3.针足千金穴、足五金穴，效果佳。

4.针花骨二穴。

（二十三）肩臂痛

1.双河穴点刺放血。

2.四花外穴点刺放血。

（二十四）四肢骨肿

1.针腕顺一穴、腕顺二穴、复原穴。

2.挫伤引起的剧痛、痛入骨髓：针患处对侧的五虎穴。

（二十五）全身骨肿

1.针五虎穴、灵骨穴、大白穴、土水穴。

2.针患处对侧的五虎穴。

（二十六）骨节酸痛

1.针金营上穴、金营下穴，配灵骨穴、复原穴、骨关穴、木关穴。

2.针挫伤引起的剧痛、痛入骨髓：针患处对侧的五虎穴。

（二十七）网球肘、肱外上髁炎

针二间穴、三间穴、手三里穴，特效。

（二十八）腕管炎综合征

针阳陵泉穴、足三里穴、董氏上肢穴、四肢穴、肾关穴，配合对侧的解溪穴，特效。

第十二节　下肢疾病

（一）下肢疾病总治

皆可先于委中点刺放血，再对症治疗。

（二）治疗膝盖常用穴道

1. 肩中穴、建中穴。

2. 膝五针（内犊鼻穴、外犊鼻穴、鹤顶穴透通山穴、阴陵泉穴或足三里穴、阳陵泉穴），特效。

3. 左右肩中穴，特效。

4. 对侧曲池穴、内曲池穴，特效。

5. 背部五金穴点刺放血，特效。

6. 阳陵泉，特效。

7. 土水穴。

8. 内关穴。

9. 膝灵穴（针刺半分）。

10. 两膝眼。

（三）治疗坐骨神经常用穴道

1. 腕顺穴、三叉三穴、中白穴、外白穴、三河穴等区域。

2. 明黄穴、其黄穴、天黄穴道（上三黄穴）。

3. 灵骨穴、大白穴。

4. 大腿后侧（委中上下左右区段，整条后侧）青筋点刺放血。

5. 耳针，由臀穴扎向坐骨神经穴。

6. 八关三穴、八关四穴。

7. 上曲穴、下曲穴、肩中穴。

8. 正筋穴、正宗穴、正士穴。

9. 掌诊坐骨神经区域。

10. 臂诊坐骨神经区域、腰椎区域。

11. 针玉火穴、中白穴，配合腕顺穴。

12. 三河穴。

13. 木魁穴、木科穴。

14. 掌三针。

15. 骨关穴、木关穴。

16. 人士穴。

（四）治疗脚踝常用穴道

1. 云白穴、李白穴。

2. 五虎穴。

3. 土水五穴（小节穴）（土水五穴有外踝点、足背点、内踝点之分）。

4. 背部五岭穴点刺放血。

5. 背部五金穴点刺放血。

6. 手腕尺骨突。

7. 董氏对应针法，取对侧手腕对应点。

（五）治疗小腿常用穴道

1. 手解穴（治疗抽筋立解）。

2. 八关三穴、八关四穴。

3. 木华穴、胆穴。

4. 三叉三穴、中白穴。

5. 手指中指背部区域（木华穴、胆穴、八关三穴、八关四穴）。

6. 水沟穴（治疗抽筋立解）。

7. 董氏对应针法，取对侧下臂对应点。

8. 三灵一穴、三灵二穴、三灵三穴、腰灵穴、火圣穴。

9. 阳陵泉穴、承山穴、委中穴、条口穴透承山穴。

（六）治疗大腿常用穴道

1. 天宗穴、地宗穴、人宗穴。

2. 对侧上九里穴、中九里穴、下九里穴。

（七）膝盖痛

1. 针肩中穴，配通关穴，特效。

2. 在背上五金穴点刺出血，奇效。

3. 针中间穴、下间穴，有效。

4. 针心膝穴，配膝灵穴，效果卓著。

5. 针神肩穴，配建中穴，效果神速。

6. 针两犊鼻穴，配肩中穴，特效。

7. 针火膝穴，有效。

8. 在后背上五金穴点刺出血，针土水穴。

9. 膝扭伤：针火膝穴。

10. 膝盖肿痛：在病位及火硬穴若出现青筋则点刺放血，配合针肩中穴、建中穴。

11. 针肩中穴，有特效。

12. 针中间穴，有效。

13. 针胆穴。

14. 针心门穴。

15. 三金穴点刺放血。

16. 膝五针（内犊鼻穴、外犊鼻穴、鹤顶穴透通山穴、阴陵泉穴或足三里穴、阳陵泉穴），特效。

17. 针左右肩中穴，特效。

18. 针对侧曲池穴、内曲池穴，特效。

19. 背部五金穴点刺放血，特效。

20. 针阳陵泉，特效。

21. 久年膝痛：三金穴点刺出血，对久年膝痛尤有特效。

22. 膝盖风湿痛、疼痛剧烈：先在双背三金穴点刺出血，当场疼痛即可减轻大半，再配合双内关刺针，令其活动腿部，可1次而愈。

23. 治久年风湿疼痛：使用毫针治疗容易再复发，但若毫针配合点刺放血，则较不易复发。

（八）膝关节炎、风湿性关节炎

1. 针肩中穴、建中穴。

2. 针膝灵穴。

3. 背后脊椎第5~9椎及其旁开2寸左右放血，或肩背手足区放血，再配合针土水穴。

4. 针肩中穴，有特效。

5. 针中间穴，有效。

6. 针胆穴。

7. 针心门穴。

8. 三金穴点刺放血。

9. 膝五针（内犊鼻穴、外犊鼻穴、鹤顶穴透通山穴、阴陵泉穴或足三里穴、阳陵泉穴），特效。

10. 针左右肩中穴，特效。

11. 针对侧曲池穴、内曲池穴，特效。

12. 背部五金穴点刺放血，特效。

13. 针阳陵泉，特效。

14. 久年膝痛：三金穴点刺出血，对久年膝痛尤有特效。

15. 膝盖风湿痛、疼痛剧烈：先在双背三金穴点刺出血，当场疼痛即可减轻大半，再配合双内关刺针，令其活动腿部，可1次而愈。

16. 治久年风湿疼痛：使用毫针治疗容易再复发，但若毫针配合点刺放血，则较不易复发。

病例1：黄先生，40岁。

症状：膝关节疼。患者已有10多年的病史，在此期间一直没有间断治疗，但始终没有明显的效果。

治法：利用1维针灸疗法针灵骨、大白、心膝、胆穴、肩中、建中，治疗时配合2维火龙疗法、3维透皮给药疗法、4维刮痧疗法及刺络疗法。1个疗程的治疗，病情已基本好转，随后又巩固治疗1个疗程，症状完全消失。

病例2：左女士，70岁。

症状：膝关节增生。患者有20多年的病史，血糖偏高，在此期间曾针灸、按摩、服药、输液等，一直没有太大的效果，给本人的生活带来了很大的不便。

治法：利用1维针灸疗法针灵骨、大白、心膝、胆穴、上三黄、下三皇，治疗时配合2维火龙疗法、3维透皮给药疗法、4维刮痧疗法及刺络疗法。1个疗程后，已治愈70%，而且血糖也降下来了，又巩固1个疗程，膝关节疼痛消失，血糖较稳定。

病例3：门女士，45岁。

症状：膝关节疼（内有积液）。患者已有5年的病史，走路时双侧膝关节疼痛难忍。

治法：利用1维针灸疗法针心灵一、心灵二、灵骨、大白、肾关、三重，在治疗时配合刺络疗法，连续针灸7次疼痛已消失，又综合治疗7次，彻底治愈。

（九）退化性关节炎

1. 先在病位点刺放血，配合针上三黄穴、中白穴。

2. 针左右肩中穴，特效。

3. 针对侧曲池穴、内曲池穴，特效。

4. 背部五金穴点刺放血，特效。

5. 针阳陵泉，特效。

6. 久年膝痛：三金穴点刺出血，对久年膝痛尤有特效。

7. 膝盖风湿痛、疼痛剧烈：先在双背三金穴点刺出血，当场疼痛即可减轻大半，再配合双内关刺针，令其活动腿部，可1次而愈。

8. 治久年风湿疼痛：使用毫针治疗容易再复发，但若毫针配合点刺放血，则较不易复发。

（十）痛风性关节炎

1. 先在病位点刺放血，配合针上三黄穴、下三皇穴。
2. 针中九里穴，配通关穴、通山穴、驷马穴。
3. 针肩中穴、建中穴，配通肾穴、肾关穴。
4. 针骨关穴、木关穴、复原穴，配灵骨穴、大白穴。
5. 背后第5~9椎旁开2寸左右点刺放血。

（十一）关节炎

1. 三金穴点刺放血。
2. 背后第5~9椎旁开2寸左右点刺放血。
3. 膝五针（内犊鼻穴、外犊鼻穴、鹤顶穴透通山穴、阴陵泉穴或足三里穴、阳陵泉穴），特效。
4. 针左右肩中穴，特效。
5. 针对侧曲池穴、内曲池穴，特效。
6. 针背部五金穴点刺放血，特效。
7. 针阳陵泉，特效。
8. 久年膝痛：三金穴点刺出血，对久年膝痛尤有特效。
9. 膝盖风湿痛、疼痛剧烈：先在双背三金穴点刺出血，当场疼痛即可减轻大半，再配合双内关刺针，令其活动腿部，可1次而愈。
10. 治久年风湿疼痛：使用毫针治疗容易再复发，但若毫针配合点刺放血，则较不易复发。

（十二）膝内侧发炎

足跗内侧及膝内侧发炎、脚上长疔疮：后背第5、6椎旁开3寸点刺放血。

（十三）膝盖冷痛

1. 针单侧通天穴、通山穴。
2. 针肩中穴。
3. 三金穴点刺放血。

（十四）腿冷痛

1. 五岭穴点刺出血，效果甚佳。

2. 针上三黄穴，配通关穴、通肾穴，有奇效。

3. 双凤穴点刺出血。

4. 针通天穴、通胃穴。

（十五）膝腘窝筋伸屈困难，疼痛难行

针八关三穴、八关四穴。

（十六）脚麻

1. 针李白穴、云白穴，特效。

2. 针神肩穴，配肩中穴，效果甚佳。

3. 针八关穴，特效。

4. 先于双凤穴放血，再针手五金穴、手千金穴。

5. 于州天穴、州仑穴、州圆穴及病位放血。

6. 针驷马穴，再针对侧肩中穴。

7. 脚麻、脚痛：双凤穴点刺放血。

8. 脚麻、脚痛：隐白穴点刺放血。

9. 四肢麻痛：十二井穴点刺放血。

（十七）高血压导致手脚麻痹

五岭穴点刺放血。

（十八）脚痛

1. 针手五金、手千金穴。

2. 针人宗穴、李白穴、云白穴。

3. 针三河穴、胆穴、水清穴。

4. 针木关穴、正水穴、土水穴。

5. 针背心穴，及双凤穴点刺出血。

6. 两腿酸痛：金林穴、金枝穴点刺放血。

7. 脚麻、脚痛：双凤穴点刺放血。

8. 脚麻、脚痛：隐白穴点刺放血。

9. 四肢麻痛：十二井穴点刺放血。

（十九）两腿酸

1. 在肩峰穴（或称背面穴，近于肩髃穴）点刺出血即愈。

2. 针水通穴、水金穴。

3. 针对侧之七里穴、九里穴。

4. 金林穴、金枝穴点刺放血。

(二十) 大腿痛

1. 在五岭穴点刺出血，立愈。

2. 针对侧上九里穴、中九里穴、下九里穴，特效。

3. 针天宗穴、地宗穴、人宗穴，特效。

4. 针中白穴、下白穴，配灵骨穴，特效。

5. 针三叉三穴，特效。

6. 金林穴点刺出血，特效。

7. 针七里穴、九里穴。

8. 大腿内侧痛：针天宗穴、地宗穴、人宗穴，或针心门穴、肝门穴、肠门穴。

9. 大腿外侧痛：针正脊一穴、正脊二穴、正脊三穴，或针肩中穴、建中穴。

(二十一) 小腿胀痛、酸痛

1. 金精穴、金枝穴点刺放血，再针指肺穴、中白穴。

2. 针木华穴，特效。

3. 针心膝穴，特效。

4. 针三叉穴，效果卓著。

5. 局部点刺出血，再针正筋穴，效果显著。

6. 针胆穴，有卓效。

7. 针对侧内关穴，特效。

8. 针次白穴，特效。

9. 针肩中穴，效佳。

10. 针对侧心灵一穴、心灵二穴、心灵三穴、腰灵二穴、火圣穴，特效。

11. 因为脚踝痛而引起小腿痛、腓肠肌疼痛：针踝灵穴（小节穴）、土水穴。

12. 小腿胀痛：精枝穴点刺放血尤佳。

13. 小腿发胀：针手五金穴、手千金穴。

14. 小腿肚痛：①针天宗穴、地宗穴、人宗穴。②针肩中穴、云白穴。③针心灵穴、腰灵穴、火圣穴。

15. 小腿前侧痛：针火串穴、火陵穴、火山穴。

（二十二）脚抽筋

1. 针中白穴，特效。
2. 针八关三穴、八关四穴，特效。
3. 针三叉一穴、三叉二穴、三叉三穴，特效。
4. 针正筋穴、正宗穴，效佳。
5. 针手解穴，立愈。
6. 针三灵穴，特效。
7. 习惯性抽筋：先在三灵穴放血，再配合中白穴、三叉穴、胆穴。
8. 针正筋穴。
9. 针次白穴。

（二十三）霍乱抽筋

先于四花中穴、四花外穴点刺出血，再针搏球穴。

（二十四）腿痛不能履地

1. 针四花外穴，配侧下三里穴，特效。
2. 针中白穴，立愈。
3. 针对侧九里穴，下针即愈。

（二十五）小腿风湿痛

针对侧九里穴。

（二十六）腹股沟痛（鼠蹊痛）

针对侧心门穴，配上曲穴、下曲穴。

（二十七）股痛

先在膝后腘部放血，再配合神肩穴、肩中穴、建中穴。

（二十八）腿部游走性风湿痛

四花上穴、四花中穴、四花副穴三穴先放血，再针上三黄穴、中九里穴。

（二十九）下肢水肿

1. 先在四花下穴放血，再配通肾穴、通胃穴、下三皇穴。

2. 针马金水穴，配下三皇穴、六完穴。

3. 四肢水肿：针下三皇穴、通天穴。

（三十）足酸难行

针次白穴，或委中穴青筋上放血。

（三十一）腿软无力兼心悸

1. 针肩中穴、通天穴，特效。

2. 针木枝穴，效佳。

（三十二）痿证

1. 针正会穴、建中穴，配合头皮针顶旁足一带。

2. 针八关穴，特效。

3. 针肩中穴，配李白穴、上曲穴，效果卓著。

（三十三）腿无力抬起

1. 针八关三穴、八关四穴。

2. 针上九里穴、中九里穴、下九里穴。

3. 针肩中穴、建中穴，配上曲穴、下曲穴，或云白穴、李白穴。

（三十四）小儿麻痹

1. 针肩中穴，配李白穴、上曲穴，特效。

2. 针神肩穴，配云白穴、下曲穴、建中穴，有效。

3. 针天宗穴、地宗穴、人宗穴。

4. 针肩中穴、云白穴、上曲穴，特效。

（三十五）背连下腿痛

针马快水穴，有卓效。

（三十六）坐骨神经痛

1. 针少白穴、中白穴，效果卓著。

2. 针上曲穴、下曲穴，特效。

3. 针腕顺穴、三叉三穴、三河穴、中白穴、下白穴，特效。

4. 针上三黄穴、足肝经穴。

5. 针三河穴，效果甚佳。

6. 针正筋穴、正宗穴，配火枝穴，效果甚佳。

7. 针上三黄穴、木魁穴、木黄穴，特效。

8. 针安脊一至安脊六穴任取三穴，效佳。

9. 针木科一至木科三穴，效佳。

10. 针上曲穴、下曲穴，效果甚佳。

11. 针三叉二穴、三叉三穴，神效。

12. 针下白穴、中白穴。

13. 针花骨三穴、花骨四穴、三叉二穴、三叉三穴。

14. 针二角明穴、胆穴、三河穴、三海穴。

15. 针火主穴、水曲穴、灵骨穴、下白穴。

16. 先在双河穴、四花外穴放血，再针水腰穴、土水穴、中白穴、复原穴。

17. 先在病位直接放血，及膝后太阳区放血，配合针安脊穴任取三穴配二角明透穴、腕顺一穴、三河穴。

18. 针上曲穴、下曲穴，特效。

19. 针灵骨穴、大白穴，特效。

20. 针鼻翼穴，特效。

21. 金林穴点刺出血，效佳。

22. 委中穴青筋点刺出血，特效。

23. 针八关三穴、八关四穴，特效。

24. 针腕顺穴、三叉三穴、三河穴、中白穴、下白穴，特效。

25. 针足上三黄穴，特效。

26. 治疗坐骨神经痛特效穴：针灵骨穴、大白穴，配中白穴，效果显著。

27. 治疗脚麻抽筋、坐骨神经痛、五十肩：针八关穴。

28. 血管硬化引起坐骨神经痛：在金神穴、木原穴、木太穴放血，配合针骨关穴、木关穴、灵骨穴、手解穴。

29. 坐骨神经痛引起腰痛：针踝灵穴（小节穴）、土水穴。

30. 因为脚踝痛而引起坐骨神经痛梨状肌综合征：针踝灵穴（小节穴）、土水穴。

31. 肺气虚型的坐骨神经痛：若患者掌上肺区出现气色反应，即可诊为肺虚，而灵骨穴、大白穴又有肺神经通过，故肺气虚型的坐骨神经痛针灵骨穴、大白穴，特效。

32. 若掌诊肾区形色反应异常，则当取中白穴、下白穴（属肾之神经）二穴，故肾气虚型的坐骨神经痛针中白穴、下白穴，特效。

33. 太阳经路径的坐骨神经痛：委中穴或金林穴点刺放血。

34. 少阳经路径的坐骨神经痛：四花外穴或金林穴点刺放血。

35. 坐骨神经痛于胆经路径疼痛：丰隆穴到阳陵泉穴一带青筋点刺放血，1次可痊愈。

（三十七）足跗内侧发炎

1. 背后心肺区第5～6椎及其旁开3寸放血。

2. 后背第5～6椎旁开3寸放血。

（三十八）脚跟痛

1. 先在病位及委中附近找青筋放血，再针对侧手掌骨关穴、木关穴。

2. 先在病点出血、胆穴放血，再针胆穴、五虎穴、中白穴。

3. 针五虎五穴，特效。

4. 针灵骨穴，有效（针刺深度要深，尤其是患处距离灵骨穴越远，越要针得更深）。

5. 委中穴青筋点刺出血，特效。

6. 委中穴点刺放血。

（三十九）足踝扭伤

1. 针云白穴、李白穴、肩中穴、建中穴。

2. 先在病位放血，再针踝灵穴、土水穴（踝灵穴又名土水五穴、小节穴：对足踝扭伤有强烈的消炎止痛效果，位于手掌大鱼际赤白肉际，第一掌指关节结合处那个点即是，针刺时需用1.5寸针，以30°斜刺向腕横纹中央，由踝灵穴点斜刺1.5寸左右）。

3. 委中穴点刺出血，特效。

4. 针五虎四穴。

5. 针小节穴，尤其特效。

6. 足内踝痛：针下白穴、中白穴。

7. 足外踝痛：针五虎穴、胆穴、中白穴、下白穴。

8. 脚踝肿痛：委中穴及阳陵泉穴点刺放血。

（四十）脚扭伤

1. 针李白穴、云白穴，特效。

2. 针火膝穴，配中白穴，效果甚佳。

3. 五岭穴点刺出血，一次痊愈。

4. 五金穴点刺出血，有卓效。

5. 五金穴、五岭穴点刺出血。

6. 先在病位放血，再针踝灵穴、土水穴（针踝灵穴又名土水五穴、小节穴，乃治疗踝关节扭伤疼痛特效穴，屡用屡验。治疗时，取受伤脚踝的对侧手掌，即健侧穴道。踝灵穴在手掌大鱼际赤白肉际，第一掌指关节结合处那个点即是，但是针刺时由该穴进针后，针尖朝向腕横纹中点，进针 1.0～1.5 寸，同时，令患者活动踝关节，施动气针法，收效出针或留针30分钟）。

7. 针五虎穴、云白穴、李白穴、肩中穴、对侧手腕尺侧突，特效。

8. 脚踝肿痛：委中穴及阳陵泉穴点刺放血。

病例：郑先生，42岁。

症状：脚踝疼。患者此症状已有1年多，经过其他方法的治疗，一直没有治愈。

治法：利用1维针灸疗法的小节、踝痛、灵骨、大白，针灸1个疗程治愈，后期跟踪回访一直未复发。

（四十一）脚背面红肿（草鞋风）

1. 先在病位放血，再配通肾穴、通胃穴、通关穴、云白穴、李白穴下针。

2. 先在足四缝穴点刺出血，再针李白穴。

3. 针三重穴，配通肾穴、通胃穴，效佳。

（四十二）脚背痛、脚掌痛

1. 针五虎四穴，特效。

2. 针五虎三穴、五虎四穴。

（四十三）跗关节痛

1. 先在病位点刺，再针五虎穴、四肢穴。

2. 针五虎三穴，特效。

（四十四）脚趾痛

针五虎三穴。

（四十五）脚趾痉挛

外踝中央点刺放血。

（四十六）趾麻

针下三皇穴。

（四十七）大趾生瘤

针天皇穴、通肾穴。

（四十八）香港脚流黄水

外踝中央至临泣穴青筋点刺放血。

（四十九）四肢麻痛

十二井穴点刺放血。

（五十）四肢骨肿

1. 针腕顺一穴、腕顺二穴、复原穴。
2. 挫伤引起的剧痛、痛入骨髓：针患处对侧的五虎穴。

（五十一）全身骨肿

1. 针五虎穴、灵骨穴、大白穴、土水穴。
2. 挫伤引起的剧痛、痛入骨髓：针患处对侧的五虎穴。

（五十二）骨节酸痛

1. 针金营上穴、金营下穴，配灵骨穴、复原穴、骨关穴、木关穴。
2. 挫伤引起的剧痛、痛入骨髓：患处对侧的五虎穴。

第十三节　胸肋部疾病

治疗胸肋部疾病常用穴道：中九里穴、上营穴，奇效。外三关穴，极效。拇指外侧。丘墟穴，长效型。阳陵泉穴、外关穴，速效但属短效型。火串穴、火陵穴、火山穴。

（一）胸痛、胸闷

1. 针火山穴，有卓效。
2. 针心灵穴，配火陵穴，特效。

3. 针灵骨穴，配大白穴，特效（针刺深度要深，且需先针灵骨穴，再针大白穴）。

4. 针地宗穴，有卓效。

5. 针九里穴，效果显著。

6. 针驷马穴，特效。

7. 针心常穴，配火星上穴。

8. 针中间穴，效佳。

9. 四花中穴点刺出血，针四花穴、驷马穴。

10. 针火串穴、火陵穴、火山穴。

11. 针人士穴、地士穴、天士穴，要深刺。

12. 针上士穴（进针与下臂成30°）。

13. 针曲陵穴、中力穴、建力穴。

14. 针心门穴、肝门穴、肠门穴。

15. 胸闷：①火山穴、火陵穴同时下针（禁用双手）。②四花中穴点刺出血，效佳。

16. 胸口两旁痛闷：解溪穴上7寸，其下放血治胸口两旁痛闷。

17. 胸胀闷：①尺泽穴点刺放血。②四花中穴点刺放血。

（二）胸膜炎

1. 四花穴、三重穴、侧下三里穴点刺出血，再针上九里穴，特效。

2. 针驷马穴，配双灵穴，特效。

3. 四花中穴点刺出血，再针驷马穴。

（三）肋膜炎、肋间神经痛

1. 四花穴、三重穴点刺出血，效果卓著。

2. 针腕顺穴，配肝门穴、下营穴、中九里穴，特效。

3. 针灵骨穴、大白穴、三火穴，特效。

4. 针驷马穴，效佳。

5. 针上高穴、下高穴、三星穴、指驷马穴。

6. 先在四花穴、三重穴点刺出血，再针肺心穴、外白穴。

7. 肋膜炎：阳陵泉穴下9寸为肺胃神经通过处，放血可治肋膜炎、肺结核。

8. 肋痛（肝硬化、肋膜炎引起）：四花外穴、肝俞穴点刺放血。

（四）两胁肋痛

1. 针腕顺一穴，配肝门穴，特效。
2. 针三重穴，配木灵穴，效果卓著。
3. 针上营穴、下营穴，配中九里穴，效果极显著。
4. 针三黄穴，配土昌穴，立愈。
5. 针火星上穴、火星下穴，效果甚佳。
6. 针土兴一穴、土兴二穴。
7. 针木炎穴、指三黄穴。
8. 先于五金穴点刺放血，再针肝门穴、肝灵穴。
9. 针肝门穴。
10. 针肝灵穴。
11. 肋痛（肝硬化、肋膜炎引起）：四花外穴、肝俞穴点刺放血。

（五）胸部挫伤

1. 在三重穴、四花穴点刺出血，再针灵骨穴。
2. 针上营穴、下营穴，特效。
3. 病位放血，针七虎穴，配驷马穴。
4. 病灶放血，配金前穴、灵骨穴、大白穴、驷马穴。
5. 胸部打伤：①针驷马穴。②四花中穴、四花外穴点刺出血，效佳。

（六）胸背痛、胸连背痛

1. 病位放血，针重子穴、重仙穴。
2. 针驷马穴，再针承山穴。
3. 针肾关穴。
4. 针上白穴。

（七）鸡胸

先于病位放血，再针金前穴，配三重穴、驷马穴。

（八）胸腹侧痛、压痛

针驷马穴，使用倒马针法。

（九）胸腹区域任脉在线痛

针水相穴。

第十四节　腹部疾病

（一）腹膜炎

1. 针上高穴、下高穴，效果卓著。
2. 针四花外穴、四花中穴，配正土穴，奇效。

（二）腹胀

1. 针四花上穴，配门金穴，特效。
2. 针四花下穴、腑阳穴，配门金穴，特效。
3. 针灵骨穴，配木顶穴，效果甚佳。
4. 针灵骨穴、大白穴、土水穴。
5. 针曲陵穴、门金穴。
6. 单针门金穴。
7. 针灵骨穴、大白穴。

（三）腹痛

1. 针四花上穴，配门金穴，特效。
2. 针肠门穴，配通胃穴，效果甚佳。
3. 针上高穴、下高穴，效佳。
4. 针手五金穴、手千金穴。
5. 针大间穴、侧间穴、小间穴、土兴一穴、土兴二穴。
6. 针指五金穴、指千金穴、灵骨穴。
7. 四花中穴、四花副穴点刺放血。
8. 急性腹痛：曲泽穴、委中穴点刺放血。

（四）绞肠痧、腹中绞痛

1. 先在腑巢穴点刺出血，再针侧三里穴，立愈。
2. 针上高穴，配侧三里穴、侧下三里穴，有效。
3. 腑巢二十三穴点刺出血。

（五）肚脐周围痛

针腕顺一穴、腕顺二穴。

（六）脐痛

1. 腑巢二十三穴点刺出血。
2. 腑巢二十三穴点刺放血。
3. 四花外穴点刺放血。

（七）少腹痛

1. 针门金穴、四花下穴，有效。
2. 针其门穴、大间穴、小间穴、妇科穴，效果卓著。
3. 针门金穴，特效。
4. 针肝门穴、曲陵穴，针尖向下刺，特效。

（八）下腹胀痛

1. 针四花副穴、四花下穴、腑肠穴，可三针齐下形成倒马针法。
2. 针门金穴、四花下穴。
3. 针其门穴、其正穴、其角穴，再配灵骨穴、火菊穴。

（九）小腹侧痛

针驷马穴、通天穴、通胃穴。

（十）胸腹侧痛、压痛

针驷马穴，倒马针法。

（十一）胸腹区域任脉在线痛

针水相穴。

（十二）大肠区域胀痛

1. 针肝门穴。
2. 针门金穴。

（十三）腹膜炎

针上高穴、下高穴。

（十四）下腹部炎症

针门金穴、妇科穴、四花中穴、四花下穴。

第十五节　腰背部疾病

（一）腰背疾病总治

可于委中穴点刺放血，再行对症治疗。

（二）治疗腰部常用穴道

1. 五形穴，特效。
2. 腰灵穴。
3. 委中穴上下点刺放血。
4. 腕顺一穴（对应于肾盂区），特效。
5. 玉火穴。
6. 手掌第4、第5掌骨之间区域。
7. 腕顺穴、三叉三穴、中白穴、外白穴、三河穴等区域。
8. 水金穴、水通穴。
9. 骨关穴、木关穴。
10. 肾关穴（治疗肾虚所引起的腰部疾病）。
11. 木魁穴、木科穴。
12. 内白穴、下白穴、腰痛点（经外奇穴）。
13. 肩中穴、建中穴。
14. 二角明穴、胆穴（对应于腰部）。
15. 人士穴、地士穴、天士穴这一条路径，有效。

（三）治疗背部常用穴道

1. 重子穴、重仙穴。
2. 人士穴（直刺）。
3. 人皇穴（斜刺向外）。
4. 绝骨穴（治疗上背部，特效）。
5. 腕顺穴、束骨穴。
6. 二角明穴、胆穴（对应于背部区段）。
7. 委中穴上下左右放血。
8. 正筋穴、正宗穴、正士穴。

（四）治疗脊椎常用穴道

1. 正脊穴。
2. 明黄穴、其黄穴、天黄穴。
3. 正筋穴、正宗穴、正士穴。
4. 腕顺穴（对应2、1节点）。
5. 肺心穴、二角明穴（对应2、1节点）。
6. 骨关穴、木关穴。

（五）背痛

1. 针重子穴、重仙穴，奇效（因为重子、重仙在肺经上，根据脏腑别通原理，故主治膀胱经之背痛）。
2. 针上九里穴，效果良好。
3. 针肺灵穴、心灵穴，效果甚佳。
4. 针驷马穴配大白穴，特效。
5. 针通心穴、通关穴，特效。
6. 针正筋穴、正宗穴，效果卓著。
7. 针玉火穴，有奇效。
8. 针火串穴、火陵穴、火山穴。
9. 人士穴、地士穴、天士穴深刺。
10. 针曲陵穴、建力穴、中力穴。
11. 先在病位区点刺放血，及膝后太阳区放血，再针重子穴、重仙穴。
12. 单背痛：针重子穴、重仙穴，立止痛。
13. 双背痛：针正士穴、搏球穴。
14. 针通天穴、通背穴，有效。
15. 承山穴点刺放血。
16. 后肩痛、肩胛骨痛、背痛：承山穴、委中穴见青筋处放血。

（六）背痛属膏肓线痛

1. 针重子穴，配重仙穴，特效。
2. 可在膝盖后腘窝部血络呈怒张状态形成青筋处点刺出血。

（七）背连下腿痛

针马快水穴，有卓效。

（八）肩背痛

1. 针重子穴、重仙穴，特效。
2. 针通肾穴、通胃穴、通背穴，特效。
3. 后肩痛、肩胛骨痛、背痛：承山穴、委中穴见青筋处放血。

（九）骨刺

1. 正脊穴及上三黄穴，治各种骨刺，特效。
2. 委中穴点刺放血，配中白穴，特效。
3. 针灵骨穴、大白穴、下白穴，奇效。
4. 针三河穴，配骨关穴，效果甚佳。
5. 针上士穴，配水曲穴，效佳。
6. 针木科一穴、木科二穴、木科三穴，效佳。
7. 针安脊穴，效果极佳。
8. 针正筋穴、正宗穴，配火枝穴，有效。
9. 针腕顺一穴、腕顺二穴，有效。
10. 针神肩穴、偏肩穴，有效。
11. 针上三黄穴，配木关穴，奇效。
12. 针正脊一穴、正脊二穴、正脊三穴，有卓效。
13. 针上三黄穴，配通关穴、通山穴，奇效。
14. 先在病位放血，委中附近放血，配合上三黄穴长期扎针。
15. 针肺心穴、二角明穴，配胆穴、水源穴、分水穴、三河穴。
16. 委中穴点刺放血，有卓效，配合针明黄穴更佳。
17. 针九里穴、腕顺一穴，特效。
18. 四花中穴、四花副穴（四花中穴、四花副穴需用削骨针）。

（十）脊椎骨痛

1. 针正筋穴、正宗穴，有效。
2. 针上三黄穴，配木黄穴，特效。
3. 针通骨一穴、通骨二穴，效果卓著。
4. 针下三皇穴，配通天穴、下营穴，效果显著。
5. 针正脊一穴、正脊二穴、正脊三穴，特效。
6. 先在膝后腿部太阳区放血，可再加病点放血，针肺心穴、二角明穴，配胆穴、水源穴。

7. 针后会穴、腕顺穴、中白穴、下白穴、通骨一穴、通骨二穴。

8. 针水相穴、水仙穴、花骨穴。

9. 背脊痛：针玉火穴、正脊穴。

10. 脊痛：①委中穴点刺放血。②水沟穴点刺放血。

病例1：丁先生，40岁。

症状：腰疼。患者因摔伤引起左侧腰疼。

治法：利用1维针灸疗法对腰痛穴、腕顺一穴、腕顺二穴、中下白穴，针灸1次，腰部疼痛消失，症状好转。

病例2：肖先生，38岁。

症状：腰痛。患者因劳累过度引起腰痛。

治法：利用1维针灸疗法对腰痛穴、二角明穴，针灸1次疼痛即消。

病例3：刘先生，25岁。

症状：急性腰扭伤。

治法：利用1维针灸疗法对腰痛穴，治疗1次，症状立刻消失。

病例4：段女士，53岁。

症状：腰疼。患者患腰疼多年，时轻时重，始终没有治愈。

治法：利用2维火龙疗法、3维透皮给药疗法、4维刮痧疗法配合局部刺络疗法。连续治疗7次，症状已完全消失。

（十一）脊背畸形、脊椎畸形

1. 针明黄穴、其黄穴、通天穴，有效。

2. 患处及附近肌肉紧张处点刺出血再行拔罐，有效，可再加刺正脊穴（若因肺机能不足者，加配金耳穴留针）。

（十二）脊椎闪痛、扭伤

1. 先在病位点刺放血，委中穴附近放血，可再加针二角明穴、胆穴、水源穴、手解穴。

2. 针肾关穴、灵骨穴，特效（双侧取穴）。

3. 针正筋穴，有效。

4. 委中穴点刺放血，有特效。

5. 针七里穴、九里穴。

6. 脊椎扭伤：在伤部放血或委中穴、阴陵泉穴、足跗见青筋处放血。

（十三）脊椎压痛

1. 委中穴点刺，有卓效，配合针明黄穴更佳。

2. 针九里穴、腕顺一穴，特效。

3. 针四花中穴、四花副穴（四花中穴、四花副穴需用削骨针）。

（十四）脊椎骨膜炎

1. 针正脊一穴、正脊二穴、正脊三穴。

2. 针复原穴、肺心穴、二角明穴、胆穴。

（十五）僵直性脊椎不能弯屈症

针正脊一穴、正脊二穴、正脊三穴。

（十六）闪腰岔气、腰扭伤

1. 先在病点点刺出血，再加配膝后太阳区放血，针正筋穴、正宗穴。

2. 三江穴点刺出血，针腕顺穴、灵骨穴。

3. 针中白穴，特效。

4. 针水金穴、水通穴，有效。

5. 针五形穴，特效。

6. 针肾关穴，配上营穴、下营穴，特效。

7. 针马金水穴、水通穴，有效。

8. 针二角明穴。

9. 委中穴用三棱针点刺放血，效果尤速。

10. 腰部扭伤、剧烈疼痛不得翻身：先在委中部位青筋点刺出血，可当场痛灭，再配合针刺束骨穴，可1次痊愈。

（十七）腰酸痛

1. 火山穴透腰灵穴。

2. 病位放血，再针腰灵穴。

3. 针灵骨穴、腕顺一穴、腕顺二穴、内白穴。

4. 针二角明穴、腕顺穴、三叉三穴。

5. 针后会穴、州灵穴、水耳穴留针。

6. 针火主穴、火硬穴、水曲穴，配水金穴、水通穴。

7. 针水金穴、水通穴，有效。

8. 二角明穴有效（需针尖向外扎）。

9. 委中穴放血，有效。

10. 针下三皇穴，有效。

11. 针马金水穴，颇有效。

12. 针灵骨穴、大白穴，极有效。

13. 两侧腰痛：针二角明穴、胆穴、水腰穴、水源穴。

14. 妇女因月事不调腰酸痛：针灵骨穴、腕顺穴，配水金穴、水通穴。

15. 腰椎骨疾引起之腰痛：针骨穴、木关穴、正脊穴，配二角明穴、胆穴。

16. 血管硬化之腰痛：顶柱穴、委中穴点刺放血。

17. 腰部扭伤、剧烈疼痛不得翻身：先在委中部位青筋点刺出血，可当场痛灭，再配合针刺束骨穴，可 1 次痊愈。

（十八）腰背转筋强直

委中穴点刺放血。

（十九）肾虚腰痛

1. 针水相穴、水金穴、腕顺穴。

2. 针中白穴、下白穴。

3. 针五金穴，特效。

4. 针腕顺穴，配灵骨穴，有效。

5. 针马金水穴，特效。

6. 针水通穴、水金穴，效佳。

7. 针中白穴，配腕顺一穴更佳。

8. 针水金穴、水通穴，有效。

9. 针肾关穴，配复溜穴，极有效。

（二十）腰椎骨疾

1. 针正脊一穴、正脊二穴、正脊三穴，加骨关穴、木关穴。

2. 针二角明穴、胆穴、水源穴，配正筋穴、正宗穴。

（二十一）脊椎正中线痛

委中穴点刺出血，再针双昆仑穴。

（二十二）尾骶骨痛、尾椎痛

1. 先在病位放血，再针心门穴，配腕顺一穴。

2. 针刺正会穴及后会穴，特效（董氏对应针法，下病上取，尾骶骨疼痛剧烈，臀酸下沉的患者，针刺后立觉疼痛明显减轻）。

3. 针大都穴、海豹穴。

4. 脑户穴，由上透针到下，可立即止痛。

5. 针刺双侧昆仑穴，有长疗效。

第十六节　肺部疾病

（一）肺经杂症总治

四花外穴点刺放血均可主治之，再加肺俞穴点刺放血更佳。

（二）肺脏疾病

1. 针灵骨穴、大白穴。

2. 针足驷马穴。

3. 针重子穴、重仙穴、重魁穴。

4. 针天士穴、地士穴、人士穴。

5. 针大间穴、小间穴。

6. 针喉灵穴、喉中穴。

7. 十八星穴放血。

8. 五岭穴放血。

9. 针指肺穴。

（三）感冒流鼻涕

1. 针三叉三穴，极有效。

2. 针镇静穴、双上星穴，特效。

3. 神庭透上星穴，配合灵骨穴、迎香穴，特效。

4. 二龙针透穴，特效。

5. 针背部感冒三穴，特效。

6. 背部五岭穴心肺区点刺放血，特效。

7. 针玉火穴附近不定穴，有效。

8. 针灵骨穴、大白穴。

9. 针感冒一穴、感冒二穴、感冒三穴。

10. 针明黄穴、其黄穴、天黄穴道、上三黄穴。

11. 针曲陵穴、建力穴、中力穴。

12. 针手指木穴。

13. 针天士穴、地士穴、人士穴。

14. 针驷马一穴、驷马二穴、驷马三穴。

15. 针木一穴、木二穴、木三穴，治疗鼻涕多，不论清涕浓涕皆有效，尤其感冒流涕可止于顷刻（针对侧）。

（四）支气管咳嗽

1. 针神喘穴，超速效。

2. 针喉中穴，特效。

3. 针掌诊食指第1节，赤白肉际处。

4. 五岭穴背部心肺区点刺放血。

5. 针掌诊生命线起点处及支气管区、扁桃腺区。

6. 针大椎穴、定喘穴（大椎穴旁0.5寸，斜刺，针尖由下向上），特效。

7. 针身柱穴、肺俞穴（第3~4胸椎之间，稍斜刺，针尖稍水平），特效。

8. 鸠尾穴透针沿皮刺，针尖向上，透向璇玑穴，特效。

9. 水金穴、水通穴透七快穴。

10. 针灵骨穴、大白穴。

11. 针天士穴、地士穴、人士穴。

12. 针膝盖下肺区点刺放血。

13. 针侧间穴、大间穴、小间穴。

14. 针定喘穴、木炎穴。

15. 针三毛穴。

16. 针正脑一穴、正脑二穴。

17. 针止咳穴。

18. 针分金穴、内金穴、合金穴。

19. 针三神穴。

（五）痰饮

1. 针指肺穴埋针，特效。

2. 针掌诊生命线起点处及支气管区、扁桃腺区。

3. 针鸠尾穴透针沿皮刺，针尖向上，透向璇玑穴，特效。

4. 针丰隆穴，效果稍慢。

（六）气喘

1. 神喘穴，特效。

2. 止喘的手指穴道：定喘穴、木炎穴、双喘穴、大间穴、中间穴、小间穴。

3. 可在肩井穴拔罐，止喘。

4. 气喘急性发作的急救：①可温灸百会穴、大椎穴、大杼穴（黄痰者不可温灸），并针刺手针咳喘点以及三间穴。②可在膻中穴点刺放血。③天突穴的镇喘止咳效果强，但是初学者要谨慎针刺此穴，容易发生意外。④针刺膻中穴、丰隆穴。

5. 止喘特效处方：鱼际穴、内关穴、尺泽穴，特效，可根治。

6. 气喘的平时调理：①在背部大椎穴、大杼穴、肺俞穴、身柱穴温灸（黄痰者不可温灸）。②夏日于背部穴道贴敷三伏贴：在大椎穴、肺俞穴、风门穴、膏肓穴等穴道，以白芥子、元胡、甘遂、细辛、干姜粉末制成药饼贴于穴道。

（七）肺炎

1. 针金星上、金星下穴，配灵骨穴，有奇效。

2. 针三毛穴，有效。

3. 针大间穴、小间穴，配大白穴，有效。

4. 针重子穴、重仙穴，配驷马穴，有奇效。

5. 针指肺一穴、指肺二穴、指肺三穴，有效，再配肺灵穴，效果更佳。

6. 在三重穴、四花外穴点刺，再针驷马穴，奇效。

7. 背后以金字开头的穴道点刺放血，再针下营穴特效。

8. 后背心肺区找压痛点放血，再针下营穴。

9. 曲陵穴、建力穴、中力穴深刺。

10. 针双喘穴、灵骨穴、大白穴。

11. 针心常一穴、心常二穴、心常三穴、灵骨穴、大白穴。

12. 针重子穴、重仙穴、大白穴。

13. 针神喘穴，速效。

14. 掌诊肺部区域，特效。

15. 急性肺炎：针三毛穴、金星上穴、金星下穴、灵骨穴、大白穴。

16. 急性肺炎：①大白穴点刺放血。②肺俞穴、风门穴点刺放血。

（八）肺癌

1. 针神喘穴。

2. 针灵骨穴，配大白穴、心常穴，特效。

3. 针双灵穴，配三毛穴，有效。

4. 针灵骨穴，配驷马穴，效果卓著。

5. 先在四花穴区用三棱针放血，并在手掌、手下臂内侧取不定穴，再针灵骨穴、大白穴。

6. 针三重穴、土昌穴及大间穴、小间穴等相关穴位，埋针。

（九）肺气肿

1. 针神喘穴，速效。

2. 针灵骨穴、大白穴，配心常穴，效果甚佳。

3. 针肺灵穴、灵骨穴、大白穴，效果卓著。

4. 针火星上穴、火星下穴，配灵骨穴，特效。

5. 针心常穴，配大白穴，有效。

6. 针三神穴，加灵骨穴、大白穴。

7. 针灵骨穴、大白穴，配合重子穴、重仙穴、大间穴、小间穴及肺灵穴、肺气肿点留针。

8. 先在足外侧肺区、足小腿阳明区找青筋放血，配合针灵骨穴、大白穴。

9. 针三重穴、土昌穴及大间穴、小间穴等相关穴位埋针。

10. 四花中穴、四花外穴，三棱针点刺出血，立舒。

（十）肺结核

1. 在三重穴、四花穴点刺出血，再针灵骨穴、肺灵穴，效果卓著。

2. 针驷马穴，配上营穴、下营穴，有奇效。

3. 先在小腿阳明区找青筋放血，再针心常一穴、心常二穴、心常三穴、三毛穴、金星上穴、金星下穴，配灵骨穴、大白穴。

4. 四花中穴、四花外穴点刺出血，再针驷马穴，极效。

5. 肋膜炎、肺结核：阳陵泉穴下9寸为肺胃神经通过处，放血可治肋膜炎、肺结核。

（十一）气喘、哮喘

1. 针神喘穴，速效。

2. 针定喘穴，配大间穴、小间穴，有效。

3. 针双喘穴，配水金穴、水通穴，效佳。

4. 针灵骨穴、大白穴，配三神穴，效果卓著。

5. 针大白穴、心灵穴、人宗穴，有奇效。

6. 针天士穴、地士穴、人士穴，有效。

7. 针灵骨穴、大白穴，配耳针喘点、平喘点、神门、心点、肺点、支气管点、内分泌点、皮质下点，及背部肺俞穴配合长期艾灸。

8. 针火腑海穴，配天士穴、地士穴、人士穴。

9. 针人士穴、地士穴、天士穴，配灵骨穴、大白穴。

10. 曲陵穴、建力穴、中力穴及四花外穴放血，针大间穴、中间穴、侧间穴（针刺反应点）。

11. 先在手肘上横纹及小腿青筋等处放血，针天士穴、地士穴、人士穴。

12. 针水金穴、水通穴，特效。

13. 针大白穴、重子穴、重仙穴，有效。

14. 针土水穴，特效。

15. 尺泽及小腿见青筋放血。

16. 背部五岭穴点刺放血（或于膈俞穴、肺俞穴、心俞穴等穴点刺放血）。

17. 太阳穴、尺泽穴点刺放血。

18. 四花外穴点刺放血。

19. 后溪穴至腕骨穴连线之青筋点刺放血。

20. 多年气喘，逢冬易发：先在其背部肺俞穴、膏肓穴、大椎穴、尺泽穴点刺出血，并配合针水金穴、鱼际穴，对气喘有长效性的疗效。

（十二）咳嗽、支气管炎

1. 针神喘穴，超速效。

2. 针天士穴、地士穴、人士穴，配灵骨穴、大白穴、火腑海穴。

3. 针后椎穴、首英穴、育英穴。

4. 针曲陵穴、建力穴、中力穴。

5. 针双喘穴、三毛穴、金星上穴、金星下穴、大间穴、中间穴、小间穴、侧间穴。

6. 后背心肺区及足小腿阳明区放血。

7. 针水金穴、水通穴。

8. 针驷马一穴、驷马二穴。

9. 膝下肺区寻找青筋血络点刺出血。

10. 针水金穴、水通穴，特效。

11. 支气管炎、吐黄痰：四花外穴点刺放血。

（十三）支气管喘息

1. 针神喘穴，超速效。

2. 针定喘穴、双喘穴。

3.后背心肺区、金五穴、肘窝横纹上青筋处点刺，针大间穴、中间穴、小间穴（金五穴属后背部位）。

4.针灵骨穴、大白穴、天士穴、地士穴、人士穴。

5.哮喘：①背部五岭穴点刺放血。②太阳穴、尺泽穴点刺放血。③四花外穴点刺放血。④后溪穴至腕骨穴在线之青筋处点刺放血。

病例1：李女士，55岁。

症状：过敏性哮喘。患者因受职业的局限患病多年，尤其是到秋季症状反应更为明显。

治法：利用1维针灸疗法针灵骨、大白、驷马、四花上、四花中、大小浮外间等穴配合刺络疗法，连续治疗1个疗程，恢复正常。

病例2：邢女士，39岁。

症状：咳嗽。

治法：利用1维针灸疗法针重子、重仙、灵骨、大白穴，1次治愈。

（十四）肺水肿

1.针神喘穴，特效。

2.耳三穴、耳肺点刺放血，针驷马穴、三重穴、灵骨穴、大白穴及肺气肿点埋针。

（十五）支气管扩张

1.针神喘穴，特效。

2.针大间穴、小间穴、浮间穴、侧间穴，配灵骨穴、大白穴。

（十六）气管不顺

1.针神喘穴，特效。

2.五金穴针刺出血，针灵谷穴、大白穴，配天士穴、地士穴、人士穴。

（十七）肺部胀闷

四花中穴、四花外穴三棱针点刺出血，立舒。

第十七节　血液循环系统疾病

心脏疾病常用穴道：

1.心灵一穴、心灵二穴、心灵三穴。

2. 通关穴、通山穴、通天穴。

3. 地宗穴。

4. 四花上穴、四花中穴、四花外穴点刺放血。

5. 委中穴的上下左右找青筋点刺放血。

6. 背部第4～6胸椎之间区段放血。

7. 火包穴。

8. 委中穴、阴陵泉穴附近放血治心脏病、痔疮，1次轻，多次愈（阴陵泉穴附近见青筋，非心脏病即痔疮）。

9. 一切心脏病：皆可于背部第5、6椎间及阴陵泉穴附近放血。

10. 心脏病总治：①肘弯处点刺放血。②四花中穴点刺放血。③五岭穴点刺放血。

（一）心绞痛

1. 上俞穴、下俞穴、委中穴点刺出血，立愈。

2. 火包穴点刺出血，再针心灵三穴，立愈。

3. 四花中穴点刺出血，再针地宗穴，有效。

4. 小腿阳明区找青筋放血，针火包穴、妇灵穴。

5. 针火包穴（因为火包穴在胃经上，根据脏腑别通原理，胃与心包通，故治心绞痛，特效）。

6. 心绞痛急救：针地宗穴。

7. 真心痛、心肌炎、心绞痛：火包穴，三棱针点刺放出黑血，有特效。

（二）心肌梗死

1. 委中穴点刺，配心灵穴，特效。

2. 针通天穴、通关穴，配通肾穴、驷马穴，特效。

3. 尺泽穴点刺出血，配心门穴、地宗穴，特效。

4. 四花穴、委中穴点刺出血，针心灵穴。

5. 先在背后心肺区第4～6椎间放血，再针地宗穴，配心灵穴。

6. 针心常穴、双灵穴、火星上穴、火星下穴、三火穴。

7. 膝后太阳区、小腿阳明区及手肘横纹上青筋处放血，针通心穴、通灵穴。

（三）血管硬化

1. 足小腿阳明区、足膝后太阳区点刺放血，针地宗穴。

2. 背后心肺区放血，针富顶穴、后枝穴、肩中穴、建中穴。

3. 四花中穴、四花副穴点刺放出紫黑色血。

4. 委中穴点刺出血，有效。

5. 四花中穴、四花外穴点刺，有特效。

6. 五岭穴（第4～7椎旁开1.5～3.0寸）点刺出血，有特效。

7. 心脏血管硬化：四花中穴、四花副穴点刺放血。

（四）胆固醇高

1. 针手五金穴、手千金穴。

2. 针肩中穴、建中穴，配木一穴、木二穴、木三穴。

3. 十八星穴、委中穴、四花穴点刺放血。

4. 心脏血管硬化：四花中穴、四花副穴点刺放血。

（五）冠心病

1. 针心灵穴、地宗穴，配通心穴、通关穴、通天穴、灵骨穴。

2. 心脏血管硬化：四花中穴、四花副穴点刺放血。

（六）胸口两旁痛闷

四花中穴、四花下穴及其旁一带放血，再针木穴、人士穴、心灵穴。

（七）心悸

1. 针地宗穴，配心门穴，效果卓著。

2. 针上九里穴，有效。

3. 针通心穴、通关穴、通天穴，有效。

4. 针中间穴、下间穴，有效。

5. 针心灵穴，有奇效。

6. 针三灵穴有效，点刺出血效果卓著。

7. 在江口穴、火曲穴、火云穴点刺出血，特效。

8. 在四花穴点刺出血，效佳，针心灵穴。

9. 针火硬穴、火连穴、火菊穴。

10. 针心门穴、肝门穴、肠门穴，三针倒马，特效。

11. 针心门穴，有特效。

12. 针通关穴、通天穴，有效。

13. 四花中穴、四花外穴点刺放血，有效。

14. 心跳剧烈：四花中穴、四花副穴点刺放血。

15. 惊悸引起心悸：胆穴点刺放血。

（八）心跳过速

1. 针天士穴、地士穴、人士穴，配神耳穴。

2. 四花中穴、四花外穴点刺放血，针心常穴、心灵穴，配重仙穴。

3. 针心门穴，有特效。

4. 针通关穴、通天穴，有效。

5. 四花中穴、四花外穴点刺放血，有效。

6. 心跳剧烈：四花中穴、四花副穴点刺放血。

（九）心律不齐

1. 针心灵穴、地宗穴。

2. 背部五岭穴点刺放血，针心常穴、三火穴、双灵穴，配灵骨穴。

3. 足小腿阳明区点刺放血，针通心穴、通灵穴、通关穴，配外耳穴埋针。

4. 眼针双心区，特效。

5. 心跳剧烈：四花中穴、四花副穴点刺放血。

（十）心脏停搏

1. 木顶穴、土顶穴、水顶穴点刺出血，针心灵穴，特效。

2. 水溪穴点刺出血，针地宗穴，效果极佳。

3. 针曲陵穴、建力穴、中力穴，配三灵穴。

4. 针火龙穴、灵骨穴、心常一穴、心常二穴、心常三穴。

5. 足小腿阳明区找青筋放血，针心灵穴、地宗穴。

6. 膝后太阳区及手肘横纹上找青筋放血，针火主穴、神耳上穴、神耳中穴、神耳下穴。

7. 曲陵穴放血，极有效。

8. 四花中穴、四花外穴放血佳。

9. 四花中穴、四花副穴、十二井穴点刺放血。

10. 急性心脏麻痹：曲泽穴放血。

（十一）心口痛

1. 针通关穴、通天穴、下营穴，特效。

2. 针灵骨穴、大白穴、中白穴，特效。

3. 针地宗穴、心常穴，疼痛立止。

4.膝后太阳区、足小腿阳明区找青筋处放血，及后背心肺区找压痛点放血。

5.真心痛、心肌炎、心绞痛：火包穴，三棱针点刺放出黑血，有特效。

6.心口痛、心侧痛、风湿性心脏病：通关穴、通天穴、通山穴，配合四花中穴、四花副穴点刺出血，效果佳。

7.心两侧痛：四花中穴、四花副穴点刺放出紫黑色血。

8.心痛：火包穴、尺泽穴点刺放血。

（十二）心脏病

1.针心灵穴。

2.针心门穴，配心灵穴。

3.先四花穴放血，再针地宗穴。

4.背后心肺区第4～6椎间放血，及天皇穴附近放血，针通心穴、通关穴、通天穴。

5.委中一带点刺放血，配合针心常穴、脾肿穴、火星上穴、火星下穴。

6.一切心脏病：皆可于背部第5、6椎间及阴陵泉穴附近放血。

7.因心脏所引起之四肢神经无力，手臂不举，上臂痛，腰酸背痛：针内通关穴、内通山穴、内通天穴。

8.心脏病总治：①肘弯处点刺放血。②四花中穴点刺放血。③五岭穴点刺放血。

（十三）心脏衰弱

1.针天士穴、地士穴、人士穴，配灵骨穴。

2.后背心肺区放血，针地宗穴、心灵穴，配神耳穴、火耳穴。

3.针火星下穴、三火一穴、内关穴（针尖向肘45°进针），特效。

4.心脏衰弱：后心穴点刺放血。

（十四）强心

针地宗穴、火硬穴、四花里穴，配神耳穴。

（十五）心下胀

1.小肠阳明区找青筋放血，后背心肺区找压痛点放血，针侧三里穴、侧下三里穴，配灵骨穴、心门穴。

2.针心门穴。

3.针通关穴、通山穴，有效。

（十六）心脏瓣膜病

针火星上穴、火星下穴，配心灵穴、通心穴、通关穴。

（十七）心脏内膜炎

针心灵穴。

（十八）心肌炎、病毒性心肌炎

1. 病毒性心肌炎：通关穴、通山穴、通天穴，配合刺血针法。
2. 心肌炎、病毒性心肌炎：针心门穴。
3. 真心痛、心肌炎、心绞痛：火包穴三棱针点刺放出黑血，有特效。

（十九）风湿性心脏病

1. 风湿性心脏病：通关穴、通天穴、通山穴，配合四花中穴、四花副穴，点刺出血，效果佳。
2. 一切心脏病：皆可于背部第5、6椎间及阴陵泉穴附近放血。
3. 心脏病、痔疮：委中穴、阴陵泉穴附近放血治心脏病、痔疮，1次轻，多次愈（阴陵泉穴附近见青筋，非心脏病即痔疮）。

（二十）高血压

1. 五岭穴点刺，有卓效。
2. 三重穴、四花穴点刺，有效。
3. 针重魁穴、三圣穴，特效。
4. 针富顶穴、后枝穴、支通穴、落通穴，有效。
5. 针灵骨穴、大白穴，有效。
6. 先在五岭穴点刺放血，再针火硬穴，高血压立降。
7. 委中穴附近点刺放血，再扎三圣穴，有效。
8. 四花外穴点刺出血，十宣穴及正会穴放血。
9. 先在火连穴、火菊穴放血，针三圣穴。
10. 针双侧的火硬穴，再针单侧心灵穴、四花上穴，特效，可当场降低30毫米汞柱。
11. 针双侧的行间穴、太冲穴透涌泉穴，再针单侧内关穴透外关穴、足三里穴，特效，可当场降低30毫米汞柱。
12. 五岭穴（第4～7胸椎两旁1.5寸，或膀胱经线上的厥阴俞穴至膈俞穴）

之火云穴至土泄穴，点刺放血。

13. 委中穴上青筋点刺出血。

14. 四花中穴、四花外穴点刺出血。

15. 针中白穴，有效。

16. 小腿外侧及足跗上见有青筋放血，有特效，若无青筋则无效。此法亦治急慢性肠炎、十二指肠溃疡。

17. 四花外穴点刺放血。

18. 针神耳上穴配合眼针肝区穴道，特效。

19. 心血管病引起高血压：先在五岭穴、正会穴、降压点放血，再针心灵穴。

20. 脾胃病引起高血压：先在五岭穴、正会穴、降压点放血，再针四花上穴、四花中穴、四花下穴。

21. 肝肾病引起高血压：先在五岭穴、正会穴、降压点放血，再针上三黄穴，配三圣穴。

22. 高血压导致手足麻痹：五岭穴点刺放血。

病例1：高先生，45岁。

症状：患者患有高血压多年，尤其是酒后血压更高。

治法：利用1维针灸疗法针灵骨、大白、三圣，配合背部点刺，经过1个疗程治疗后，血压已降到正常值。又巩固治疗3次，血压恢复正常。

病例3：刘先生，70岁。

症状：患者患有高血压多年，靠长期服用降压药来维持血压。

治法：利用1维针灸疗法对火连、火菊、火散、肩痛、灵骨、大白，连续治疗1个疗程，血压恢复正常。

（二十一）舒张压过高

1. 背后第15～17椎间放血，及其旁开6寸放血。

2. 脚背面青筋放血。

3. 针太阳一穴、太阳二穴。

4. 针外耳穴、三圣穴。

5. 背后第16椎外开6寸放血。

（二十二）心脏肥大

1. 在火曲穴、火云穴点刺出血，配心常穴，有效。

2. 针双灵穴、上营穴、下营穴，有效。

3. 四花穴点刺出血，配合针心灵穴、通关穴、通天穴，极有效。

4. 委中穴点刺出血，配合针火星上穴、火星下穴、曲陵穴、建力穴、中力穴。

5. 背后心肺区第4~6椎间放血，针心灵穴。

6. 后背心肺区及膏肓穴附近找压痛点放血，针通心穴、通关穴、通天穴。

7. 心脏扩大：①膏肓穴附近放血。②五岭穴（偏上焦部分穴道）点刺放血。

8. 一切心脏病：皆可于背部第5、6椎间及阴陵泉穴附近点刺放血。

（二十三）心脏性喘息

针地宗穴、心灵穴，配火星上穴、火星下穴。

（二十四）静脉瘤

1. 局部点刺出血，配合针上三黄穴，有效。

2. 于静脉瘤上点刺放血。

（二十五）白细胞过多（血癌）

1. 针上三黄穴。

2. 可针上三黄穴的其中2穴，并旁取土昌穴成三角形倒马之针法。

3. 上三黄穴，配土灵穴，配合背部各相关反应点针刺。

4. 针上三黄穴，有特效。

5. 针土灵穴，特效。

（二十六）白细胞过少

1. 针土昌穴、木黄穴、木枝穴，有效。

2. 针三重穴，有效。

3. 针其黄穴、肝门穴。

4. 针土灵穴，特效。

（二十七）红细胞过少、再生障碍性贫血

1. 针肝门穴。

2. 针上三黄穴，有效。

（二十八）出血

1. 针六完穴（跌伤、刀伤、针后流血不止）。

2. 针花骨四穴（与六完穴相通）。

第十八节　肝胆疾病

肝脏疾病常用穴道：

1. 上三黄穴。

2. 肝门穴。

3. 肝灵穴。

4. 土灵穴。

5. 木炎穴、木穴、指三黄穴（手指区）。

6. 木肝穴（肘窝处）。

7. 四花下附近青筋点刺放血。

8. 肝俞穴（第9、10胸椎间旁开1.5寸，属十四经）。

9. 肝点（耳针）。

10. 解溪穴上7寸胫骨旁放血，可治各种肝病。

（一）胆囊疾病常用穴道

1. 足肝经穴道、上三黄穴。

2. 木枝穴。

3. 胆穴。

4. 木黄穴、其黄穴。

（二）肝炎

1. 针肝门穴、木耳穴、明黄穴，有效。

2. 针上三黄穴，配木黄穴、通关穴，效果卓著。

3. 针心门穴、肝门穴、肠门穴，效果卓著。

4. 针三星穴、指三黄穴，有效。

5. 针心门穴、肝门穴、肠门穴，三针倒马，特效。

6. B型肝炎：针上三黄、肝灵穴、木炎穴，配耳针肝点、肝炎点。

7. 一般肝炎：①针肝灵穴、上三黄穴。②小腿阳明区四花中穴、四花下穴及其一带放血，配合针上三黄穴，配木黄穴、通关穴。

8. 急性肝炎：火包穴针刺出血，针上三黄穴，配肝门穴。

9. 急性、慢性肝炎特效处方：针肝门穴、明黄穴，不论急性、慢性肝炎，均有特效，加针肠门穴更佳。

10. 治各种肝病：解溪穴上7寸胫骨旁放血，可治各种肝病。

11. 肝病：火包穴点刺放血。

病例1：赵女士，65岁。

症状：脾肿大、胆结石、肝肿大、腔隙性脑梗死、耳聋、便秘。

治法：利用1维针灸疗法针脾肿、健脾、脾三、肾关、三重，配合刺络疗法。经过1个疗程的治疗，B超结果为脾肿大有所缓解，其他症状也都有明显改善。从气色上看，面部肤色变得红润了，走路时两条腿感觉特别轻松自如。

病例2：安先生，40岁。

症状：肝弥漫性病变。

治法：利用1维针灸疗法针肝门、木炎、上三黄、肝经五线，配合刺络疗法，连续治疗1个疗程，症状明显好转。

（三）肝硬化

1. 针肝灵穴，配上三黄穴、三重穴。

2. 先在三重穴、外三关穴放血，再配合针三重穴、外三关穴、上三黄穴，及耳穴之木耳穴、木硬穴、土耳穴、内分泌点、肿瘤穴手部相关穴位留针。

3. 先在后背肝木区上点刺放血，再针上三黄穴。

4. 针木炎穴、木灵穴，有效。

5. 针肝灵穴、火包穴、三重穴，特效。

6. 针上三黄穴，配肝门穴，效佳。

7. 肝俞穴点刺出血，再针上三黄穴。

8. 上曲穴用三棱针点刺放血，再针肝门穴、明黄穴。

9. 四花外穴、肝俞穴点刺放血。

10. 治各种肝病：解溪穴上7寸胫骨旁放血。

（四）肝癌

1. 针肝灵穴、木炎穴、上三黄穴、肝门穴、灵骨穴、大白穴、通关穴、通山穴、通天穴。

2. 针肝灵穴，配上三黄穴、三重穴。

（五）肝昏迷急救

针地宗穴。

（六）黄疸病

1. 针上三黄穴，配木枝穴，有效。

2.针胆穴，配木黄穴，有效。

3.针上三黄穴，配木枝穴。

4.针胆穴，配木黄穴。

5.针太阳一穴、太阳二穴、胆穴，配木关穴。

6.针木枝穴、木全穴、明黄穴，配肝门穴、火菊穴。

7.针上三黄穴。

8.隐白穴、脾俞穴、胃俞穴点刺放血。

（七）肝火旺

1.火连穴放血，配合针木一穴、木二穴、木三穴、上三黄穴。

2.浅针木穴（因为木穴在大肠经上，根据脏腑别通原理，故治肝火旺极具特效）。

（八）胆囊炎

1.针木黄穴、木枝穴、木全穴、木脊穴，特效。

2.针上三黄穴，配木枝穴，奇效。

3.针太阳一穴、太阳二穴，配胆穴，效佳。

4.针天黄穴、明黄穴、其黄穴三穴，左右脚同时针刺。

（九）胆结石

1.针马快水穴，特效。

2.针木枝穴，配上三黄穴，特效。

3.针胆穴，效果佳。

（十）胆结石痛止痛

针木枝穴，特效。

第十九节　上消化道疾病（脾胃）

脾胃疾病常用穴道：

1.通关穴、通山穴、通天穴，特效。

2.四花上穴、四花中穴、四花下穴。

3.通肾穴、通胃穴。

4.门金穴。

5. 正土穴。

胃病常用穴道：

1. 通关穴、通山穴、通天穴，特效。

2. 水金穴透水通穴，特效。

3. 门金穴，特效。

4. 梁丘穴（十四经）。

5. 四花上穴、四花中穴、四花下穴。

6. 正土穴区域（手掌），特效。

7. 土胃一穴、土胃二穴、土胃三穴（下臂）。

8. 解溪穴附近（脚踝），特效。

9. 通肾穴、通胃穴，特效。

10. 针鼻梁，特效。

11. 骨关穴微针。

（一）胃病

1. 久年胃病：①久年胃病针灵骨穴，效果甚佳。②针土水穴、四花上穴、门金穴，配水金穴、水通穴。

2. 慢性胃炎：①四花中穴、四花副穴点刺放血。②内庭穴至解溪穴点刺放血。

3. 四花穴点刺出血，再针通胃穴、通肾穴、通关穴、通天穴，特效。

4. 上溪穴、下溪穴点刺出血，再针四花上穴、指胃穴，效佳。

5. 针土水穴、土兴穴、三齿穴，配四花上穴。

6. 针四花上穴、四花外穴、侧三里穴，三者成横倒马针法。

7. 四花中穴、四花外穴点刺出血，再针通关穴、通山穴，特效。

8. 胃炎：针门金穴。

（二）胃溃疡

1. 针水金穴、水通穴，奇效。

2. 上溪穴、下溪穴点刺出血，再针通胃穴、通背穴、通天穴、通关穴，特效。

3. 针火星上穴、火星下穴、指胃穴、三毛穴。

4. 足小腿阳明区点刺出血，针土水穴、四花上穴、四花外穴。

5. 水金穴、水通穴上的青筋点刺出血，配合针四花穴。

6. 四花中穴、四花副穴点刺放血。

（三）胃酸过多

1. 针天皇穴、肾关穴、通胃穴，有效。
2. 针通关穴、通胃穴，效果佳。
3. 针土水穴或点刺放血。
4. 针天皇穴、肾关穴。
5. 针通天穴、通胃穴。
6. 胃酸过多、胃痛：四花中穴、四花副穴点刺放血。

（四）胃穿孔（胃溃疡）

1. 四花穴点刺出血，再针通胃穴、通肾穴、通关穴、通天穴，特效。
2. 上溪穴、下溪穴点刺出血，再针四花上穴、指胃穴，效佳。
3. 针门金穴。
4. 四花中穴、四花外穴点刺出血，再针通关穴、通山穴，特效。
5. 久年胃病：①久年胃病针灵骨穴，效果甚佳。②针土水穴、四花上穴、门金穴，配水金穴、水通穴。
6. 胃痛：①针土水穴、土兴穴、三齿穴，配四花上穴。②针四花上穴、四花外穴、侧三里穴，三者成横倒马针法。

（五）胃出血

胃毛七穴、四花中穴、四花副穴点刺放血。

（六）急性胃炎、急性胃痛

1. 针肠门穴、门金穴、四花上穴，效果卓著。
2. 在四花穴、上溪穴、下溪穴点刺出血，立愈。
3. 针灵骨穴、大白穴、上白穴，效果极佳。
4. 针指胃穴、土水穴、正士穴，配心灵穴、手解穴。
5. 四花中穴点刺出血，特效。
6. 针土水穴。
7. 针水金穴、水通穴，奇效。
8. 上溪穴、下溪穴点刺出血，再针通胃穴、通背穴、通天穴、通关穴，特效。
9. 四花中穴、四花外穴点刺出血，再针通关穴、通山穴，特效。
10. 急性胃炎：针门金穴。

11.急性胃痛：①四花中穴、四花副穴点刺放血。②曲泽穴、委中穴点刺放血。③五岭穴之中焦部分点刺放血（胃俞穴附近）。

（七）反胃、呕吐

1.针神耳上穴，特效。

2.在十八星穴点刺出血，再针门金穴或四花上穴，特效。

3.针天皇穴，有奇效。

4.重症可在五岭穴点刺，立愈。

5.四花上穴点刺出血，针神耳上穴。

6.呕吐：①针三眼穴、开脾穴、土水穴、正士穴。②总枢穴点刺出血，特效。③四花中穴点刺出血，有效。④针水金穴、水通穴，有效。

7.针火膝穴、心门穴、肠门穴、心灵穴。

8.反胃：①针天皇穴、肾关穴。②总枢穴点刺出血。

9.幽门阻塞呕吐：脚背及背部第4~6椎间放血。

10.呕吐不止：金津穴、玉液穴放血。

11.呕吐（五脏不安）：①十八星穴点刺放血（总枢穴点刺放血）。②五岭穴点刺放血。

12.食物中毒呕吐：针内关穴、止吐穴、中脘穴、筑宾穴，特效。

13.止吐特效：心灵一穴透向心灵三穴，配公孙穴，止吐特效。

14.解急性肠胃炎上吐下泻：①四花中穴、四花副穴、四花外穴点刺放血。②曲泽穴、委中穴点刺放血。

（八）急性肠胃炎、上吐下泻

1.食物中毒呕吐：针内关穴、止吐穴、中脘穴、筑宾穴，特效。

2.止吐特效：心灵一穴透向心灵三穴，配公孙穴，止吐特效。

3.解急性肠胃炎上吐下泻：①四花中穴、四花副穴、四花外穴点刺放血。②曲泽穴、委中穴点刺放血。

（九）肠胃不适剧吐（神经性妊娠呕吐）

1.食物中毒呕吐：针内关穴、止吐穴、中脘穴、筑宾穴，特效。

2.止吐特效：心灵一穴透向心灵三穴，配公孙穴，止吐特效。

5.针通心穴、通关穴、通天穴，配通胃穴。

（十）食物、药物中毒

1.针分枝上穴、分枝下穴，特效。

2. 针手解穴，配金营上、下穴，有效。

3. 针手五金穴、手千金穴，配分枝穴，另在小腿阳明区、膝后太阳区放血。

4. 针天耳穴、手解穴、骨关穴、木关穴。

5. 西药中毒：董公景昌曾以手解穴治疗西药中毒。

6. 解毒穴：金营上穴、金营下穴、分枝穴、骨关穴、木关及手解穴、解穴。

（十一）胃胀气

1. 针门金穴、四花下穴、腑肠穴，特效，或可于上述穴位点刺放血。

2. 针灵骨穴、大白穴，有效。

3. 针四花上穴，配门金穴，奇效。

4. 针土航一穴、木一穴、木二穴、木三穴、木华一穴、木华二穴、脾肿穴。

（十二）腹胀

1. 针四花上穴，配门金穴，特效。

2. 针四花下穴、腑肠穴，配门金穴，特效。

3. 针灵骨穴，配木顶穴，效果甚佳。

（十三）消化不良

1. 针三眼穴、健脾穴、指三黄穴。

2. 于五金穴及四花穴附近放血，针四花穴、土水穴。

（十四）食欲不振

1. 针开脾穴。

2. 针灵骨穴。

（十五）调胃肠机能，促进消化能力

针通关穴、通山穴、通天穴，配四花穴。

（十六）胃下垂

1. 针通关穴、通天穴、通肾穴、通胃穴，特效。

2. 针侧三里穴、侧下三里穴，特效。

（十七）胃癌（含胃腺癌）

1. 针双灵穴、灵骨穴、门金穴，效佳。

2.针门金穴、四花上穴、上三黄穴，有效。

（十八）十二指肠溃疡

1.在上溪、下溪附近脚面青紫筋点刺出血，再针门金穴、四花上穴，特效。

2.针正土穴，配通胃穴、通肾穴、通关穴、通天穴，有卓效。

3.针肝门穴、肠门穴、土胃一穴、土胃二穴、土胃三穴，特效。

4.针四花上穴、四花中穴，配水金穴、水通穴及门金穴。

5.针通肾穴、通胃穴、通背穴，加配灵骨穴、四花穴、门金穴。

6.外踝四周、小腿阳明区放血，针三毛穴、正土穴、灵骨穴。

7.四花中穴、四花外穴点刺，特效。

8.解溪穴附近点刺，有效。

9.内庭穴至解溪穴上青筋点刺放血。

10.外踝附近点刺放血。

11.内庭穴至解溪穴上青筋点刺放血，外踝附近点刺放血。

12.十二指肠溃疡、急慢性肠炎、高血压：小腿外侧及足跗上见有青筋放血，有特效，若无青筋则无效。此法亦治急慢性肠炎、高血压。

（十九）脾肿大

1.针三重穴，特效。

2.针健脾穴、三眼穴、脾肿穴，特效。

3.针土昌穴、脾灵穴，奇效。

4.针木斗穴、木留穴、土昌穴，效果甚佳。

5.腰背脾胃区找压痛点及足小腿阳明区找青筋放血，针土灵穴，配土昌一穴、土昌二穴。

6.针木斗穴、木留穴。

7.针三重穴。

（二十）脾脏发炎

针脾肿一穴、脾肿二穴、三眼穴。

（二十一）胰脏炎

针健脾穴、三眼穴、正土穴，配内白穴、三叉二穴。

（二十二）打嗝（呃逆）

1.针火星上穴，特效。

2.针心灵一穴、心灵二穴、心灵三穴，特效。

第二十节　下消化道疾病（大肠、直肠）

肠道疾病常用穴道：

1.门金穴、四花上穴。

2.肠门穴。

3.腑肠穴。

4.通关穴、通山穴、通天穴。

5.大间穴、侧间穴、小间穴。

6.足三里透上巨虚穴、下巨虚穴（十四经）。

7.上高穴、下高穴。

8.土兴穴。

9.腑巢二十三穴。

10.其门穴、其正穴、其角穴。

11.四花上穴、四花中穴、四花下穴点刺放血。

12.委中附近点刺放血。

13.腑肠一穴、腑肠二穴。

14.肠病总治：四花中穴、四花外穴点刺放血。

（一）急性胃肠炎

1.针土兴一穴、土兴二穴、指五金穴、指千金穴，配手解穴、四花上穴。

2.针金营上穴、金营下穴，配肠门穴、肝门穴、腑肠穴。

3.四花中穴、四花副穴、四花外穴点刺放血。

4.各种急慢性肠炎、高血压、十二指肠溃疡：小腿外侧及足跗上见有青筋放血，有特效，若无青筋则无效。此法亦治高血压、十二指肠溃疡。

病例1：赵女士，21岁。

症状：急性腹泻。

治法：利用1维针灸疗法针升提、灵骨、大白、腑肠，1次治愈。

病例2：刘女士，43岁。

症状：肠炎。已有3年的病史。

治法：利用1维针灸疗法针脾胃5穴，经过7天的治疗彻底治愈。

（二）急慢性肠炎

1.针门金穴，特效。

2.针肠门穴、足千金穴。

3.小腿外侧及足跗上见有青筋放血，有特效，若无青筋则无效。此法亦治高血压、十二指肠溃疡。

（三）肠癌

1.在腑巢穴点刺出血，再针肠门穴、上高穴、下高穴，效佳，及手部相关穴位埋针。

2.针通肠穴，配四花外穴、四花里穴，有效。

3.腑巢穴点刺出血，再针足五金穴、足千金穴、三重穴，特效。

（四）肠出血

1.在三灵穴、三权穴、上俞穴、下俞穴、正阳一穴、正阳二穴、正阳三穴点刺出血，再针其门穴、其角穴、其正穴。

2.四花中穴、四花外穴点刺出血，再针姐妹穴。

（五）小肠胀气

1.针门金穴，配四花下穴，特效。

2.木穴放血，针大间穴、中间穴、小间穴、外间穴，效佳。

（六）小腹胀

针腕顺一穴、腕顺二穴。

（七）盲肠炎（阑尾炎）

1.在腑巢穴点刺出血，再针上高穴、下高穴，特效。

2.四花穴、三重穴点刺出血，奇效。

3.四花穴、四花下穴、腑肠穴一带点刺，针上高穴、下高穴。

4.四花中穴、四花外穴点刺出血，有奇效。

5.四花中穴、四花副穴、四花外穴点刺放血。

6.慢性盲肠炎：先在小腿外侧及门金穴及四花穴附近放血，再针腑肠穴、四花下穴、肠门穴、门金穴。

7.治中腹肠痛：四花中穴、四花外穴和足千金穴齐下成横三针。

（八）十二指肠溃疡

1.内庭穴至解溪穴上青筋点刺放血。

2. 外踝附近点刺放血。

（九）腹痛

1. 针四花上穴，配门金穴，特效。
2. 针肠门穴，配通胃穴，效果甚佳。
3. 针上高穴、下高穴，效佳。
4. 针手五金穴、手千金穴。
5. 针大间穴、侧间穴、小间穴、土兴一穴、土兴二穴。
6. 针指五金穴、指千金穴、灵骨穴。
7. 四花中穴、四花副穴点刺放血。
8. 急性腹痛：曲泽穴、委中穴点刺放血。

（十）便秘

1. 针其门穴、其角穴、其正穴、花骨四穴。
2. 针腰灵穴、土水穴、腑肠穴，配通天穴、驷马穴。

病例1：兰女士，45岁。

症状：顽固性便秘。患者经过多种治疗方法都没有明显的效果。

治法：利用1维针灸疗法的三其穴及灵骨、大白，配合全息经络走罐疗法，连续治疗1个疗程，大便已恢复正常。

病例2：王女士，37岁。

症状：便秘。患者经常便秘。

治法：利用1维针灸疗法的三其、灵骨、大白，连续治疗3次，已完全恢复正常。

（十一）痔疮

1. 针其门穴、其角穴、其正穴，特效。
2. 在上俞、下俞、双奇、正阳一、正阳二、正阳三、三权、三灵、三弼、木枝、木陵、火灵等穴点刺出血，特效。
3. 膝后太阳区及阴陵泉穴一带见青筋放血，再针搏球穴。
4. 腘部膝后太阳区找青筋放血，再找脊柱两旁出现丘疹样突起反应点或红色反应点放血。
5. 委中穴点刺出血，特效。
6. 先针其门穴、其正穴、其角穴，再于委中穴上下左右放血，特效。
7. 痔疮特效刺络部位：膝盖后窝后头区（委中线），乃治疗痔疮的特效刺络部位。

8. 痔疮、心脏病：委中穴、阴陵泉穴附近放血治心脏病、痔疮，1次轻，多次愈（阴陵泉穴附近见青筋，非心脏病即痔疮）。

病例1：高女士，45岁。

症状：痔疮。患者患有痔疮多年，曾做过手术，后又复发，还伴有便秘、大便出血现象。

治法：利用1维针灸疗法的升提、灵骨、大白、其门、其角、其正，配合刺络疗法，连续治疗1个疗程，症状好转。

（十二）大便脱肛

1. 针其门穴、其角穴、其正穴。

2. 在上俞、下俞、双奇、正阳一、正阳二、正阳三、三权、三灵、三弼、木枝、木陵、火灵等穴点刺出血。

3. 大便困难：委中穴放血，针灵骨穴、腑肠穴、水金穴、四花穴。

（十三）直肠炎

针其门穴、其正穴、其角穴，配三重穴、外三关穴。

（十四）五更泄

针腑肠穴、通肾穴、通胃穴，配感冒穴，配合加神阙穴艾灸。

（十五）绞肠痧

在腑巢穴点刺出血，再针侧三里穴。

（十六）疝气、小肠疝气

1. 针大间穴、小间穴、中间穴、侧间穴、浮间穴，特效。

2. 针天阳穴、人阳穴、地阳穴，配内阴穴、沈阴穴。

3. 针海豹穴。

4. 疝气：内踝附近点刺放血。

5. 小肠疝气：①内踝至三阴交穴一带点刺出血。②大间穴、小间穴、外间穴、中间穴、浮间穴任选3～4穴用针。

第二十一节　泌尿系统疾病（肾、膀胱、尿道）

肾脏疾病常用穴道：

1. 下三皇穴（天皇穴、地皇穴、人皇穴）。

2. 腕顺一穴、腕顺二穴。

3. 通肾穴、通胃穴、通背穴。

4. 水金穴、水通穴。

5. 五形穴。

6. 肾关穴。

7. 三神穴深刺。

泌尿系统疾病常用穴道：

1. 下三皇穴（天皇穴、地皇穴、人皇穴），特效。

2. 通肾穴、通胃穴、通背穴，特效。

3. 其门穴、其正穴、其角穴，特效。

（一）急慢性肾炎

1. 针五形穴，特效。

2. 针腕顺一穴、腕顺二穴、中白穴，特效。

3. 针水金穴、水通穴，配马金水穴，特效。

4. 针通肾穴、通胃穴，配下三皇穴，有卓效。

5. 针上士穴、正水穴，效佳。

6. 针灵骨穴，配肾关穴，有卓效。

7. 针玉火穴，配水中穴、水腑穴，有卓效。

8. 先在五形穴放血，然后针水相穴、水仙穴、下三皇穴。

9. 病位区点刺放血，可加针侧下三里穴、水俞穴、腕顺穴、三神穴。

10. 肾炎：①针通肾穴、通胃穴、通背穴，甚效。②水俞穴三棱针刺出黄水。③水俞穴扎出黄水点刺放血。④腑巢二十三穴点刺放血。⑤肾脏周围点刺放血。

（二）尿蛋白过高

1. 五形穴放血，针下三皇穴、三神穴、分枝穴。

2. 针通肾穴、通胃穴，配下三皇穴。

3. 针五形穴。

（三）肾盂肾炎

1. 可针三叉三穴、中白穴、三海穴、正水穴，配灵骨穴、下三皇穴。
2. 针通肾穴、通胃穴，配下三皇穴。
3. 针五形穴。

（四）水肿（肾炎引起）

1. 针双灵一穴、双灵二穴、分水穴、水清穴、三叉三穴，配下三皇穴。
2. 针通肾穴、通胃穴，配下三皇穴。
3. 针五形穴。
4. 腿肿：针通天穴。
5. 脸肿及全身肿：针通肾穴、通胃穴、通背穴。

（五）四肢水肿

1. 针下三皇穴、通天穴。
2. 针通肾穴、通胃穴，配下三皇穴。
3. 针五形穴。

（六）肾结石痛

1. 针马金水穴、马快水穴，配下三皇穴、三神穴、水愈穴。
2. 针马金水穴。

（七）小便癃闭

1. 针五形穴，有效。
2. 针下三皇穴，配李白穴、云白穴，有卓效。
3. 针水曲穴、六完穴，配还巢穴、中白穴、下白穴。
4. 针肩中穴、云白穴、下曲穴。
5. 针下三皇穴。

（八）膀胱炎

1. 针腑快穴，效佳。
2. 针七快穴、六快穴，配下白穴，效果甚佳。
3. 针通肾、通背、通胃三穴。
4. 针其门穴、其角穴、其正穴，特效。

（九）膀胱结石

1. 针木枝穴，配马金水穴、马快水穴、六快穴、七快穴。
2. 针马快水穴。

（十）尿道结石

针六快穴、七快穴，配水愈穴、木枝穴。

（十一）尿道炎

1. 针李白穴、云白穴，有卓效。
2. 针下三皇穴，配通肾穴、通背穴，有特效。
3. 针其门穴、其角穴、其正穴，有特效，可当场立即止痛。
4. 针李白穴、云白穴、浮间穴。
5. 针马快水穴。
6. 针灵骨穴、火主穴。

（十二）淋浊

1. 针分枝上、下穴，有效。
2. 针通肾穴、通胃穴，配下三皇穴，有效。
3. 针中白穴、下白穴，配水曲穴、六完穴、水金穴、水通穴。
4. 针其门穴、其角穴、其正穴，特效。
5. 针通肾穴、通胃穴、通背穴。
6. 针马快水穴。

（十三）小便痛

1. 针分枝上穴、分枝中穴、人皇穴、水曲穴、六完穴。
2. 针肾关穴、灵骨穴，特效（双侧取穴）。
3. 针其门穴、其角穴、其正穴，特效。

（十四）小便出血、血淋

1. 针下三皇穴。
2. 针其门穴、其角穴、其正穴。
3. 针肾关穴、灵骨穴，特效（双侧取穴）。

（十五）频尿、尿意频数

1. 针腑快穴、六快穴，有效。

2. 针海豹穴、马金水穴，有效。

3. 针下三皇穴，效佳。

4. 针水曲穴、火主穴。

5. 针花骨一穴、花骨四穴。

6. 针海豹穴、木妇穴，特效。

7. 针马快水穴，有效。

8. 针肾关穴，尤其特效。

9. 尿频、夜尿多：肾关穴、灵骨穴治尿频，特效（治疗夜尿多、白天尿频，疗效优于十四经，需双侧取穴）。

第二十二节　生殖系统疾病

补肾常用穴道：

1. 针肾关穴（为董景昌先生治疗肾亏第一大穴）。

2. 针下三皇穴。

3. 针水金穴、水通穴。

4. 针肾关穴、通肾穴、三神穴。

5. 肾亏头昏、腰酸：针通肾穴、通胃穴、通背穴、腕顺穴。

6. 针中白穴、下白穴（因为中白穴、下白穴在三焦经上，根据脏腑别通原理，故补肾作用极佳）。

（一）男子肾亏

1. 针指肾穴、腕顺一穴、腕顺二穴。

2. 针下三皇穴。

3. 针水金穴、水通穴。

4. 针肾关穴、通肾穴、三神穴。

5. 肾亏头昏、腰酸：针通肾穴、通胃穴、通背穴、腕顺穴。

（二）遗精

针下三皇穴。

（三）阳痿早泄

1. 针下三皇穴，配通肾穴效果甚佳。

2. 针水金穴、水通穴，有效。

3. 针姐妹穴、感冒穴，配人皇穴及关元穴、中枢穴艾灸。

4. 针肾关穴。

5. 针三神穴。

6. 针下三皇穴，再配水金穴、水通穴更佳。

（四）前列腺肿大

1. 针天阳穴、地阳穴、人阳穴，配地皇穴、三重穴。

2. 针天阳穴、地阳穴、人阳穴、内阴穴、沈阴穴。

3. 针下三皇穴。

4. 针三重穴。

病例1：王先生，70岁。

症状：患者患有前列腺增生症已有15年之久，近5年病情逐渐加重，出现了尿等待、尿淋漓、夜尿10次左右等症状，平时感到腰酸、腰痛、小腹胀满不适。曾在多家医院治疗均无明显疗效，患者本人不同意手术治疗，故来接受"5维全息疗法"治疗。初诊时前列腺B超报告：前列腺大小约4.5厘米×4.6厘米×3.7厘米，突入膀胱内约1.1厘米，腺体回声不均匀，可见不规则强回声。诊断为：前列腺增生伴钙化。

治法：该患者在6天内应用针法：大小浮外、重子、重仙及"5维全息疗法"，结合直肠黏膜给药6次，经B超复查前列腺大小为4.3厘米×3.8厘米×3.2厘米。

病例2：薛先生，38岁。

症状：患者患有前列腺增生症，初诊时前列腺B超报告：前列腺大小约4.4厘米×2.8厘米×2.4厘米，腺体回声均匀。

治法：患者在6天内应用针法：天地人内、灵骨、大白及"5维全息疗法"，结合直肠黏膜给药3次后症状均已消失，经B超复查前列腺大小为4.0厘米×2.8厘米×2.1厘米，腺体回声均匀。

病例3：李先生，57岁。

症状：患者患有前列腺增生症，初诊时前列腺B超报告：前列腺大小约4.4厘米×2.8厘米×2.4厘米。

治法：患者在6天内应用1维针灸疗法针大小浮外、天地人内、肾关及"5维全息疗法"3次、直肠黏膜给药3次后症状均已消失，经B超复查前列腺大小为4.0厘米×2.8厘米×2.1厘米，腺体回声均匀。

（五）睾丸癌、睾丸炎

1. 针天阳穴、地阳穴、人阳穴，特效。
2. 针沈阴穴、内阴穴，有效，可留针。
3. 在下三皇穴点刺出血，有效。
4. 内踝至天皇穴一带点刺放血，针内阴穴、沈阴穴、人阳穴。
5. 食指第2节外侧青筋放血，针天阳穴、地阳穴、人阳穴配下三皇穴。
6. 内踝至三阴交穴一带点刺出血。

（六）阴囊水肿

针天阳穴、地阳穴、人阳穴。

（七）阴茎痛

针天阳穴、地阳穴、人阳穴，配内阴穴、沈阴穴。

（八）龟头炎

针下三皇穴，再加中极穴更佳。

（九）隐睾症

针天阳穴、地阳穴、人阳穴，配沈阴穴、人皇穴。

（十）疝气、小肠疝气

1. 针大间穴、小间穴、中间穴、侧间穴、浮间穴，特效。
2. 针天阳穴、人阳穴、地阳穴，配内阴穴、沈阴穴。
3. 针海豹穴。
4. 疝气：内踝附近点刺放血。
5. 小肠疝气：①内踝至三阴交穴一带点刺出血。②大间穴、小间穴、外间穴、中间穴、浮间穴任选3～4穴用针。

（十一）梅毒、淋病

针分枝上穴、分枝下穴。

（十二）纵欲寒痹

针三重穴，配水金穴、水通穴、木黄穴、灵骨穴。

第二十三节　妇科疾病

妇科疾病常用穴道：

1. 妇科五穴。

2. 上三黄穴（天黄穴、明黄穴、其黄穴）。

3. 凤巢穴。

4. 还巢穴。

5. 通肾穴。

6. 云白穴、李白穴。

7. 其门穴、其角穴、其正穴。

8. 姐妹三穴、木妇穴。

9. 门金穴。

10. 三阴交穴、中极穴、关元穴。

（一）赤白带下

1. 针妇科穴、上三黄穴，有卓效。

2. 针下三皇穴，配通肾穴，奇效。

3. 针还巢穴，配水金穴、水通穴，特效。

4. 针姐妹穴，配上三黄穴，效果卓著。

5. 针还巢穴，配水金穴、水通穴。

6. 针姐妹穴，配上三黄穴。

7. 针其门穴、其角穴、其正穴。

8. 针天宗穴，配凤巢穴、还巢穴。

9. 针云白穴、妇科穴，配上三黄穴。

10. 火包穴、妇灵穴放血，针木妇穴、妇科穴。

11. 针姐妹穴，配妇科穴、分枝穴。

12. 针还巢穴。

13. 针妇科穴。

14. 针姐妹三穴、木妇穴。

15. 针通肾穴、通背穴、通胃穴，有效。

16. 三江穴点刺放血。

17. 十七椎下、八髎穴点刺放血。

（二）阴道炎

1. 针李白穴、云白穴、海豹穴，特效。
2. 针妇科穴，具有卓效。
3. 针云白穴、海豹穴。

（三）阴道痒痛

1. 针天宗穴，配妇科穴、驷马穴。
2. 针云白穴、李白穴、海豹穴、妇科穴。

（四）阴门肿、阴肿

1. 针还巢穴、凤巢穴、妇科穴。
2. 针还巢穴。
3. 针妇科穴。

（五）子宫瘤（子宫癌、子宫炎）

1. 针妇科穴，配妇灵一穴、妇灵二穴，特效。
2. 针凤巢穴、还巢穴，有卓效。
3. 针姐妹穴，配木妇穴，效果卓著。
4. 针门金穴、其门穴、其角穴、其正穴、三重穴，特效。
5. 针妇科穴，配还巢穴、妇灵一穴、妇灵二穴。
6. 三江穴、腑巢二十三穴放血，针火主穴、火硬穴、木妇穴。
7. 水晶穴、水仙穴一带青筋放血，针妇科穴、三重穴、灵骨穴。
8. 子宫肌瘤：①针妇科穴、三重穴，再配不定穴针法。②针姐妹穴，配妇科穴。
9. 子宫颈癌：针外三关穴，配妇科穴。配合膝下外侧肺区寻找怒张的血络或皮肤暗紫处，点刺放血。
10. 子宫胀：水晶穴放血，针妇科穴、灵骨穴、三重穴。
11. 子宫不正：针凤巢穴、妇科穴、还巢穴。
12. 子宫诸疾：针妇科穴、凤巢穴、还巢穴，配门金穴、水曲穴、火主穴。
13. 子宫瘤：①针还巢穴、姐妹三穴。②重子穴至重仙穴直线上点刺出血，再针还巢穴。③针妇科穴，特效。
14. 子宫炎：三江穴点刺放血。
病例1：王女士，52岁。

症状：多发性子宫肌瘤。患者患多发性子宫肌瘤10多年，月经始终淋漓不净。经B超检查，宫体内有5个大小不一的瘤体，其中最大一个为3.4厘米×2.8厘米，最小的为2.6厘米×1.8厘米。

治法：利用1维针灸疗法针妇科、还巢、姐妹一、姐妹二、姐妹三、妇八，配合2维火龙疗法、3维透皮给药疗法。1个疗程后，再次检查，体内瘤体均已回缩。

病例2：门女士，46岁。

症状：多发性子宫肌瘤。患者患多发性子宫肌瘤。经B超检查，宫体内最大的一个瘤体为4.0厘米×5.2厘米。

治法：利用1维针灸疗法对妇科、还巢、水分、水门、水香、水晶、姐妹一、姐妹二、姐妹三，治疗1个疗程，经B超复查瘤体回缩。

（六）子宫痛

针妇科穴，特效，可配合还巢穴。

（七）子宫病

1. 针水曲穴。
2. 针妇科穴。

（八）卵巢炎

1. 治法同子宫瘤（子宫癌、子宫炎）。
2. 针灵骨穴、大白穴、人皇穴，有效。
3. 针其门穴、其角穴、其正穴。
4. 妇灵穴放血，针李白穴、云白穴。
5. 针凤巢穴、还巢穴、妇科穴。

（九）月经不调

1. 针妇科穴、还巢穴、门金穴、灵骨穴。
2. 妇灵穴放血，针木妇穴、花骨四穴。
3. 上三黄穴，配妇科穴，长期扎针。

病例1：李女士，38岁。

症状：月经不调。患者在最近两年月经量少，在此期间曾经到各大医院治疗，但效果都不太明显。

治法：利用1维针灸疗法的妇科、还巢、灵骨、大白、木妇，连续治疗7

次，症状消失。

病例2：高女士，32岁。

症状：月经不调。患者月经延期。

治法：利用1维针灸疗法对妇科、还巢、灵骨、大白、水晶，治疗1个疗程后经期恢复正常。

（十）崩漏

针妇科穴、凤巢穴，配通肾穴、通背穴。

（十一）经闭

1. 三江穴放血，针灵骨穴、妇科穴。
2. 三江穴点刺放血。

病例：姜女士，18岁。

症状：闭经。患者已闭经1年，在此期间始终没有间断治疗，都没有效果。

治法：利用1维针灸疗法的妇科、还巢，连续治疗7次，月经已下。

（十二）痛经

1. 针四花穴、门金穴、灵骨穴。
2. 腑巢二十三穴放血，再针门金穴、四花穴、妇科穴。
3. 针妇灵穴、火包穴、门金穴。
4. 针妇科穴，配天枢穴、中极穴，加四花穴、门金穴。
5. 针妇科穴，配上三黄穴可调月经。
6. 针下泉穴、中泉穴、上泉穴，配灵骨穴、门金穴。
7. 针木妇穴、门金穴、四花穴，加灵骨穴、大白穴。
8. 针云白穴、李白穴，配合手指妇科穴，特效。
9. 针驷马二穴、人皇穴、姐妹穴。
10. 针木妇穴。
11. 针妇科穴，特效。
12. 针门金穴，特效。
13. 针妇科穴、人皇穴，配合眼针下焦区（眉头）、肾区（眉中），有特效，可立即止痛。

病例：孙女士，30岁。

症状：痛经。患者每到经期，小腹便疼痛难忍。

治法：利用1维针灸疗法对胃痛穴治疗1次，疼痛立刻消失。

（十三）乳房肿痛

1.四花中穴、四花副穴点刺放血，针三重穴。

2.后背心肺区放血，及足膝一带青筋放血，针分枝穴、外三关穴、双龙穴。

3.四花中穴、四花副穴点刺放血。

4.针双龙穴、肩峰穴，配外三关穴。

病例1：王女士，46岁。

症状：乳腺增生。患者患乳腺增生5年多，在此期间曾经吃过药，但效果不明显，有时会随着心情、天气等变化病情加重。

治法：利用1维针灸疗法对灵骨、大白、上三黄、肾关、三重，连续治疗1个疗程，疼痛消失。

病例2：高女士，31岁。

症状：乳腺增生。患者患乳腺增生3年多，每次月经前几天疼痛难忍。

治法：利用1维针灸疗法对灵骨、大白、三重、驷马，连续治疗7次，症状消失。

（十四）乳腺炎

1.心肺区及肝木区（即第4～7胸椎旁1.5寸半）上红色小点状丘疹或压痛点点刺放血（患侧）。

2.不定穴中央及其背后对应区放血，三重穴、四花穴上青筋放血，最后在同侧井穴放血。

3.针肩中穴、建中穴、分枝穴、三重穴。

4.针双龙穴、肩峰穴，配外三关穴。

（十五）乳癌、乳腺瘤

1.肩峰穴，配双龙穴，特效。

2.肩峰穴，配双龙穴、三重穴、外三关穴。

3.膝下外侧肺区寻找怒张的血络或皮肤暗紫处，点刺放血。

（十六）性冷淡

针其门穴、其角穴、其正穴。

（十七）女子肾亏

1.针下三皇穴，配妇科穴。

2. 针肾关穴、水金穴、水通穴，配妇科穴。

（十八）不孕

1. 针妇科穴治不孕症，特效。

2. 针还巢穴，有效。

3. 治不孕特效处方：针妇科穴、还巢穴，特效（以妇科穴为主，还巢穴为辅，疗效优于十四经）。

4. 久年不孕：①针妇科穴，特效。②妇科穴、还巢穴，左右交刺，尤其特效。

（十九）输卵管阻塞

1. 针妇科穴，配姐妹穴，特效。

2. 针上三黄穴，配木妇穴，有卓效。

3. 针还巢穴、凤巢穴、妇科穴。

4. 针姐妹穴，配感冒穴、妇科穴及小腹下用3寸针横刺（归来穴附近）。

5. 针木黄穴，配木全穴、其黄穴、妇科穴。

6. 针妇科穴，特效。

7. 针还巢穴，可配合木妇穴。

（二十）流产（含预防流产）

1. 针通肾穴、通胃穴、通关穴，有效。

2. 常针妇科穴有预防流产之效果。

（二十一）安胎

针凤巢穴。

（二十二）难产

1. 针火硬穴、火主穴、火包穴，特效。

2. 针正会穴、前会穴、后会穴、地宗穴，特效。

3. 针正会穴、灵骨穴、手解穴，有卓效。

4. 针灵骨穴、大白穴、人皇穴。

5. 火包穴、妇灵穴放血，针灵骨穴、火主穴。

6. 针火包穴。

（二十三）胎衣不下

1. 火包穴、妇灵穴放血，针妇科穴、火硬穴。
2. 火包穴点刺放血。

（二十四）产后风、月内风

针水相穴、水仙穴，配妇科穴。

（二十五）回乳

针指驷马穴用于回乳，有效。

（二十六）更年期妇女烦躁易怒

针木一穴、木二穴、木三穴，配合胆穴（均左右单取），效佳。

第二十四节　小儿疾病

（一）小儿夜哭（胆虚所引起）

1. 针木黄穴，特效。
2. 针上三黄穴，有效。
3. 胆穴点刺放血。

（二）小儿惊风

1. 十宣穴点刺放血。
2. 十八星穴点刺放血。
3. 印堂穴点刺放血。

（三）小儿流涎

止涎五穴。

（四）小儿肺炎

1. 针中间穴、大间穴、小间穴、侧间穴。
2. 针重子穴、重仙穴。

（五）小儿气喘

1. 针大间穴、小间穴、侧间穴。
2. 大白穴点刺放血。

（六）小儿疳积、食多而瘦

1. 先在双灵一穴、双灵二穴点刺放血，再针大间穴、小间穴、侧间穴。
2. 四缝穴点刺放血。
3. 肝俞穴、膈俞穴、胃俞穴、身柱穴点刺放血。

（七）小儿麻痹

1. 针肩中穴，配李白穴、上曲穴，特效。
2. 针神肩穴，配云白穴、下曲穴、建中穴，有效。
3. 针天宗穴、地宗穴、人宗穴。

（八）小儿高烧

若季肋部见红点成对出现，即在红点上放血。

（九）小儿高烧导致角弓反张、热痉挛

十宣穴放血、十井穴放血，配合背部刮痧。

（十）小儿呕吐、高烧（轮状病毒感染、肠胃型感冒）

总枢穴点刺放血（十八星穴）。

（十一）小儿重舌

少泽穴、少冲穴、隐白穴点刺放血。

（十二）小儿痄腮（腮腺炎、耳下腺炎）

少商穴、关冲穴点刺放血。

（十三）小儿痘疮

1. 委中穴、曲泽穴点刺放血。
2. 耳背穴点刺放血。

第二十五节　内分泌疾病

（一）糖尿病

1. 下三皇穴治糖尿病，特效。

2. 下三皇穴，配通肾穴、通胃穴，效果卓著。

3. 针水金穴、水通穴，有效。

4. 针上三黄穴，配下三皇穴，特效。

5. 针分枝穴，配上三黄穴、下三皇穴及灸肾关穴、中脘穴、关元穴、足三里穴长期治疗。

6. 针涌泉穴、下三皇穴（针尖需向内斜刺），口渴加针通肾穴。

7. 针养老穴，配通肾穴、通胃穴、下三皇穴，特效。

病例1：赵先生，47岁。

症状：患者患糖尿病多年，血糖始终没有降下来。

治法：利用1维针灸疗法针水通、水金、灵骨、大白、下三皇，在治疗时配合刺络疗法。连续治疗1个疗程，血糖由24.9降到10.1，身体的各种不适症状已消失。

病例2：王女士，57岁。

症状：患者患糖尿病多年，平时靠打胰岛素来维持。

治法：利用1维针灸疗法针灵骨、大白、上三黄、下三皇、通肾、通胃，配合刺络疗法。连续治疗1个疗程，胰岛素用量减少，血糖已明显得到控制。

（二）血糖过低

针神耳上穴、肾关穴及上三黄穴。

（三）甲状腺肿

1. 针三重穴，配通关穴，有效。

2. 针外三关穴，效佳。

3. 三重穴点刺放血。

4. 耳后静脉点刺放血。

5. 喉蛾九穴点刺放血。

（四）甲状腺功能亢进

1. 针三重穴，配通关穴，有效。

2. 喉蛾九穴放血。

3. 针外三关穴。

4. 针三重穴、驷马穴、通关穴，通山穴。

5. 针驷马穴，配三重穴、心灵一穴、十八星穴及病位放血。

（五）甲状腺眼突

针驷马穴。

第二十六节　皮肤病

皮肤病常用穴道：

1. 上三黄穴，效果甚佳。

2. 驷马穴，特效。

3. 肩中穴，配曲池穴、灵骨穴、大白穴等，有卓效。

4. 驷马穴，配曲池穴、合谷穴。

5. 治疗手部皮肤病：针木一穴、木二穴、木三穴，配合制污穴（左右交替取用），隔日1次，配合皮肤病所在区域，循经刺瘀络出血，并在距皮损区1.5寸处，循经在皮下刺1到数针，针尖指向皮损区（病在皮刺至皮，此乃董氏奇穴同气相求原理），特效。

6. 耳后静脉点刺放血。

7. 驷马穴（属长效），配血海穴、曲池穴，特效。

（一）过敏性皮炎

1. 针三仙一穴、三仙二穴、三仙三穴、足驷马穴、上三黄穴。

2. 针耳针皮肤穴，配足驷马穴、天耳穴。

3. 驷马穴治过敏性皮肤病，特效。

4. 针驷马穴（属长效），配血海穴、曲池穴（属短效），特效。

5. 针曲池穴+血海穴可以快速止痒，但是只能治标不能治本，属短效，无法根除。

6. 针驷马一穴、驷马二穴、驷马三穴可以稳定过敏细胞之异常分泌，疗效属长效型，较能标本兼治。

（二）皮肤过敏、湿疹

1.针驷马穴，配三重穴、耳针皮肤穴。

2.针三仙穴，配灵骨穴、驷马穴，配三重穴、耳穴皮肤穴。

3.针驷马穴（属长效），配血海穴、曲池穴（属短效），特效。

4.针曲池穴+血海穴可以快速止痒，但是只能治标不能治本，属短效，无法根除。

5.针驷马一穴、驷马二穴、驷马三穴可以稳定过敏细胞之异常分泌，疗效属长效型，较能标本兼治。

（三）荨麻疹

1.耳背红点放血，配足驷马穴、上三黄穴。

2.针驷马穴（属长效），配血海穴、曲池穴（属短效），特效。

3.针曲池穴+血海穴可以快速止痒，但是只能治标不能治本，属短效，无法根除。

4.驷马一穴、驷马二穴、驷马三穴可以稳定过敏细胞之异常分泌，疗效属长效型，较能标本兼治。

（四）皮肤瘙痒

1.针足驷马穴，配曲池穴、合谷穴、三阴交穴。

2.针驷马穴（属长效），配血海穴、曲池穴（属短效），特效。

3.针曲池穴+血海穴可以快速止痒，但是只能治标不能治本，属短效，无法根除。

4.针驷马一穴、驷马二穴、驷马三穴可以稳定过敏细胞之异常分泌，疗效属长效型，较能标本兼治。

（五）风疹

1.下三皇穴一带及门金穴附近点刺放血，及耳尖背上放血，再加针足驷马穴。

2.天皇穴至人皇穴及门金穴点刺放血，再针驷马穴、九里穴。

3.耳背点刺出血，特效，再针驷马穴、九里穴。

4.针驷马穴（属长效），配血海穴、曲池穴（属短效），特效。

5.曲池穴+血海穴可以快速止痒，但是只能治标不能治本，属短效，无法根除。

6. 针驷马一穴、驷马二穴、驷马三穴可以稳定过敏细胞之异常分泌，疗效属长效型，较能标本兼治。

（六）皮肤敏感

1. 针驷马穴，特效。
2. 针驷马穴（属长效），配血海穴、曲池穴（属短效），特效。

（七）鹅掌风

1. 针木一穴、木二穴、木三穴（针患侧）。
2. 针木穴治鹅掌风，特效（针患侧）。

（八）手掌干裂脱皮

1. 针木一穴、木二穴、木三穴，治疗手掌皱裂脱皮，特效（针患侧）。
2. 治疗手掌皱裂、出水、瘙痒于春秋季节加重：针木一穴、木二穴、木三穴（双手），配合尺泽穴点刺放血，特效，平均3～4次即愈。
3. 木穴配制污穴放血。

（九）富贵手

1. 针驷马一穴、驷马二穴、驷马三穴。
2. 针木一穴、木二穴、木三穴，平均3～4次即愈（针患侧）。
3. 木穴配制污穴放血。

（十）手部皮肤病

手部皮肤病特效处方：木穴浅刺，配合制污穴点刺出血（同侧、患侧取穴）。

（十一）颈项部皮肤病

1. 针肩中穴，配建中穴，特效。
2. 针驷马穴，配曲池穴，有卓效。
3. 针上三黄穴，配建中穴，效佳。
4. 针驷马穴，配合谷穴、曲池穴。

（十二）瘰疬

1. 针三重穴、外三关穴，有效。

2. 针三神穴，特效。

3. 针上瘤穴，配侧三里穴、侧下三里穴，有卓效。

4. 针五虎穴效佳，配神肩穴特效。

5. 三重穴、四花穴点刺出血，再针灵骨穴，效佳。

（十三）疔疮（手背疔、脚背疔、人口疔）

1. 后背第5、6椎间及旁开3寸左右点刺放血，并加上膝后太阳区及耳背放血。

2. 后心穴点刺放血。

3. 后背第5、6椎间放血，立效。

（十四）脚上长疔疮

足跗内侧及膝内侧发炎、脚上长疔疮：后背第5、6椎旁开3寸放血。

（十五）痛疖

针制污穴。

（十六）带状疱疹（蛇缠腰）

1. 用三棱针由外向内于病位点刺放血。

2. 疱疹周围点刺放血。

3. 耳背点刺放血。

（十七）丹毒

1. 病位放血，加心门穴，配分枝穴。

2. 在病位点刺放血，在委中穴附近放血，在手肘横纹青筋处放血。

（十八）久年恶疮

针制污穴、三重穴。

（十九）恶瘤开刀、久不收口（伤口不收）

1. 针制污穴、三重穴。

2. 针制污穴治久年恶疮不收口，特效。

（二十）疮疡、刀伤、烫伤或手术后伤口溃疡出水，久不收口

患侧制污穴点刺出血，特效，3次可痊愈。

（二十一）狐臭

1. 针天宗穴，配分枝上穴、分枝下穴。
2. 针李白穴、云白穴，配足驷马穴。

（二十二）多汗症

针肩峰穴、李白穴，配足驷马穴。

（二十三）汗异症（盗汗、自汗）

针外白穴（中指、无名指之间）。

（二十四）脸部肿痒症

针八关五穴、八关六穴（无名指）。

（二十五）酒渣鼻（红鼻子）

1. 用三棱针局部点刺出血，再针外三关穴，可3次痊愈。
2. 背部红点用三棱针点刺出血，立愈。
3. 胃俞穴点刺放血。
4. 脾俞穴点刺放血。
5. 鼻尖、正本穴点刺放血（七星针）。

（二十六）青春痘

1. 在青春痘上直接点刺放血，特效，后心第5、6胸椎间放血。
2. 在病位直接点刺放血或背部及耳上突出反应点放血，并于耳尖放血。
3. 针驷马穴、三重穴、灵骨穴、大白穴。
4. 针外三关穴、三重穴。
5. 针驷马一穴、驷马二穴、驷马三穴。
6. 青春痘可用细小的放血针，在脸部长痘之处轻微点刺，当瘀积的恶血、脂肪排出后，3日内即可复原。
7. 针驷马穴，特效。
8. 耳背刺血，特效。
9. 背部刺血，特效。
10. 青春痘可于后心第5、6椎间放血。
11. 在青春痘的四周围针，针尖朝向痘体下方皮肤斜刺。

病例1：王女士，28岁。

症状：面部痤疮。患者面部痤疮多年，曾服用过很多的药物，也没有明显好转。

治法：利用1维针灸疗法针曲池、血海、驷马，配合肺俞刺络，1个疗程后痤疮消除。

病例2：王女士，34岁。

症状：面部痤疮。患者因内分泌失调引起的面部痤疮已有5年多的病史。在此期间曾在美容院及一些医院进行调理、治疗，都没有达到理想的效果。

治法：利用1维针灸疗法针曲池、血海、驷马、木穴、灵骨、大白，配合刺络疗法，治疗1个疗程，痤疮基本消除，又加以巩固1个疗程，面部痤疮已完全消除，整体气色也比治疗前好。

（二十七）牛皮癣

1. 针驷马穴，特效。

2. 耳背刺血，特效。

病例1：刘先生，65岁。

症状：顽固性牛皮癣。患者患有牛皮癣10多年，而且面积较大，占全身皮肤总面积的90%，在此期间一直没有间断治疗，但效果都不太明显，始终反反复复，症状时轻时重。

治法：利用1维针灸疗法针曲池、血海、驷马。在针灸过程中配合刺络疗法。经过1个疗程的治疗，症状恢复较快，面积稍小一点儿的已完全恢复，面积较大的也逐渐在缩小，并且皮肤颜色也慢慢地接近正常肤色。

病例2：赵先生，48岁。

症状：牛皮癣。患者患有牛皮癣20多年，曾经治疗过一段时间，效果虽然明显，但后又复发，就在本人即将要放弃治疗的时候，经患友介绍给笔者。

治法：利用1维针灸疗法对曲池、血海、驷马、灵骨、大白，连续治疗1个疗程，症状已好转。随后又经患者要求，巩固1个疗程，已彻底治愈，至今尚未复发。

（二十八）美容针灸

可上三黄穴配下三皇穴、驷马穴、灵骨穴，并在脸部上的董氏穴位上用3分针刺，以刺激脸部血液循环。

（二十九）黑斑

1. 针通山穴，配通灵穴、上三黄穴、驷马穴，可再配合病位点刺放血少许。

2.在脸上黑斑部位用3分针刺，再配合妇科穴、上三黄穴长期扎针。

病例：刘女士，43岁。

症状：面部色斑。患者是因气滞血瘀导致的面部色斑。曾做过激光，过后又复发。

治法：利用1维针灸疗法的曲池、血海、驷马、下三皇，连续治疗7次，面部色斑明显变浅。在治疗时配合2维火龙疗法、3维透皮给药疗法及刺络疗法，经过3个疗程的治疗，面部色斑已完全消失，面部皮肤也比治疗前更有光泽。

（三十）脂溢性掉发

后背心肺区脊椎旁点刺放血，配合五形穴放血，及脱发局部上可用梅花针扣打放血，并长期针下三皇穴、上三黄穴。

（三十一）银屑病

用三棱针在病位放血。

（三十二）静脉瘤

1.局部点刺出血，配合针上三黄穴，有效。

2.于静脉瘤上点刺放血。

（三十三）脂肪瘤

1.针明黄穴，有特效。

2.针外三关穴，有效。

（三十四）耳后之头部疮瘤

昆仑穴附近放血。

第二十七节　痧证

（一）各种痧证

1.五岭穴点刺出血。

2.委中附近点刺放血。

3.手肘横纹上点刺放血。

4.金五穴点刺出血（金肝穴、金阴穴、金阳金焦穴、金转穴、金焦穴）。

5. 五金穴点刺放血。

6. 五岭穴点刺放血。

（二）羊毛痧

1. 胃毛七穴点刺出血。

2. 后心穴点刺出血。

3. 胃毛七穴点刺放血，后心穴点刺放血。

（三）猴痧

1. 十二猴穴点刺出血。

2. 九猴穴点刺出血。

3. 十二猴穴点刺放血。

（四）绞肠痧

腑巢二十三穴点刺出血。

第二十八节　其他杂病

（一）干霍乱

1. 十八星穴、五岭穴放血。

2. 曲陵穴、建力穴、中力穴放血。

3. 肩峰穴、分枝穴、五岭穴点刺。

4. 十二猴穴点刺出血。

5. 金五穴点刺出血（金肝穴、金阴穴、金阳金焦穴、金转穴、金焦穴）。

6. 五岭穴点刺出血。

7. 总枢穴点刺放血，五岭穴点刺放血。

（二）霍乱

1. 委中穴点刺放血。

2. 尺泽穴、曲泽穴点刺放血。

（三）霍乱转筋、霍乱抽筋

1. 四花上穴深刺，配合搏球穴。

2. 四花中穴、四花外穴点刺出血，针搏球穴。

（四）调元气、提神

1. 针神耳上穴、神耳中穴、神耳下穴，配灵骨穴。
2. 针神耳上穴，配正会穴、镇静穴、正本穴。

（五）解酒醉

1. 针耳圆穴，特效，点刺出血立即见效。
2. 针手解穴，有效。
3. 耳圆穴（肺、心）、耳环穴（肾、肝）点刺出血，立即见效。
4. 刺耳环穴出血，配针素髎穴更佳。

（六）解晕针或针灸后感到不适

1. 针对侧手解穴，以手刀击打火腑海穴。
2. 针手五金穴、手千金穴，可解针口痛。
3. 解晕针：针手解穴，透下白穴，一针即醒。

（七）解经血错乱

针手解穴。

（八）解食物中毒、药物中毒

1. 针分枝上穴、分枝下穴，特效。
2. 针手解穴，配金营上穴、金营下穴，有效。
3. 针手五金穴、手千金穴，配分枝穴，另在小腿阳明区、膝后太阳区放血。
4. 针天耳穴、手解穴、骨关穴、木关穴。
5. 西药中毒：董公景昌曾以手解穴治疗西药中毒。
6. 解毒穴：金营上穴、金营下穴、分枝穴、骨关穴、木关穴及手解穴、解穴。

（九）解毒虫中毒、解性病中毒

1. 针分枝上穴、分枝中穴、分枝下穴，特效。
2. 解毒：天耳穴放血，针分枝上穴、分枝中穴、分枝下穴。

（十）解尿酸

1. 针骨关穴、木关穴。

2. 先在病位点刺放血，配合针上三黄穴、下三皇穴。

3. 针中九里穴，配通关穴、通山穴、驷马穴。

（十一）解晕车、晕船

1. 针神耳上穴、神耳中穴、神耳下穴。

2. 针镇静穴、手解穴。

3. 针天皇副穴。

（十二）解邪祟、妖邪鬼迷

1. 委中穴点刺放血。

2. 少商穴点刺放血。

3. 正本穴点刺出血。

（十三）急救用穴

1. 针神耳上穴、神耳中穴、神耳下穴。

2. 针地宗穴。

3. 针手解穴、解穴。

（十四）解汗流不止

1. 针腕顺穴，有效。

2. 针灵骨穴，配下三皇穴，有效。

3. 针感冒穴、李白穴。

4. 针感冒穴，特效。

（十五）中暑急救

1. 十二井穴点刺放血。

2. 针水沟穴。

（十六）呕吐不止急救、止吐

1. 针神耳上穴，特效。

2. 在十八星穴点刺出血，再针门金穴或四花上穴，特效。

3. 针天皇穴，有奇效。

4. 重症可在五岭穴点刺，立愈。

5. 四花上穴点刺出血，针神耳上穴。

6. 呕吐：①针三眼穴、开脾穴、土水穴、正土穴。②总枢穴点刺出血，特效。③四花中穴点刺出血，有效。④针水金穴、水通穴，有效。

7. 反胃：①针天皇穴、肾关穴。②总枢穴点刺出血。

8. 幽门阻塞呕吐：脚背及背部第4~6椎放血。

9. 呕吐不止：金津穴、玉液穴放血。

10. 呕吐（五脏不安）：①十八星穴点刺放血（总枢穴点刺放血）。②五岭穴点刺放血。

11. 食物中毒呕吐：针内关穴、止吐穴、中脘穴、筑宾穴，特效。

12. 止吐特效：心灵一穴透向心灵三穴，配公孙穴，止吐特效。

13. 解急性肠胃炎上吐下泻：①四花中穴、四花副穴、四花外穴点刺放血。②曲泽穴、委中穴点刺放血。

（十七）解急性肠胃炎上吐下泻

1. 食物中毒呕吐：针内关穴、止吐穴、中脘穴、筑宾穴，特效。

2. 止吐特效：心灵一穴透向心灵三穴，配公孙穴，止吐特效。

3. 解急性肠胃炎上吐下泻：①四花中穴、四花副穴、四花外穴点刺放血。②曲泽穴、委中穴点刺放血。

（十八）解疼痛、止痛

1. 针金营上穴、金营下穴。

2. 针上九里穴、中九里穴、下九里穴。

3. 针手解穴。

4. 挫伤引起的剧痛、痛入骨髓：针患处对侧的五虎穴。

（十九）昏迷急救

1. 针水沟穴。

2. 针地宗穴。

3. 针手解穴、解穴。

4. 针神耳上穴、神耳中穴、神耳下穴。

5. 神识昏迷：刺火硬穴、正会穴、前会穴，并于五岭穴点刺出血。

（二十）解流血不止、止血

1. 针六完穴（跌伤、刀伤、针后流血不止）。

2. 针花骨四穴（与六完穴相同）。

（二十一）解疲劳、解精神疲劳

1. 针神耳上穴，配外耳穴，特效。
2. 针水通穴、水金穴，效果卓著。
3. 针三叉一穴、三叉三穴，效果甚佳。
4. 针火腑海、灵骨穴、大白穴。
5. 针三叉三穴，可消除疲劳。
6. 针鼻翼穴，可预防疲劳。
7. 全身疲劳：背面点刺放血。

（二十二）解睡中咬牙

针四花下穴，有特效。

（二十三）解红肿、解肿大

针三重穴、外三关穴。

（二十四）降火气

1. 针肾关穴、地皇穴、火硬穴。
2. 针双侧合谷穴、太冲穴（又称开四关，属十四经针法）。

（二十五）降肝火

1. 火连穴放血，配合针木一穴、木二穴、木三穴、上三黄穴。
2. 浅针木穴（因为木穴在大肠经上，根据脏腑别通原理，故治肝火旺，极具特效）。

（二十六）减肥

1. 委中点刺出血，有效。
2. 四花穴、三重穴点刺出血，有效。
3. 针耳针饥点、渴点、胰胆、交感、神门、神耳中穴、神耳下穴、上俞穴、下俞穴，有效。
4. 针天枢穴、水分穴。

病例1：王女士，22岁。

症状：肥胖。患者曾在其他地方减过一段时间，但过后时间不长就又反弹到原来的体重。

治法：利用1维针灸疗法的中白、下白、阳陵泉、水曲、肾关、驷马，子午针法，以及配合2维火龙疗法、3维透皮给药疗法、全息经络走罐疗法、局部刺络疗法。经过1个疗程的综合治疗，体重由原来的95千克降到80千克。为了巩固疗效，又做了1个疗程治疗，经回访，体重始终没有反弹，患者自称不但体重没有反弹，而且身体的整体状况也比以前好多了。

病例2：张女士，17岁。

症状：肥胖。患者大腿局部肌肉丰富，整体的身材不协调，而且面部长青春痘。

治法：利用1维针灸疗法的中白、下白、阳陵泉、水曲，子午针法，驷马、肝经五线，在治疗时配合局部刺络疗法。经过1个疗程的综合治疗，整体形态看上去比较协调了，而且面部的青春痘也下去了很多。

（二十七）增高

1. 上高穴、下高穴、足三里穴、太冲穴透涌泉穴。

2. 耳针内分泌、反质下、脑干点、睾丸点（卵巢点）埋针，配合饮食及运动。

病例1：李先生，19岁。

症状：患者当前身高167厘米，想尽快长高。

治法：利用1维针灸疗法对升提、灵骨、大白、四花上、火主、增高，连续针灸1个疗程，身高长到169厘米。

病例2：赵女士，12岁。

症状：患者当前身高147厘米。

治法：利用1维针灸疗法对增高、三眼、灵骨、大白、四花上、火主，连续治疗1个疗程，身高增长3厘米。

病例3：赵女士，17岁。

症状：患者当前身高159厘米。

治法：利用1维针灸疗法对增高、灵骨、大白、四花上、火主，连续针灸1个疗程，身高长到161厘米。

（二十八）麻醉止痛

针手解穴。

（二十九）补肾气

1. 针肾关穴（为董景昌先生治疗肾亏第一大穴）。

2. 针下三皇穴。

3. 针水金穴、水通穴。

4. 针肾关穴、通肾穴、三神穴。

5. 肾亏头昏、腰酸：针通肾穴、通胃穴、通背穴、腕顺穴。

6. 针中白穴、下白穴（因为中白穴、下白穴在三焦经上，根据脏腑别通原理，故补肾效果极佳）。

第十五章　胡光老师董氏奇穴临床医案及和谐针法精华整理

第一节　临床医案整理

植物人

病例1：万志鹏，男，14岁，天津宁河县田庄中学学生，2004年8月16日参加钢琴比赛，赛前过于劳累，于2004年8月13日"过度受凉"，8月14日开始发烧惊厥（癫痫持续发作），由宁河转至天津市儿童医院，经数月积极抢救已无生命危险，呈植物人状态，靠鼻饲、输氧、导尿维持生命，感染已被控制，深度昏迷，来天津河西医院求助。

当时胡光医师正遭严重车祸，刚脱离危险，肋骨骨折还处在愈合期，经领导同意，将万志鹏于2005年1月3日接入天津河西中环旅馆。经胡光针刺正会、鼻翼、次白、失音、上瘤等穴，于2005年1月7日开始有吞咽功能，拔掉胃管。考虑经济原因，将万志鹏接至美满里号伙单三楼临时租房。每日有志愿者（包括车祸肇事者）护送胡光医师前去义诊治疗，患者病情稳定。至2005年春节，考虑万志鹏病前酷爱弹钢琴，于是胡光令其家人准备大电子琴一架，每日针灸后便仿照其母哼的练习曲及患者喜爱的歌，如《世上只有妈妈好》《爱的奉献》等为其弹电子琴数十分钟。取穴：①百会、四神聪、神庭、头维、率谷、印堂、风池、完骨、天柱。②老十针。③灵骨、大白、三重、肾关。④失音、上瘤。于2005年4月20日午夜，万志鹏开始讲话，其家人兴奋不已，但仍有神昏谵语。又针刺月余，取穴风池、完骨、天柱、灵骨、大白、三重、上瘤。因其狂躁不能行针，需由数名壮汉压服为其扎快针行泻法。20余日后开始认父母，时有正常语言，又刺月余，已接近常人，在家人搀扶下行走，至2005年7月底，能与医生交谈，做简单数学题。2005年8月底，能做数学题、打篮球、踢足球，9月初复课上学。2006年1月，癫痫急性持续发作（在意料之中），仍返天津针灸，取穴：①灵骨、大白、三重、肾关。②小同步、上瘤。③怪三针。④癫痫重时，曲池、血海、至阴。至今生活自如，成绩中上等，每日弹数十分钟钢琴，癫痫当未发作。

病例2：浜田君，曾数次脑死，近两月脑出血，住鹿儿岛精神病院，要求天津政府经济代表团随团请胡光医师会诊。

1997年8月5日由鹿儿岛精神病院接回，神志不清，无表达能力，舌红苔白腻，脉弦滑数。针刺正会、次白、鼻翼（左），然后上瘤、失音（双侧），行泻法，40分钟起针，拔掉胃管咽10片橘片罐头，饮一小半杯橘汁。每日针刺2次。上午：小同步、失音、上瘤；下午：风池、完骨、天柱、灵骨、大白、三重。40天后，患者能吞咽，能用眼神、左手示意所需，为显效病例。CT所示：右基底节多发性腔隙性梗死，右基底节及外囊低密度灶呈菱形，考虑脑出血所遗留左三角部及岛盖均为低密度影占有，恢复语言不大可能。

病例3：张某，女，62岁。患者赴霸县奔丧劳累，于夜间昏迷，送县医院诊断为急性脑梗死，CT呈大脑左侧额叶、颞叶、基底节大面积梗死，并有水肿带。旋即转往天津某医院住院，经数天抢救，脱离生命危险后呈植物人状态，回家支持疗法。胃管、导尿管、输氧齐全，感染已被控制。

取穴：①怪三针。②灵骨、大白、三重、肾关（双）。③失音、上瘤（双）。7天睁眼，10天苏醒，月余能言语。患者于2个月后彻底苏醒，目前仍健在，语言对答如流，能看电视连续剧，肢体仍在恢复之中。

脑干出血

孟某，女，40岁。2005年10月20日突然昏迷，在天津环湖医院诊为脑干出血，经积极抢救，脱离危险，因经济不能支付出院，患者10岁小女儿和70岁老母恳求出诊，经院领导同意，免费出诊，CT及MRI显示脑瘤破裂后脑干出血灶，患者神清失语，左眼斜视，左侧面瘫，四肢瘫痪，舌红苔白脉滑数。胡光答应为其免费出诊1次，每周提供免费水果2次。许多志愿者加入了护送胡光行列（当时养伤）。取穴：①小同步、灵骨、大白、三重、肾关，7天。②新老十针、上三黄、下三皇，3天。2005年12月1日，能搀扶下地。2006年春节后可下地行走。目前已自行来院每天扎针，介绍病情接受媒体采访。来天津实习者随日可见，其女念小学五年级，坚持繁重家务，考取年级第三名，受到胡光医师、街居委会等多方嘉奖，在天津传为美谈。

哮喘

病例1：王某，男，13岁。哮喘8年，中西医结合多处治疗，起起伏伏，未能彻底，且反复发作。2003年来科针灸。处方：①怪三针。②重子、重仙、大间、小间、浮间、外间，坐位不躺，每日1次，2月余，已彻底根除。

病例2：郭玉华，男，50岁，自幼哮喘数十年。取穴：重子、重仙、大间、小间、浮间、外间、下三皇。2个月后痊愈。

牛皮癣并胃脘痛

于某，男，33岁。取穴：牛皮癣：曲池、血海、驷马、双针刺泻法。胃脘痛：①正会、鼻翼，斜刺次白。②新老十针。

鹅掌风

马某，女，54岁。双手癣如锯锉（鹅掌风），甚重，常裂出血，刺木穴月余，恢复如常人，且比常人皮肤更细，已10年，每晨上班骑车相见，以手示意，尔后木穴治手足癣几乎百发百中。

声带水肿

张某，女，40岁。声音嘶哑，声带水肿数月。针刺失音1周痊愈，10年未发。

声带息肉

高某，51岁。声带息肉，声音嘶哑，针失音、肾关，3周痊愈。

音哑

刘氏顽童，音哑1年余，四处求诊，1996年夏天胡光在天福慈济医院耳朵眼胡同义诊，患者前来咨询，遂为其坐位针失音1次30分钟。立即恢复正常，且能唱歌，一度在天津传为美谈，为失音第1例，未刺第2次。胡光车祸后失去联系。

李氏家族患者

病例1：李某，男，就诊时65岁，85岁去世。土城村人，1981年由六楼施工架掉下，其身砸至工地民工令其腿骨骨折，足见其力重。李某肋骨6根骨折，腰椎压缩性骨折，已截瘫。正值胡光患肝炎在村休长假，为其针刺达数月之久。处方：①人中、后溪、束骨、复溜（后称为杨四针）。②合谷、太冲、足三里、内关、曲池、阳陵泉交替，2个月后，肢体略动，全家大喜，4个月后搀扶下地，1年后行动自如不辍劳作，后20年生活正常，每经此门便开玩笑，我为胡光活广告矣。85岁偶然摔倒后猝死。

病例2：病例1李某妻李老太，人性耿直敦厚。2002年患脑中风，CT示左基底节梗死，就诊。①坚持24小时溶栓。②木火令其动。③灵骨、大白、三重、肾关。④新老十针善后，两疗程而愈。且年近80仍生活于新城小区。

病例3：李氏外孙，2001年已发了军装应征入伍，突然耳聋，输液、高压氧未效，突然想起"胡舅舅"来就诊。针：①正会、次白、鼻翼。②三叉三（即液门、中渚透刺）。③下三皇。20余日痊愈，按时入伍，随访今已复员，在地方机关工作。

耳聋

病例1：陈淑珍，女，突患耳聋，正值来北京开会，遍治无效，每日由北京开车赴天津土城医院门诊，针后返回北京再开会，月余痊愈至今未发。用穴：①风池、完骨、天柱。②三叉三。③耳门、听宫、听会。④上三黄、下三皇（结合临床详解）。

病例2：班应兰，女，52岁，山西太原人。耳聋10余年，久治未效。用穴：①风池、完骨、天柱。②老十针。③三叉三、耳门、听宫、听会。④下三皇。目前听力已明显改善，呼之能应，仍在治疗中。

病例3：王金芙，女，64岁，天津万德庄人。耳聋20余年，取穴同上，1月余显效，仍在治疗中。注：肝胆火旺加火主、火硬。

杂病

陈宝兰，老年慢性病患者。①1968年，胃痛，针足三里、内关，立止。②1976年，坐骨神经痛，针合谷令其动；针环跳、阳陵泉、绝骨、昆仑，4次而愈。③1995年冬，三叉神经痛，针人中、后溪、束骨、复溜；针颧髎深刺、合谷透劳宫、太阳斜深刺，1次而愈，未发。④2003年车祸，全身11处骨折，幸存，已用胰岛素，合并多发性神经炎，针上三黄、下三皇；针华佗夹脊排刺盘龙刺；针大同步、灵大、三重、肾关、外三关。先后为其针刺40余年，从小到老，目前靠胰岛素和针灸维持。

三叉神经痛并房颤

杜惠敏，女，54岁。①三叉神经痛：人中、后溪、束骨、复溜——李杨四针，两颧髎深刺，但少用。②房颤：针中、下白、肾关、心门、心常；老十针加膻中、心常、内关、心门、心膝（单侧）；惊骇时加胆穴单侧。

小脑出血

崔嫂子，2001年患者由6人抬来，小脑出血，针刺2个月痊愈，随访至今已能骑车。用穴：①灵大、三重、肾关。②小同步。今复眩晕，又为其针刺小同步、灵大、三重、肾关而愈。

蛛网膜下腔出血

王俊巧，女，50岁。患者做家政接送儿童，被银行押钞吉普车撞倒，当即送往医院抢救，诊为颅内出血，深度昏迷，CT示颅内血肿，蛛网膜下腔弥漫性出血。经胡光协调请韩汝训教授会诊，意见：①患者如不出现肺感染、褥疮感染、泌尿感染状况，可于2周后苏醒。②目前患者已做引流，将来一旦清醒，语言及运动功能恢复较好。③尽早使用针灸治疗。于是请本院针灸郑主任施以针刺，以小醒脑为主。2周后患者苏醒，开始推轮椅下楼，在专家门诊请韩汝训教授针刺治疗。取穴：百会、四神聪、头维、神庭、风池、完骨、天柱、足三里、中封、太溪。1个月后可搀扶走路，语言清晰，但反应迟钝。后转入217医院请韩教授针刺，以上方为主。后转入胡光河西医院扶贫门诊免费治疗。处方：同步、灵大、三重、肾关。5天新老十针、上三黄、下三皇，2天调整气机，体力恢复较好。3个月后开始能骑车，未出现癫痫，生活自理，外出打工。

脑栓塞

田仲泰，男，59岁。初诊，1988年4月突然摔倒，不省人事，苏醒后左侧偏瘫，随诊，用镇肝熄风汤加减醒脑。①大同步。②人中、尺泽、内关、阴陵泉、地机、三阴交。③侧十四经，肩髃、曲池、外关、合谷、环跳、阳陵泉、风市、绝骨、昆仑。三方交替使用。1周后患侧恢复运动，2周后搀扶下地，2个月后运动自如但不灵活，7月31日胡光赴美，留以活血化瘀丸剂服用。1989年春节，田仲泰骑车打一大红匾送至门诊。此后坚持繁重工作15年。

二诊，因工作繁忙，压力太大且郁怒之事，突然昏厥。CT示右额叶、颞叶、顶叶大面积梗死，左基底节腔隙性梗死。其院住院处要求出诊。查双侧活动不利，舌淡苔白脉滑数，语言不清，口流痰涎，呈痴呆状。仍用活血化瘀丸。针灸处方：同步、灵大、失音、上瘤，1个月后能扶坐起，2个月后能下地，吐单字。10月6日胡光遇车祸，派弟子王学杰出诊，仍用原方。2005年春，胡光康复，复出工作，田仲泰坐轮椅来河西医院就诊。处方：①木火令其动。②灵大、三重。③侧十四经。针5天后以新老十针或上三黄、下三皇调理气机2天。患者由人搀扶在马路行走锻炼。

三诊，患者不幸锻炼滑倒，右侧股骨颈骨折，入某大医院做骨科手术，同时查CT，仍为陈旧性梗死。骨折恢复后派学生去出诊，仍采用：①木火令其动。②灵大、三重、肾关。③侧十四经。④配合新老十针、上三黄、下三皇1天。2006年9月1日随访，能下地去楼下马路行走锻炼，口流痰涎，吐单字，生活质量较差，加止涎穴继续治疗至今。

早老性痴呆

病例1：王某，男，50岁。半年来行为混乱失常、失读、结构失认、失计算，甚至有时大小便不知。CT未见梗死样低密度灶，双侧脑白质稀疏，脑萎缩。初步诊为早老性痴呆。委托胡光弟子段学兰施以针刺。取穴：①灵大、失音、上瘤。②同步。③中白、下白、肾关、心门。2周后患者行为异常好转，但仍呈痴呆状。又针刺1个月，患者一般状况良好，认知有明显好转。2个月后患者头脑清醒，恢复计算功能，生活自理，痴呆状态、失语明显改善。10年随访，生活质量较好，带病延年。

病例2：白铁梁，男，50岁。患者为体力劳动者，口齿伶俐超于常人，年轻时能说快板数来宝。近1年，两目痴呆，语言不利，情绪低沉，懒言，动作迟缓，不主动打招呼，对一切淡漠，能回答但也只是一两字。处方：①风池、完骨、天柱、印堂、百会、神庭。②平卧位：灵大、三重、肾关。③失音、上瘤。每周1次中白、下白、肾关、心门。每疗程有进步，2个月后能主动谈话开玩笑，8月底其妻来报能看小孩、热饭、拉锯破木头。此为董氏奇穴治疗早老性痴呆的最佳病例。

病例3：刘世国，男，50岁。近半年来默默无语，反应迟钝，健忘，行动迟缓，某些时间不知饱，给饭即食，又过一段不知饿，不让不吃，生活能自理，尚能骑车，但反应迟钝日益加重。家人陪同前来就诊。查CT：①双侧脑白质脱髓鞘改变（脑白质稀疏）。②脑萎缩（脑沟、脑池明显扩大），有早老性痴呆倾向。舌淡红苔厚腻脉滑数，痰浊壅阻型。针：同步、灵大、三重（双侧）、肾关，重刺丰隆，时而改用新老十针加开四关。每周5次，2个月后精神振作，反应灵敏且能操持家务，来门诊多能做照顾他人、打水、送书等公益活动。现仍针中下白、肾关、心门以巩固疗效。

命名性失语

病例1：郭某，男，68岁。2002年底患脑梗死偏瘫、命名性失语。治疗后，偏瘫恢复，仍留命名性失语。对人名、物名、地名皆不能呼出。CT示左侧颞叶、枕叶低密度灶，双基底节腔隙性梗死，脑白质稀疏，脑萎缩。舌淡苔白脉平。针同步、失音、上瘤，隔日1次，2月余恢复70%名词描述，可聊天接电话。口服活血化瘀丸，随访2年，仍保持原状，为显效病例。

病例2：李某，男，64岁。患命名性失语。针同步、失音、上瘤、肾关，1个月痊愈。

精神分裂症

王某，33岁。1年前因工作紧张患失眠，半年前精神恍惚，后终日不起床，不见人，不能工作。医院诊为精神分裂症，数人陪同前来就诊，不愿合作，几经周折拟离开医院。胡光趁其不备刺入怪三针，即正会、次白、鼻翼。患者立即眼睛发亮。胡光与其用英语问话，对答如流。两人谈得投机，英语交流近一个半小时。取针后觉神清气爽。后主动接受治疗，一切正常，2个月后恢复工作。仍用：①怪三针。②中白、下白、肾关、心门。③偶用同步。目前坚持正常工作。胡光车祸后唯恐怕他见到其受伤惨状，故特别强调不让他来，其大为不悦。后经解释，恢复来院看望。目前工作很好，很有外语天赋，有些神经质，唯恐怕人知其真名。

怪病一例

吕超，男，14岁。幼时被狗吓着，14岁发病（有人说狗突然被打死，存疑）。动作如狗状，双手臂扑人，舌舐口边，已被舐白掉皮，家人不得已给抹凡士林，舌能舐到鼻尖。上课时能听课，做数学题，但动作不能自控，神志清醒，通情达理，并嘱告医生及其他患者："请离我远点，我不能自控。"扑人后，且能表示歉意，身不由己。家人恐慌不已，多处求仙拜佛不得其治。胡光诊后只解为"情志病"，强调：①不迁就病情。②不解释病情。③不报道治疗。④不许酬谢。针怪三针。1周能稳定，怪症稍少。2周日趋稳定。2月余恢复上学，家人酬谢，当时胡光提出：①拿回物品分送大家。②领回孩子别再见我（是为让他忘掉这段历史）。③如有复发及时找我。后有亲友来告知未复发。

"鸡孩"怪病

患者，男，16岁。下晚自习正是阴历十月一日，天津民俗烧纸，出现幻觉，见一大公鸡跃于火上，随其前去，撞至一死胡同。随后回家，出一身冷汗，动作异常。走路前仰后合，左摇右摆，上下颠簸，呈公鸡动作，嘴突如鸡喙。就诊时口塞纱布（喙状已将口内磨破），胡光诊后，刺怪三针近3月余，痊愈如常。并嘱患者努力念书，勿再见我（忘掉历史），万一复发，我再帮你。

抑郁症

患者，女，18岁。患抑郁症，学习好，能力非凡，有居高临下之姿态，因学习紧张精神抑郁，且有自己一套理论，认为人间一切黑暗虚伪，并与胡光辩论。有明显自杀倾向，写出高水平文章论述灰色情感，但能配合针灸。

针：怪三针、少泽穴放血、泻丰隆双针。月余好转，每周胡光带其游泳3次，日趋正常。1年后有一次小波动，用前方而愈，目前已婚，生一胖娃娃，生活美满。

怪病抡铡刀

王某，女，19岁。1990年6月来津为其姐作分娩护理，发病。每日抡铡刀，其力无比，几名壮汉方能按倒。土城王掌柜之子求助出诊。胡光要求家属：①患者乱语不许传播。②扎针试试看。③不许酬谢（此为大忌）。刺怪三针、涌泉、上瘤，口吐大量痰涎而愈。筋疲力尽，躺半月余回保定。针刺时口称"杨凤霞"云云，实为奇怪，将文字记录保存以供后人研究。针刺后胡光本人大病一场，有待研究。

癔病

患者，女，40岁。患者口出狂言，双重人格，被五花大绑送至医院。刺怪三针，立愈，松绑回厂干活。后常领他人前来就诊，口称对前事一无所知。

气功出偏

患者，女，24岁。练气功出偏，走火入魔，见《燕赵都市报》报道胡光治怪病奇闻，包车来津。患者一切明了，只狂躁起来焦虑殴打其母，打后一身瘫软，跪在地上向其母道歉，几小时后周而复始，母女痛苦异常。胡光为其刺怪三针，顿觉清爽。胡光劝其说："父母所生，殴之何忍，你若难受宁可打我，不可打母。"患者洗耳恭听，所言极是，高兴而归。当夜又走失，经两处旅馆，将旅馆中电视砸坏。次日就诊，又刺怪三针，患者给胡光一耳光，胡光尚未反应，患者笑曰："你这医生和蔼可亲，今日打你，言听计从，谨遵医嘱，不打我母。若打患者砸您招牌，人家告你，说不清晰，看你流血，实在可怜，心中焦虑，不能不打，今后痊愈，我再赔礼。"就如此打得胡光鼻青脸肿，口血直流，110将其铐走送至精神病院，当晚家中来人将其领回，又刺怪三针，带针而归。回家后逐步痊愈。其后再三来电，痛哭流涕表示道歉。胡光电话中多次安慰，后参加工作。此为气功出偏病例。

狂躁型精神病

张秀凤，女，年60余。就诊前将亲戚家砸烂，前来就诊，李玉明为其针刺未效。正值针联学员在场，刺怪三针，1日稳定，1周如常，更刺少泽放血，至今2个月未复发。以前曾住数次精神病院。

癫痫完全治愈一例

李少兰，女，66岁。60余开始癫痫，原因不明，只主诉有异常电波，每日1~2次，常述自己不愿活了。针刺：①灵大、三重、肾关。②中下白、肾关、心门。③同步、上瘤。1个月日见好转，2个月几少发作，半年后痊愈。近10年未复发。此为彻底治愈之唯一病例。

癫痫

病例1：李某，33岁。年幼惊骇摔倒，癫痫每日发作，经常遍体伤痕。针：①同步。②新老十针、上瘤、丰隆。③灵大、三重、肾关、上瘤。已明显减少发作次数，十余日只小发作1~2次。属显效病例，仍在观察之中。

病例2：王新久，男。癫痫数十年，针：①同步。②灵大、三重、上瘤。③中下白、肾关、心门。有效减少发作，可惜胡光住院抢救期间，王某过铁道发作被火车撞死。

坐骨神经痛

屈国友，男，62岁。一诊：1962年，18岁，天津外贸中专在读，患坐骨神经痛，课余接受胡光针刺治疗。取穴：肾俞、大肠俞、气海俞、殷门、承扶、委中、承山，留针20分钟，每周3次，10余次后痊愈。

1968年在天津港务局，因外事活动频繁，诱发坐骨神经痛，针秩边、肾俞、气海俞、大肠俞、殷门、承扶、委中、承山、昆仑。

2004年，早已退休，劳累引发坐骨神经痛，查CT显示L4/L5、L5/S1腰椎间盘脱出，后纵韧带钙化，黄韧带肥厚，腰椎管狭窄。针：①小节、腕顺一、腕顺二令其动，15分钟。②人中、后溪、束骨、复溜，10分钟，轻轻动腰。③秩边、肾俞、气海俞、大肠俞、殷门、承扶、委中、承山、昆仑。10次而愈，至今未复发。复查CT，仍近似前状。

膝痛

病例1：董某，女，56岁，教师。2000年接诊，双膝疼痛一年半，X光片呈髌骨软化症，创伤性关节炎，骨质增生，半月板损伤。刺小节、心膝令其动10分钟，顿觉轻松，针20次症状完全消失，后赴日本探亲，能登富士山。

病例2：王某，女，75岁，天津体工大队介绍的患者。患者山东人，家属抬来，双膝肿痛，舌淡苔薄白脉浮紧。针：①小节、心膝、胆穴，任何一侧。②人中、后溪、束骨、复溜。③五虎擒羊（围刺），也可用内外膝眼、梁丘、血海、鹤顶、髋上一小穴牵引。1个月后，患者可自行来院就诊，2个月后活动自如回山东，送来一大幅牡丹富贵图。此类病例不计其数。

怪病一例

王立强，男，17岁。患者头大幅度摇摆，如陀螺状，跪倒在地状如砸夯。周围数人围观惊叹不已，其母号啕大哭，求助于河西医院针灸科，此状数年求治多处无效。刺怪三针，然后刺同步、灵大、三重、上瘤。3个月每日1次，日渐平稳，半年痊愈。又出现强迫症，对医生有攻击倾向，又针怪三针，开四关，数日而愈，现已十年未发，今年30岁，在荐福观音寺做义工，颇受群众称赞，亦经常来院以新老十针、背俞夹脊调养身体。

脑梗死

郭秀珍，女，66岁。2005年住院3次。①右侧基底节腔隙性梗死。②右基底节低密度灶（有水肿带）。考虑新鲜梗死，先后住河西医院五楼脑系科及天津代谢病医院3次纠正酮症酸中毒及溶栓治疗，出院后针刺。①木火令其动。②灵大、三重、肾关。③中下白、失音、上瘤。④小同步。1个月后生活自如，语言如常，现仍每周1次调整体质，针刺保健。

胃癌

倪佩兰，女，胃脘不适伴疼痛1年，在土城门诊就诊，新老十针、胃段夹脊，见其症状起伏不定，令其胃镜检查，诊为胃癌。因经济原因不能接受其他治疗，故仍用针灸维持：①新老十针。②外三关。③怪三针（次白斜刺）。整体差时加双凤双玲放血。如此已维持3年。近日住进河西医院内科二组临终关怀，住院仍针刺（特困免费），2周后突然好转，胃疼减轻，能下地，1个月后加重，出现下肢水肿、恶病质。每日1次针刺缓解疼痛。现仍住院。

原发性肝癌

穆某，女，76岁。胃脘不适，憋闷，二便不通，上腹疼痛，纳呆，民族医院诊为原发性肝癌晚期，不适手术化疗。舌红苔黄腻脉细数。施以针刺：①背俞夹脊肝胆段。②新老十针。③刘凤江（学员）肝胆四针。已接受治疗2月余，诸症由缓解到消除，饮食量中等，二便畅通，能上下楼。方药：加味逍遥散加麝香制成丸剂，目前基本状况良好。

肺癌缓解症状病例

患者，女，64岁。2006年3月，肺癌晚期，曾化疗。来土城，喘不得卧，咳血，低烧，舌红苔薄脉细数。针：①双曲池、双血海、尺泽、列缺。②重子、重仙、大小浮外间。因门诊不便送至中环旅馆继续治疗，针：①重子、重仙、小大浮外间。②尺泽、列缺、肺病穴。③外三关、正脊（抗癌，右锁骨上淋巴结肿痛）。每次针灸都能缓解症状，维持3个月，明显减少痛苦。来时抬着来（已无钱住院），最好时可下地去小花园散步。2006年7月26日，值胡光在世界针联讲座，来电告之已4日未食，去世，临终还向中环旅馆和天津诸医师致谢。

李氏家族病例

李经泰，男，49岁。2005年5月1日就诊，左半偏瘫，无语言障碍，但构音不良，故语言蹇涩，身高182厘米，体重115千克，护理极为困难。CT：大脑右侧基底节低密度灶，右颞枕顶叶低密度灶，有水肿带，考虑新脑梗，双基底节陈旧性腔隙性梗死。针：①木火（健侧），扶持被动运动患肢，6分钟。②灵大、三重、肾关、中九里。1周能蠕动，2周可轻轻活动，1月余扶起坐练走路，3月余下地搀扶。已针刺1年，能自己下楼，开门，热饭，左侧仍然不利，椎体束征明显好转，仍每周针刺1~2次。

李经泰之母，90岁。患者身高179厘米，体重90千克，体健，腰及坐骨神经痛，未做CT，不能翻身。针刺：①木火，6分钟令其动。②小节、腕顺一、腕顺二，令其动15分钟。③人中、后溪、束骨、复溜。④侧十经穴，20分钟。10次而愈，行动自如，生活自理，93岁衰老而亡。

李经泰之兄，50岁。患坐骨神经痛、腰痛，属于腰椎间盘病发指征，但未做CT。针刺：小节、腕顺一、腕顺二，令其动，未扎体针，5次而愈。

李经泰之女，17岁，2003年就诊。自幼尿床，至高中即将毕业，到处求诊无效，苦不堪言。针怪三针30次彻底治愈，现在天津科技大学攻读双学历。

异嗜（强迫症）

患者，某财经大学研究生，品学兼优，啃手指甲，至露红肉，不能自已，苦不堪言。针怪三针，1周痊愈，未复发。

洁癖（强迫症）

患者，某税务局干部，洁癖，每日洗手数次，不能自制，针怪三针，1周如常，未复发。

带状疱疹后遗症

黑某，回民。带状疱疹后遗症，痛不堪言数月。针：曲池、血海、制污。1周而愈，随访2年，后死于癌症。

带状疱疹

高某，男，56岁。带状疱疹，痛不堪言，舌红、苔白，脉数。针：①曲池、血海、制污。②开四关。1个疗程痊愈。

带状疱疹急性期

葛成，男，57岁。带状疱疹急性期，痛不堪言。针：双曲池、双血海、制污。5日而愈，随访无后遗症。

过敏性皮炎

韩某，女，50岁。过敏性皮炎，反复发作，瘙痒，皮肤发黑。针：①双曲池、双血海、双驷马。②胃段夹脊。1个月痊愈。每周1次，巩固疗效。

脑梗死

刘某，63岁，2006年3月1日突然昏厥，醒后右侧偏瘫，失语住某医院脑系科，家属要求针灸，院方同意。MRI：左基底节梗死，大脑中动脉深穿支动脉梗死，经同意，当日针：①失音、上瘤。②灵大、三重、肾关。次日上下肢能动。3次，能吐好字。1周能下地，说简单语言。3周出院，自理。1个月后能自己来院针灸，为奇效。分析：①针刺及时。②院方24小时溶栓得力。③患者积极配合锻炼。目前已正常生活。

眼底出血

梁桂林，男，45岁。有高血压史，突然左眼底出血，全盲，由于病休即意味着放弃工作岗位，不得不带病上班，而且坚持高空作业。由于经济原因只得常规服药，在土城门诊接受针灸治疗。取穴：眼黄、四白、光明（即复溜）。每日1次，1个月后能见亮光，2个月完全复明。至今两目视物清晰，多次来访，仍坚持正常工作。

青光眼伴视神经萎缩

徐振东，男，62岁。青光眼，视神经萎缩。针：眼黄（单侧，任选一侧）、四白、下三黄。1月余视力明显好转。

杂病

赵淑卿，女，78岁。2006年8月1日就诊。①腰椎间盘脱出，腰腿痛。②双膝疼痛，髌骨软化症，创伤性关节炎。③白内障，青光眼，玻璃体混浊。症状：眼压高，头疼，眼前云雾，飞蚊症。针刺：①小节、腕顺一、腕顺二，令其动。②李阳四针（人中、后溪、束骨、复溜）。③腰段背俞夹脊加下肢膀胱经穴。④百会、太阳、四白、眼黄、下三皇。3症痊愈，只有眼前云雾尚存，针下三皇治愈。

飞蚊症

张某，68岁。右眼底出血，有糖尿病史，左眼飞蚊症。针：四白、太阳、眼黄、复溜，1个疗程痊愈。

痔疮

闫某，55岁，土城工业区某厂工人。痔疮，便血如注。①无钱住院。②惧怕手术。2002年春，针：①承山双侧双针。②单侧其门、其角、其正。③下唇系带点刺放血。1个月恢复如常，至今未发。

痔疮肛裂

汤某，女，42岁。痔疮便血，肛裂，手术1次痔疮治愈，半年后肛裂复发，每日排便痛苦难忍，便后出血，不能愈合，愈合后又复出血。往复无穷极为痛苦。针：①承山，俯卧双针双侧刺。②仰卧单侧其门、其角、其正、火菊、火散、火连（太白、公孙）。隔日1次，40余次完全治愈，2年随访无复发。以此法治愈痔疮患者近百例，韩国人占30%。

结肠溃疡

病例1：董连清，男，40岁。腹泻20余年，1996年秋至天福慈济医院就诊，胡光针：新老十针20次无效。针四花下、腑肠，针下沉紧硬有阻力。肝门、肠门，泄泻及便脓血好转，反复针3月余，结肠溃疡完全治愈。

病例2：某女，38岁，结肠溃疡14年，生小孩之时患病，针新老十针效不佳，1个月而效，终未复发。

非特异性结肠炎

高某，男，52岁。①酒渣鼻。②非特异性结肠炎，结肠镜正常，便查无菌落。腹泻反复发作20余年。针：①正会、右鼻翼、曲池、血海。②胃段夹脊。1月余两病痊愈。

酒渣鼻

某女，40岁。酒渣鼻惨不忍睹。针：正会、右鼻翼、曲池、血海、制污。1周脓包消。针制污穴，2周色减，1月余痊愈。2年后又复发一次，较轻微，原方续针，1周而愈，至今未发。

此法针灶房厨师、铸造工人数十人，痊愈。

胃及十二指肠球部溃疡伴胃下垂

李凤君，女，25岁。①胃及十二指肠球部溃疡。②胃下垂。骨瘦如柴，舟状腹，胃脘疼痛、嘈杂，脉洪数，舌淡无苔，纳呆。针：①新老十针、足三里。②胃段夹脊。③公孙、太白。交替使用，1月余症状消失，食量日增，后改为每周2次，坚持1年，溃疡愈合，正常工作，体力充沛，5年体格健壮，略胖，14年后在餐厅偶见，其为中年偏胖之家庭主妇。

慢性萎缩性胃炎

孙淑文，女，69岁，原红专工具厂车工。慢性萎缩性胃炎。针：①新老十针。②胃段夹脊。1个月症状好转，2个月症状消失。

脑出血

朱某之母，52岁。脑出血，昏迷。尺泽、委中、太阳放血，针曲池、血海、太冲、合谷泻法。1周后清醒出院。针：百会、四神聪、太阳、肩髃、曲池、合谷、环跳、阳陵泉、足三里、绝骨、昆仑。1次健侧，3次患侧。2个月后能生活自理。此后25年之中脑梗死10余次，每次针刺常用。①木火令其动。②灵大、三重、肾关。③十四经组穴。④新老十针。2005年死于心脏衰竭，呼吸衰竭。此为治疗最长之脑血管病患者，历时21年。

脑栓塞

李某，女，63岁。风湿性心脏病史，栓子脱落突发栓塞，右脑大面积梗死（当时尚无CT可供分析），并有颅压高及脑干症状，舌红苔腻脉滑数。针：①大同步、曲池、血海。②开四关、泻丰隆。药用镇肝熄风汤6剂。针用前方，药改为补阳还五汤，黄芪200克，15剂。逐步改善，每周针3次近1年，生活完全自理。1985年死于房颤转为室颤，并馈赠遗产200元用于针灸教育。

腰痛

某女，62岁。腰痛不能俯仰，腰阳关凹陷。针腰阳关、二角明、承扶、殷门、委中、昆仑、承山。5次而愈。当时胡光年轻，喜出望外，遂形成腰阳关二指简易刺法。

耳聋

王洪泽，男，89岁。放炮震耳聋3个月。针：小同步、三叉三（液门透中渚）、下三皇。20次痊愈。以后一直健康，享年98岁。

面瘫

董某，男。2岁疝气。针：小大浮外间，2穴。2周痊愈至今未发。2006年9月10日，20岁又来就诊，面瘫，久贴膏药不愈。针新老十针2周，加正会、次白、鼻翼、下三皇而痊愈，方知2岁疝气治愈之情况。

哮喘

郭玉华，男，53岁。哮喘30余年。针：小大浮外间、重子、重仙、下三皇。3个月痊愈，仅留肺气肿体征。

三叉神经痛

病例1：王凌，男，77岁。左侧三叉神经痛七八年。针：①李阳四针，加颧髎。1周明显好转，续改用中下白、心门、下三皇以巩固疗效，然后针李阳四针。已脱离西药，明显不疼。能否完全治愈仍在观察之中。

病例2：邵某，女，77岁。三叉神经痛数年，反复发作，时常诱发心脏病。针：李阳四针，偶加颧髎，10余次彻底治愈，生活自如，后常来做针灸保健，远途拜佛放生。

病例3：患者，女，72岁。心绞痛来住院，经观察每次发作均与三叉神经痛有关，经满主任邀请前去会诊。针：李阳四针（未加颧髎），3天疼痛得以控制，改用中下白、肾关、心门。以此往返交替，2周后出院，出诊仍按上方终未发，故未能引起心脏病发作。2006年5月，肾结石诱发肾绞痛。针：①李阳四针。②三叉三加外老十针。5日而愈，服寒痹丸1周，完全治愈，数月未发，现常用老十针、上三黄、下三皇保健。

眩晕

赵凤兰，女，75岁。剧烈眩晕伴呕吐数日未止，夜半急请出诊。针：①怪三针。②中下白、肾关、心门。立止，后随访未发。其儿媳46岁，2006年9月4日眩晕，呕吐，不能翻身。针：①新老十针。②怪三针立止。主诉：数年前有一次亦如是而止。2006年9月11日恢复工作。

耳聋

孙某，女，64岁。1999年11月突发耳聋，时57岁。针：三叉三、下三皇，偶用耳门、听宫、听会。坐刺风池、完骨、天柱。20次而愈。随访至今听力如常，终未复发。

面瘫伴帕金森病

腾某，男，66岁，面瘫住院20余日未愈，邀会诊。针新老十针，4日加面部局部取穴，10天后痊愈出院。诊疗中发现其有震颤症状，如帕金森病（红核黑质苍白球椎体外系病变），遂为其免费针治4个疗程，震颤消失，目前仍在观察之中。

面瘫

鞠某，男，62岁。面瘫久治不愈，经针师多位，多有改善，近来不见进展，2006春节来就诊。针新老十针及中下白、肾关，1个疗程后刺风池、完骨、天柱及少量面部局部穴位，3个疗程明显好转。再针不得进展。2006年9月11日来院云，后曾贴膏药，已痊愈。提示：延误治疗者，并未能彻底恢复原状，膏药还是有效。

透刺奇效病例

卞某，男，38岁。少年时面瘫至今未愈（1999年），已21年。先针新老十针，后透刺头维、太阳、颊车、地仓。捻转行针50分钟，3次完全治愈，奇效1例。

脑出血

田某，68岁。蛛网膜下腔出血，昏迷，抢救后呈植物人状态。针3个月撤掉各种管子，清醒能言语，饮食如常，但长期瘫痪，已手足拘挛。

血管性痴呆

赵某，男，73岁。脑梗死、脑出血数次，每次都恢复较好。2006年4月11日再次脑梗死，左侧颞、顶叶大面积梗死，左基底节梗死，双侧不能行动，失语。针：①木火，令其被动活动。②灵大、失音、上瘤。③大同步。针2月余，语言恢复，可搀扶下地，动作迟缓，为血管性痴呆状。8月20日结束治疗，锻炼维持。

呃逆

病例1：王某，年70余，代谢病院住院，患顽固性呃逆，等待手术。针：翳风、镇逆，3次痊愈。

病例2：侯某，男，70岁，总医院会诊胃肿瘤，顽固性呃逆。针：翳风、镇逆穴，1周愈。肿瘤医院住院期间再次发作，针翳风、镇逆而愈。

病例3：王某，盲人，患顽固性呃逆，针翳风、镇逆穴而愈。

顽固性呃逆

田某，81岁。患顽固性呃逆2周余，去医院多次，虽滴注冬眠灵，睡中尚不能止，邀出诊。针：镇逆、翳风、阴陵泉，3日即止，10年未发。

功能性子宫出血

张某，女，30岁。功能性子宫出血，1月未止。针：正会、妇科、还巢，次日即止。后针妇科、还巢1周，月经规律，一直正常。

肺癌

吴某，78岁。左侧肺不张，经胸科医院诊为肺癌，春节前咳血，喘息，高烧，以抗生素对症治疗。家属怕过年办丧事，希望维持至春节。针：重子、重仙、小大浮外间、外三关。当夜喘息好转，针1周咳血止，转为低烧，平安度过春节。续针刺：①小大浮外间、重子、重仙、外三关。②天士、地士、人士。③中下白、肾关、心门，2月余，一切如常，能下地操持家务。以自配养阴清肺丸护之。能推车远行做缝纫。复查X线片及CT复如前且稳定，7年后摔倒瘫痪，90岁正常死亡。

不孕症

病例1：刘某，女，45岁。患支气管扩张，无钱手术，咳血，咳喘，碘油造影及X光片符合支气管扩张。针刺：重子、重仙、小大浮外间、下三皇，效果极好，咳喘、咳血俱止，多次用外老十针及妇科、还巢，2个月后怀孕，年底生1女孩，现已上中学。

病例2：马某，女，34岁。婚后5年不孕，输卵管不通。针：①妇科、还巢。②外老十针。3个月后怀孕，生1男孩，现已上中学。

病例3：刘雅静，女，34岁。婚后5年不孕。正值邻居针灸治疗偏瘫，每逢中班顺便为其扎针，外老十针、三阴交，3个月后怀孕，生1男孩，现已高中毕业。

病例4：张某之儿媳，34岁。婚后7年不孕。针妇科、还巢，每周1次，2个月后怀孕，生1男孩。

病例5：聂某之女，春节值班来院找其母亲，言结婚八九年不孕。针妇科、还巢，每周1次，2个月后怀孕，生1男孩，现已上学。

病例6：苏某，女，36岁。结婚3年不孕。针：①妇科、还巢。②外老十针。1个月后怀孕，生1男孩。

孕妇高热

王某之妻，女，26岁。怀孕6个月，高烧40℃1周，下见血，妇科推诿不治。针：①曲池、血海泻。②尺泽、太冲放血。③大承气汤加减，1剂下大便甚多而脉静身凉，复1剂增液承气汤，并针尺泽、阴陵泉、三阴交。血止脉静，如期生1男孩。甚顽皮，不读书，不听话。

额叶梗死

宋本海，男，73岁，前天津煤建公司总经理。为胡光数十年患者，曾以汤药治愈其心肌梗死。2006年3月突然行为异常，如出门不锁门，做饭不加米，但语言思维正常，行动自如，逻辑思维清晰。MRI：大脑右额叶梗死，经院方同意，当晚针刺：①灵大、三重。②失音、上瘤。③同步。1周痊愈出院，现一切正常，复查CT：①右额叶软化灶。②脑萎缩。③脑白质脱髓鞘。临床治愈，问诊有家族遗传史，其父如是。

白塞病

张某，女，60岁。口、外阴溃疡（无眼溃疡），西医确诊为白塞病，提示：即为《金匮要略》之狐惑症。针：曲池、血海、制污，1个月痊愈。

颜面黑斑

辛某，女，38岁。因用化妆品，面色发紫发黑，数年间花费几千元求治无效。针：双侧双针曲池、血海、驷马。4个疗程后皮肤恢复原状。

瘰疬

陈某，女，40岁。患面瘫以常规治疗而痊愈，后突然发现有淋巴结核于颈及下颌瘰疬。针健侧正脊，每日1次，并处以蜈蚣鸡蛋羹，每日1碗，3个月痊愈。之后此方救治数人。

胃痛

张金芙，女，68岁。胃痛窘迫，外科排除急腹症。诊为：①萎缩性胃炎。②胃下垂。针：正会、新老十针。4个疗程诸症消除，食量增多，1年已略胖，胃下垂症消失。

前列腺增生

贾某，男，70岁。前列腺增生，尿闭，反复下尿管，苦不堪言，准备第二日做膀胱漏管，当晚来看胡医生。针：①秩边强刺激不留针。②重子、重仙、小大浮外间。10分钟后尿排出。复针3次巩固疗效，至今5年未复发。

尿闭

某患者，因呃逆住院，稳定后尿闭下管月余，悬赏以避免手术。针：①秩边强刺激不留针。②重子、重仙、小大浮外间。4次而愈出院，以400元转赠万志鹏（适值植物人初醒）以示慰问，皆大欢喜。

遗尿

病例1：李某，女，60余岁。6岁因挨其继母一耳光，即遗尿至今。见《深圳特区报》报道：胡光治尿床云云，即飞抵来津。为其针：①怪三针。②李阳四针。20次而愈。

病例2：某患者，女，13岁。白天尿裤，晚上尿床，考试中也由两名教师陪其去厕所排尿。全国各地求医问药，家中已卖掉两间房。针：①怪三针。②下三皇。3周彻底治愈。

眼球突出

杨某，女，32岁。突患右眼突出，经各大医院查CT及MRI，均未见异常表现。花费逾万未果，前来就诊。症状：右眼大，露白睛，十分恐怖，左眼如常，请韩汝训教授会诊，认为MRI显示右眼球后有一炎性"团块"，排除脑瘤可能，遂针刺治疗：①正会、次白、眼黄、右四白。②三重、灵大、下三皇。1月余恢复如常，返回浙江。

黄褐斑

某患者，女，39岁。黄褐斑。针：①正会、次白、鼻翼。②灵大、驷马、下三皇。针月余痊愈。

气结胸

某患者，百货大楼职工，下岗后摆摊，因受执法队恐吓斥责，心中憋闷疼痛，卧病在床，经心脏科多方就诊尚无异常发现，花数千元，倾家荡产，前来就诊。刺小节立解，后用中下白、肾关、心门巩固疗效。1个疗程而愈。印象：神经官能症，心脏型（气结胸）。

二角明之新功能

某患者，女，54岁。腰痛不能辗转，动其四肢则号啕大叫，不能来院就诊。急出诊，针李阳四针及二角明穴，每日好转，1周痊愈如常。又逢头痛45年，竟从此未发，方知二角明之效用。

口吃

田宝林，男，48岁。口吃，已40余年，针怪三针，好转。数月再发，又针怪三针，好转数月，如是反复5次，口吃未再出现，语言流利如常人。

头痛

张振江，男，32岁。头痛数年，在公司与胡光相遇，适值胡光借调到公司写歌剧剧本。经工会介绍针左三间、右液门立止。又针3次，至今未发。1973年经张振江努力协调调入该厂医务室，开始专业临床生涯。

风湿病

杨某之妻。患风湿病，周身疼痛。胡光针开四关及阿是穴，明显好转，遂批准胡光由工人转为保健医。

精神分裂症

张某，70岁。精神分裂症，叫骂不休。针少泽出血、百会、劳宫、涌泉。狂躁渐缓，刺丰隆双针双侧，吐痰涎半盒而愈。近80岁正常去世，终未复发。

第二节　和谐针法精华整理

（一）综合组穴

1.李旸四针（有称鲍四针或杨四针）：人中穴、后溪穴、束骨穴、复溜穴扎10分钟，做主穴25分钟。

治验应用：

（1）通督脉：治疗腰痛如腰扭伤、腰椎间盘突出、腰突压迫神经髂前上棘疼，特别是椎管狭窄、强直性脊柱炎，如果杨四针效果差就加上：小节、腕顺一、腕顺二（先针，令其动），小节加腕顺一、腕顺二可治各种腰、腿痛，尤其是腰椎间盘脱出、突出、膨出，坐骨神经痛。针：健侧，10分钟左右，令其动。

（2）止痛要穴：①三叉神经痛。②舌咽神经痛。③腰痛加五虎擒羊。④尿闭、尿失禁、遗尿、夜尿多、尿床：秩边加杨四针。⑤泌尿系统（肾关、三阴交、秩边、重子、重仙、小大浮外）。

（3）膝关节炎：杨四针加膝关节周围；如有积液：取穴远一点，不要在膝盖周围渣，可取穴：梁丘、内外膝眼、阳陵泉；膝关节疼痛不要脱离杨四针。

（4）治疗全身冷水过敏。

注：原因扩大其治疗范围故仍从其原穴名，现因教学授课改称为"李旸四针"。

2.怪三针

正会穴、次白穴、鼻翼穴。

临床应用：治疗尿床、抽动秽语综合征、多动症、神经不集中、口吃、癔病、考前综合征、小儿脑瘫、痴呆、脑发育不良、癫痫、狂躁、怪病。

治验应用：

（1）胃痛、小儿疳积：正会、次白（向指侧倾斜45°~60°）。

（2）运动异常病：正会、次白、小节。

（3）面肌痉挛（眼跳）：正会、鼻翼、眼黄。

（4）顽固性癫痫、脑瘫（涉及运动功能障碍就用小节）。

（5）多动症。

（6）抽动秽语综合征（怪三针）。

（7）厌食症（脾胃功能——斜次白——厌食）。

（8）尿床：①正会（百会）、次白、鼻翼。②杨四针（附睾炎、精索炎）。

③重子、重仙、小大浮外间（哮喘）。④秩边透水道快速针刺1分钟加杨四针（前列腺炎、尿闭、尿失禁）。

（9）眼黄（小指中节中点处）——斜眼。

3.灵、大穴、三重穴

灵骨穴、大白穴为补阳要穴，三重穴可活血化瘀。

治验应用：这组穴的作用与补阳还五汤疗效相似，用于一切偏瘫。

（1）中风后遗症用健侧的灵骨、大白、下三重。

（2）如伴吞咽困难：失音加上瘤（脚掌涌泉穴下3~5寸，根据患者的尺寸）。

（3）可治脑瘤等肿瘤、语言障碍、嘶哑、息肉。

（4）加三重：甲状腺肿大、甲亢、甲减，留针25分钟。

（5）脑瘫：木火、灵骨、大白、三重（健侧）。

（6）三重加膻中：治乳腺增生。

（7）肝硬化：重子、重仙加外三关。

（8）肝癌：木穴加眼黄。

4.肝胆四穴：治疗肝胆病、胁肋痛，为治疗肝癌晚期疼痛之要穴。

治验应用：

（1）配肝胆段夹脊。

（2）配新老十针（重用日月）。

（3）加外三关。

提示：病危可加双凤穴、双玲穴放血。

取穴详解：腕后3寸桡侧赤白肉际处和足第二趾背侧上推至尽头处。

5.中白穴、下白穴、肾关穴、心门穴

治验应用：治疗任何植物神经紊乱、心肾不交症、多类型抽动症、一切类型神志病、水肿（通调水道）。

选配：

（1）治疗心律不齐配心门穴、心常穴。

（2）治疗心胆气虚配胆穴。

（3）治疗心律紊乱配心膝穴。

6.美容、减肥组穴：华佗夹脊、新老十针、驷马穴、下三皇。

治验应用：

（1）减肥：华佗夹脊；新老十针（射线排刺）；驷马柳叶刺。

（2）乳腺增生：驷马加下三皇。

（3）美容：下三皇。

（4）驷马：可丰胸、缩胸。

7.曲池穴、血海穴、驷马穴。

治验应用：

（1）治疗荨麻疹、药疹、神经性皮炎。

（2）治疗丹毒加制污穴。

（3）治疗黄褐斑、老年斑、蝴蝶斑加下三皇。

（4）治疗瘙痒症曲池穴强调手法频作。

（5）驷马穴可以治疗乳腺增生、丰乳。

（6）喘息加柳叶刺。

（二）上肢部组穴

1.制污穴：治疗恶血不出、脓口不收、久年恶疮、褥疮久不收口。

治验应用：

（1）可配曲池穴、血海穴治疗白塞病；荨麻疹；带状疱疹（曲池、血海、治污）；丹毒；无名肿毒；前列腺炎；脓肿。

（2）治疗牛皮癣加驷马埋线（注：衡水固城县陈忠文医师临床应用治疗），血海、百虫窝治牛皮癣效果相当好，但手法要做好，手法泻法3分钟。

（3）治疗白癜风（注：湖北荆门市胡超伟医师临床应用治疗）。

2.木火穴：在中指、食指、无名指背第三节横纹中央取三穴。

治验应用：

（1）治疗脑血管病、偏瘫、偏枯，患者令其动。

（2）下肢冷，双侧中指取穴（注意：一周3次左右为佳，每次限用6分钟，超过8分钟耗气，超过20分钟无效）。

3.眼黄穴：治疗巩膜黄染、明目、眼底出血、青光眼、眼压高、房水循环障碍、视神经萎缩。

提示：所有眼疾皆可用之，白内障无效；视神经萎缩视病情而定；中心浆膜性黄斑病变极效。（注：湖北荆门胡超伟医师用于治疗腓肠肌疼痛和腓肠肌痉挛）。

4.木穴：治疗手足癣、过敏性鼻炎、鼻流清涕、酒渣鼻、目疾、外感风邪引起的一切过敏疾病、一切肝郁不舒之症。

治验应用：木穴加尺泽穴、委中穴点刺出血。

5.五虎穴：主治全身骨痛。

治验应用：

（1）治疗上肢疼痛用五虎一、二、三。

（2）治疗下肢疼痛用五虎四、五、六。

提示：于赤白肉际背向掌侧下针。

6.妇科穴、还巢穴（送子观音穴）：常单用，可配外老十针；活血加三重穴；补脾加火菊穴、火连穴、公孙穴、太白穴。

治验应用：

（1）不孕、不育。

（2）妇科病。

（3）内分泌疾病。

7.双凤、双玲穴：放血治疗肺癌及一切癌症晚期，一周2次。

取穴详解：无名指掌侧第2掌指关节青筋处。

8.土水穴：治疗足跟痛配大陵穴。

9.中渚穴、液门穴（三叉三）：直刺入四五指关节节缝，治疗耳鸣、耳聋。

治验应用：

（1）耳聋可加风池穴、完骨穴、天柱穴。

（2）耳鸣、脑鸣加同步；新老十针加三叉三治疗耳聋。

（3）配翳风（可治疗呃逆）穴、耳门穴、听宫穴、听会穴。

（4）可配合上三黄、下三皇；急性加开四关。

10.小节穴：详见台北董事奇穴研讨会论文《妙用小节穴》。

治验应用：

（1）治疗坐骨神经痛；腰椎间盘膨出、突出、脱出；黄韧带肥厚；后纵韧带钙化；椎管狭窄配腕顺一、腕顺二穴。

（2）治疗急性腰痛或扭伤配二角名穴。

（3）治疗下肢痛配心膝穴（蜻蜓点水法）。

备用：李旸四针；五虎擒羊。

（4）治疗气结。

（5）治疗痛风：小节穴加制污穴、木火穴或李旸四针（人中、后溪、束骨、复溜）。

（6）单用小节穴治疗腕踝扭伤：①小节配心膝、胆膝，治膝关节痛（健侧针10分钟）。②鸡眼化脓：曲池、血海治污20分钟；小节、心膝10分钟。③单用小节加梅核点（劳宫穴下1寸）加失音穴。

11.重子穴、重仙穴、小大浮外间穴。

治验应用：

（1）治疗哮喘，急性哮喘加太冲穴；慢性加下三皇（肾气不纳）。

（2）附睾炎；精索炎；淋病（气血膏劳砂石淋）。

（3）性病；炎症、化脓加制污穴。

（4）尿频尿急加秩边穴；尿闭。

（5）肩疼痛（膏肓痛）。

（6）膝盖痛。

12.三间穴、液门穴：治疗头痛、偏头痛（左右手交替取穴）。

13.其门穴、其正穴、其角穴：治疗痔疮。

治验应用：

（1）配承山穴、痔疮穴、口舌系带放血。

（2）痔疮便血用双针承山。

（3）治疗肛门裂；舌系带点刺出血加公孙穴、太白穴。

14.正脊穴：肩髃穴与曲池穴连线四分法入肱骨后缘贴骨刺。

治验应用：

（1）用于一切类型颈椎病，组穴为正脊、灵骨、大白、肾关（或下三皇）。

（2）治疗淋巴结炎、淋巴结核、肺癌。

15.邱四针：肝门、肠门（尺骨外侧，腕横纹上3寸再上3寸）、四花下、腑肠。扎正常人时像棉花，扎结肠炎时像有阻力，扎结肠癌时像石头，扎腹泻时像水果。可配老十针用。

（三）下肢部组穴

1.火包（传统穴为独阴穴）。

治验应用：治疗心绞痛，点刺出血。

2.上三黄、下三皇：上三黄包括明黄、天黄、其黄穴；下三皇包括肾关、地皇、人皇穴。

治验应用：

（1）上三黄、下三皇交替使用（上三黄加肾关，下三皇加明黄）。

（2）治疗糖尿病加合并症穴，可治疗崩漏症。

（3）肝肾同源为调补肝肾之要穴，可作调整穴。

提示：上三黄为"一贯煎"，下三皇为"六味地黄丸"。

上三黄：肝经走向；下三皇：肾经走向，治一切肝肾不足、尿崩症、糖尿病，中药离不开六味地黄丸、一贯煎。

（4）糖尿病、尿崩症：上三黄加肾关，下三皇加明黄，交替使用。

（5）肝胆火旺：上三皇加太冲或行间。

（6）肾阳虚（下肢冷）、肾阴虚：木火（肾阳虚）加下三皇加肾关。

（7）肝风内动：上三黄加风池、完骨、天柱、太冲。

3.外三关（膝盖外侧高骨与外踝连线，三等分三点）：治疗弥漫性疼痛、不宁腿、癌症。

治验应用：

（1）肺癌加重子穴、重仙穴、小大浮外间穴；肺癌咳嗽加失音穴。

（2）肝癌加肝胆四针。

（3）胃癌加火菊穴、火连穴（公孙穴、太白穴）。

（4）胰尾癌加新老十针、火菊穴、火连穴、火散穴。

（5）弥漫痛：先针灵骨、大白加外三关。

（6）癌症：鼻咽癌加木穴、失音穴，25~30分钟。

4.失音穴：治疗声音嘶哑、咽喉炎、梅核气、食道型颈椎病、甲亢、甲低、甲状腺肿大、假球麻痹、真球麻痹失语等。

治验应用：

（1）声音嘶哑、咽喉炎加双侧重子、重仙穴。

（2）梅核气加双侧梅核点。

（3）甲亢加中白穴、下白穴、肾关穴、心门穴；甲低加新老十针；单纯性甲状腺肿大加三重穴。

（4）假球麻痹、真球麻痹、进行性脊肌萎缩侧索硬化加失音穴、上瘤穴、新老十针、风池穴、完骨穴、天柱穴。

（5）失语（运动性、感觉性、命名性）可加风池穴、完骨穴、天柱穴。

5.痔疮：承山穴（双针扎25分钟），用三棱针刺舌下系带。

（1）肛裂：加公孙、太白（一侧）。

（2）神经性呕吐：失音、公孙、太白、内关、足三里、怪三针（次白横刺）。

（3）脾胃病：加公孙、太白（一侧）。

（四）头面部组穴

1.镇逆组穴：此组穴由攒竹穴和印堂上三分董事奇穴之镇静穴组成，三穴合为镇逆穴。

治疗范围：咳逆、喘息气逆、顽固呃逆、一切气机上逆诸症及忧郁症、强迫症、疑病症、洁癖等。

治验应用：

（1）神经官能症、梅核气加失音穴或梅核点。

（2）喘息加重子穴、重仙穴、小大浮外间穴。

（3）奔豚气加膻中穴或开四关。

2.同步组穴：此组穴为小同步、中同步、大同步三部分。

（1）小同步为风池穴、完骨穴、天柱穴。

（2）中同步为百会穴、风池穴、完骨穴、天柱穴。

（3）大同步为百会穴、四神聪穴、风池穴、完骨穴、天柱穴、上星穴（或神庭穴）、头维穴、率谷穴、印堂穴或加舌下三针。

治验应用：

（1）神经官能症（加中白穴、下白穴、肾关穴、心门穴）。

（2）血管性痴呆、早老性痴呆、嗜睡症（加三重穴）。

（3）帕金森病或症（加灵骨穴、大白穴、三重穴或上三黄、下三皇）。

（4）精神分裂症（加怪三针、丰隆、少泽放血）。

（5）癫痫（临症加减）。

（五）腰背部组穴

华佗夹脊：颈段、胸段、腰段、骶段，按宋冠生老师刺法，分为盘龙刺、花盆刺，28对穴之详述。

治疗范围：

（1）脑血管疾病、帕金森病、假球麻痹、真球麻痹：颈段夹脊配风池穴、完骨穴、天柱穴。

（2）胸痹（胸痛及冠心病）：胸段夹脊加中白穴、下白穴、肾关、心门。

（3）脾胃病：脾胃段夹脊加新老十针：足三里、火菊、火连、火散。

（4）萎缩性胃炎、慢性胰腺炎、胆囊炎、胆结石：脾胃段夹脊加火主、火硬深透阳陵。

（5）妇科疾病：腰骶段夹脊加外老十针：妇科穴、还巢穴。

（6）用于胃下垂消瘦或肥胖病，调节下丘脑腹内侧核、腹外侧核的饱食、饿食中枢：配风池穴、完骨穴、天柱穴及外老十针用于改善人体素质，调督脉，调节自主神经功能紊乱加中白穴、下白穴、肾关穴、心门穴。

（六）腹部组穴

新老十针：学习参照金针王乐亭前辈的理论和老十针及老十针的应用，推广并发挥以扩大其治疗范围。

取穴详解：神阙上下左右1.5～2寸等分点加右日月穴和开四关。外老十针为以上穴位加子宫穴。

临床应用及治验疾病：

（1）溃疡、十二指肠球部溃疡、萎缩性胃炎、胃肠神经官能症、慢性胆囊炎、慢性肝炎、慢性胰腺炎。

（2）胃下垂、肾下垂加百会穴。

（3）肾下垂、膀胱下垂、子宫下垂改为外老十针。

（4）治疗不孕症、不育症：外老十针加妇科穴、还巢穴。

（5）用于中风后遗症长期针灸调整期和久治不愈面神经坏死期面麻。

分为两种刺法：

(1) 重刺日月，轻刺中州（柴胡疏肝散证；逍遥散证）。

（2）重刺中州，轻刺日月（补中益气汤证；归脾汤证）。

提示：运用见肝之病当先实脾的五行学说和脾胃论的学术思想。

第十六章　5维全息疗法

"5维全息疗法"是以中医为基础，依据全息理论结合针灸疗法、火龙疗法、透皮给药疗法、刮痧疗法、子午流注疗法，进行多维、全方位的综合调理补益，从而激活人体细胞活性，调节神经、内脏平衡，疏通经络，活血化瘀，祛腐生新，对机体无毒副作用，并可修复增强机体免疫系统，恢复机体健康。

"5维全息疗法"弥补了传统单一疗法治标而治本不足的缺陷，全面系统治疗追求根本。

"5维全息疗法"不仅注重近期效果，更加注重远期疗效。

通过数千名患者的临床实践，充分证明了"5维全息疗法"对颈椎病、肩周炎、腰椎间盘脱出症、椎管狭窄、四肢麻木、强直性脊椎炎、风湿性关节炎、乳腺增生、子宫肌瘤、急慢性胃炎、肠炎、面瘫及风、寒、湿、痰、瘀引起的各种疼痛及软组织损伤，疗效显著，同时结合直肠黏膜给药无痛苦，治疗阳痿、早泄、血尿、尿频、尿浊、尿不尽、尿线细、尿淋漓、前列腺炎、前列腺增生、前列腺肥大，治疗效果立竿见影。

一、理论体系

"5维全息疗法"是由王敏医师经多年临床总结，博采众家所长，集国内的中西医学之精粹，并不断整合，创新优化，形成的一套标本兼治的综合性特色疗法。

主要运用有：

1维针灸疗法：在距今约50万年前的远古时代，我们的祖先已经在生产劳动的同时，在长期与自然灾害、猛兽、疾病作斗争的过程中开始保健医疗活动，主要反映在通过改善衣、食、住的条件以及保障健康上，其中与火的发现和利用关系尤为密切。随着生产力不断提高，在生产工具不断改进的基础上，使用了最早的医疗器械，如砭石等。"热而熨之"渐发展为灸法，"砭而刺之"渐发展为针法，同时也从饮食的经验中逐渐发展了药物疗法。灸法产生于火的发现和使用之后。在用火的过程中，人们发现身体某部位的病痛经火的烧灼、烘烤而得以缓解或解除，继而学会用兽皮或树皮包裹烧热的石块、沙土进行局部热熨，逐步发展为以点燃树枝或干草烘烤来治疗疾病。经过长期的摸索，选择了易燃而具有温通经脉作用的艾作为灸治的主要材料，置于体表某些部位点燃施灸，从而使灸法亦和针刺一样，成为防病治病的重要方法。

2维火龙疗法：火龙疗法是以中医经络学说和现代生物全息理论作指导，集预防、保健、诊断、治疗于一体的自然透皮给药疗法。用特制的工具、特制的药物通过火的性质，达到疏通经络、温经散寒、调整脏腑、活化细胞、排毒解毒、改善微循环的作用，恢复和提高人体自身抗病能力，增强体质，此疗法广泛适用于各种常见病的防治。火龙疗法是我国传统医学的一种自然疗法，现代医学认为此疗法为透皮给药疗法，它运用火性炎上、善行数变、化积破坚、威猛迅不可挡之势，通过特定药物，利用火性透过皮肤使药物功效加倍以达到温经散寒、通达内外脏腑表里、疏通经络致使气血流通之功效，助阳化阴，使阴阳平衡，通则不痛，通则病除。此疗法是一种既简单又深奥，既可广泛应用又很精尖的治疗方法，其疗效显著可靠独特。

3维透皮给药疗法：皮肤是人体最大的组织，面积1.5～2平方米，是人体最大的代谢器官。皮肤内有毛囊、汗腺等组织，为一身之表，具有防御外邪、排泄汗液、调节体温、辅助呼吸的作用。中药透皮给药属于中医外治法，是运用各种不同的方法将药物施于皮肤、孔窍、腧穴等部位，以发挥其疏通经络、调和气血、解毒化瘀、扶正祛邪等作用，使失去平衡的脏腑阴阳得以重新调整和改善，从而促进机体功能的恢复，达到治病的目的。中医学的中医外治疗法，强调的是经络腧穴给药，其传统的经络学说是中药透皮治疗的重要理论基础。中医经络学说认为，经络是人体组织结构的重要组成部分，是人体气血运行的通路，是人体沟通表里上下、联系周身内外的一个独特的传导系统。将中药贴敷在腧穴上通过药物对腧穴的刺激和传导，使中药发挥治疗相关脏腑疾病的作用，并且通过经络腧穴的吸收过程所产生的整体效应和经络腧穴对药物刺激作出的较强反应将药物作用放大。虽然药物外治与内治方法不同，用药途径各异，但均以中医的整体观念及辨证论治理论为指导，针对疾病的本质遣方用药。药物经过皮肤吸收在中医外治法中，占有相当大的比重，除了贴敷法外，还包括熨、涂、搽、擦、蒸、洗浴、粉扑等法，皆为药物通过皮肤吸收而发挥治疗作用。

透皮给药疗法的优点：药物可直接到达病变部位，比之口服，无消化系统对药效的破坏和溶解作用，对人体无刺激和毒副作用，以少量的药物可发挥最大的药效，直接、快速，药量小、疗效大、无任何痛苦。

4维刮痧疗法：刮痧疗法历史悠久，源远流长。刮痧使体内的痧毒，即体内的病理产物得以外排，从而达到治愈痧证的目的。因很多病症刮拭过的皮肤表面会出现红色、紫红色或暗青色的类似"痧"样的斑点，人们于是将这种疗法称为"刮痧疗法"。

民间刮痧法没有明确的理论指导选取刮拭部位，基本上采取哪疼刮哪的"阿是"穴取穴方法，主要用于治疗感冒、发热、中暑、急性胃肠炎、其他传染性疾病和感染性疾病的初起，肩、背、臂肘、腿膝疼痛等一类病症。刮痧法作为一种简便易行的外治法，以其有立竿见影的疗效，既在民间流传不衰，也被医家广泛重视。

现代刮痧疗法以中医脏腑经络学说为理论指导，博采针灸、按摩、点穴、拔罐等中医非药物疗法之所长，所用工具是水牛角为材料制成的刮痧板，对人体具有活血化瘀、调整阴阳或舒筋通络、排除毒素等作用，是既可保健又可治疗的一种自然疗法。

5 维子午流注疗法：子午流注疗法，是针灸于辨证循经外，按时取穴之一种操作规程方法。它的含义，就是说人身之气血流出流入皆有定时。血气应时而至为盛，血气过时而去为衰，逢时而开，过时为阖，泻则乘其盛，即经所谓刺实者刺其来。补者随其去，即所谓刺虚者刺其去，刺其来迎而夺之，刺其去随而济之，按照这个原则取穴，以期取得其更好的疗效，这就叫子午流注疗法。

人体的健康，受节气变化、地理环境，以至时间运转的影响。每日的十二个时辰（每 2 小时为一时辰）与人体的十二条经络息息相关，而经络又与人体的五脏六腑相配。三者的关系见表 2：

表 2　时辰、经络与脏腑关系表

时间	时辰	经络 / 脏腑
23:00—1:00	子时	胆
1:00—3:00	丑时	肝
3:00—5:00	寅时	肺
5:00—7:00	卯时	大肠
7:00—9:00	辰时	胃
9:00—11:00	巳时	脾
11:00—13:00	午时	心
13:00—15:00	未时	小肠
15:00—17:00	申时	膀胱
17:00—19:00	酉时	肾
19:00—21:00	戌时	心包
21:00—23:00	亥时	三焦

根据子午流注的定律，如果经常在某时辰感到某脏腑不适，可能是该脏腑受病邪入侵，或较虚弱所致。不过，由于脏腑互相影响，问题可能出于其他脏腑。

　　子午流注是我国古代中医圣贤揭示出来的一种规律：因太阳与地球位置的变化，其引力使人体的12条经脉在12个不同的时辰有兴有衰（图17–1）。

　　子时（23点至1点），胆经最旺。中医理论认为："肝之余气，泻于胆，聚而成精。胆为中正之官，五脏六腑取决于胆。气以壮胆，邪不能侵。胆气虚则怯，气短，谋虑而不能决断。"由此可见胆的重要性。有些人随便切掉胆是轻率的表现。胆汁需要新陈代谢。人在子时前入眠，胆方能完成代谢。"胆有多清，脑有多清"。凡在子时前1~2小时入睡者，晨醒后头脑清晰、气色红润。反之，

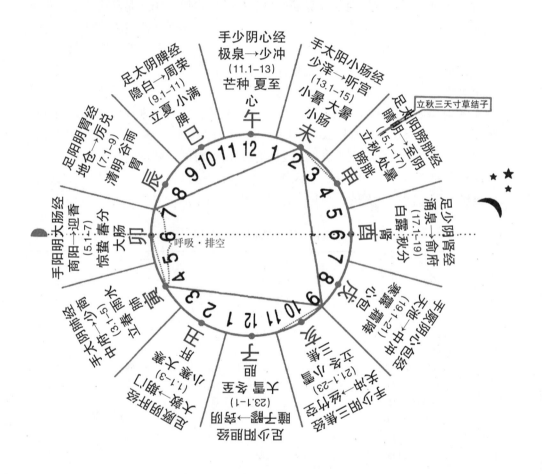

　　寅卯起床吸新鲜，到辰进食至未餐。
　　申酉戌来汤戏耍，亥子丑寅续循环。

图17–1

经常子时前不入睡者，则气色青白，特别是胆汁无法正常新陈代谢而变浓结晶，犹如海水中水分蒸发后盐分浓而晒成盐一般，形成结石一类病症，其中一部分人还会因此而"胆怯"。

丑时（1点至3点），肝经最旺。肝藏血。人的思维和行动要靠肝血的支持，废旧的血液需要淘汰，新鲜血液需要产生，这种代谢通常在肝经最旺的丑时完成。中医理论认为："人卧则血归于肝。"如果丑时前未入睡者，面色青灰，情志倦怠而躁，易生肝病。

寅时（3点至5点），肺经最旺。"肺朝百脉"。肝在丑时把血液推陈出新之后，将新鲜血液提供给肺，通过肺送往全身。所以，人在清晨面色红润，精力充沛。

卯时（5点至7点），大肠经最旺。"肺与大肠相表里"。肺将充足的新鲜血液布满全身，紧接着促进大肠经进入兴奋状态，完成吸收食物中水分与营养、排出渣滓的过程。

辰时（7点至9点），胃经最旺。人在7点吃早饭最容易消化，如果胃火过盛，会出现嘴唇干裂或生疮。

巳时（9点至11点），脾经最旺。"脾主运化，脾统血"。脾是消化、吸收、排泄的总调度，又是人体血液的统领。"脾开窍于口，其华在唇"。脾的功能好，消化吸收好，血的质量好，嘴唇才是红润的。唇白标志血气不足，唇暗、唇紫标志寒入脾经。

午时（11点至13点），心经最旺。"心主神明，开窍于舌，其华在面"。心气推动血液运行，养神、养气、养筋。人在午时能睡片刻，对于养心大有好处，可使下午乃至晚上精力充沛。

未时（13点至15点），小肠经最旺。小肠分清浊，把水液归于膀胱，糟粕送入大肠，精华上输送于脾。小肠经在未时对人一天的营养进行调整。

申时（15点至17点），膀胱经最旺。膀胱贮藏水液和津液，水液排出体外，津液循环在体内。若膀胱有热可致膀胱咳，且咳而遗尿。

酉时（17点至19点），肾经最旺。"肾藏生殖之精和五脏六腑之精。肾为先天之根"。人体经过申时泻火排毒，肾在酉时进入贮藏精华的阶段。

戌时（19点至21点），心包经最旺。"心包为心之外膜，附有脉络，气血通行之道。邪不能容，容之心伤"。心包是心的保护组织，又是气血通道。心包经戌时兴旺，可清除心脏周围外邪，使心脏处于完好状态。

亥时（21点至23点），三焦经是六腑中最大的腑，具有主持诸气、疏通水道的作用。亥时三焦通百脉。人如果在亥时睡眠，百脉可休养生息，对身体十分有益。

通过上面讲解每日12个时辰与人体12条经脉的关系可以看出，人是大自然的组成部分，人的生活习惯应该符合自然规律。把人的脏腑在12个时辰中的兴衰联系起来看，则是环环相扣，十分有序：

子时（23点至1点）胆经旺，胆汁推陈出新；

丑时（1点至3点）肝经旺，肝血推陈出新；

寅时（3点至5点）肺经旺，将肝贮藏的新鲜血液输送于百脉，迎接新的一天的到来。

卯时（5点至7点）大肠经旺，有利于排泄；

辰时（7点至9点）胃经旺，有利于消化；

巳时（9点至11点）脾经旺，有利于吸收营养、生血；

午时（11点至13点）心经旺，有利于周身血液循环，心火生胃土，有利于消化；

未时（13点至15点）小肠经旺，有利于吸收营养；

申时（15点至17点）膀胱经旺，有利于泻掉小肠下注的水液及周身的"火气"；

酉时（17点至19点）肾经旺，有利于贮藏一日的脏腑之精华；

戌时（19点至21点）心包经旺，清理心脏周围的病邪，以利人进入睡眠，百脉休养生息；

亥时（21点至23点）三焦通百脉，人应该进入睡眠，百脉休养生息。

从亥时（21点）开始到寅时（5点）结束，是人体细胞休养生息、推陈出新的时间，也是人随地球旋转到背向太阳的一面，阴主静，是人睡眠的良辰，此时休息，才会有良好的身体和精神状态。这和睡觉多的婴儿长得胖、长得快，而爱闹觉的孩子发育不良是一样的道理。

植物白天吸取阳光的能量，夜里生长，所以夜晚在农村的庄稼地里可听到拔节的声音。人类和植物同属于生物，细胞分裂的时间段大致相同，错过夜里睡觉的良辰，细胞的新生远赶不上消亡，人就会过早地衰老或者患病。人要顺其自然，就应跟着太阳走，即天醒我醒，天睡我睡。人在太阳面前小如微尘，"与太阳对着干"是愚蠢的选择，迟早会被太阳巨大的引力摧垮。

二、"5维全息疗法"的适应证

1. 内科病：感受外邪引起的感冒发热、头痛、咳嗽、呕吐、腹泻、急慢性支气管炎、心脑血管疾病、中风后遗症、前列腺炎、前列腺肥大、泌尿系感染、阳痿、急慢性胃炎、肠炎、便秘、腹泻、水肿、各种神经痛、脏腑痉挛性疼痛等，如：神经性头痛、血管性头痛、三叉神经痛、胆绞痛、胃肠痉挛，和失眠、多梦、神经官能症等各种病症，包括一些疑难杂症均可用"5维全息疗法"治疗。

2. 外科病：以疼痛为主要症状的各种外科病症，如急性扭伤，感受风寒湿邪导致各种软组织疼痛，各种骨关节疾病，坐骨神经痛，肩周炎，落枕，慢性腰痛，风湿性关节炎，类风湿性关节炎，颈椎、腰椎、膝关节骨质增生等病症。

3. 五官科病：面瘫、面肌痉挛、面瘫后遗症、牙痛、鼻炎、鼻窦炎、耳聋、耳鸣等病症。

4. 妇科病：痛经、闭经、月经不调、乳腺增生、子宫肌瘤、产后病等多种妇科病。

5. 保健：预防疾病、病后恢复、强身健体、美容等。

三、"5维全息疗法"的禁忌证

1. 有出血倾向的疾病，如血小板减少症、白血病、过敏性紫癜等宜用补法或平补法，如出血倾向严重者应暂不用此法。

2. 发生骨折患部禁用，需待骨折愈合后方可在患部治疗。外科手术应在2个月以后方可局部治疗，恶性肿瘤患者手术后，局部瘢痕处慎用。

3. 原因不明的肿块及恶性肿瘤部位禁用，可在肿瘤部位周围进行治疗。

4. 妇女经期下腹部慎用，妊娠期下腹部禁用。

5. 未成年男孩阴部禁用。

四、"5维全息疗法"的注意事项

1. 治疗时应避风和注意保暖。

2. 每次只治疗一种病症。

3. 不可片面追求效果。

4. 治疗后饮热水1杯以补充消耗的水分，还能促进新陈代谢，加速代谢产物的排泄。

5. 洗浴的时间：治疗后2小时左右方可洗浴。

第十七章　三体一康论

生命是非常宝贵的，它属于我们只有一次。宇宙中有生命的物种有三种，即动物、植物和微生物，人类是高级动物。人的生命是怎样起源的呢？蛋白质的生成奠定了生命的基础，生命是由细胞组成的，每个细胞在生长过程中都需要一分为二，成年人的体内有数十亿万个细胞，人体在一秒钟内约有四百万个细胞产生，同时也将会有上百万个细胞死亡。生物为了生存就必须进行一定的过程，能量是这个过程所必要的，通常这些能量从食物中获得，生物有了可利用的能量就能完成它的活动。这些活动也称之为生命过程，这个过程基本上发生在细胞之中。生命是靠繁殖延续下来的，对于一个物种来说遗传起到了重要作用。遗传将有代表特征的信号——基因，由生殖细胞带到子代去了，子代的每个细胞都带有这种"信号"，因此，子代也就表现出亲代的某些特性，这种"信号"叫作基因。

基因存在于细胞核内的长链分子脱氧核糖核酸（DNA）上，基因带有遗传信息，需要由染色体来负载。染色体上有很多基因，而上代所传递的遗传信息是运载于生殖细胞核中的染色体上的。基因是DNA分子的一个片段，带有遗传信息，可以准确复制，也可突变，经过转录翻译控制着蛋白的合成。其实是DNA利用细胞内的原材料和酶的帮助，自己仿照自己复制同样的DNA，这就是生命，基因决定生命特性。

概括地说，人的生命是由两部分组成的：先天禀赋于父母，后天靠水谷之精微来养护，生、长、壮、老、已是生命的整个过程。实际上当生命刚刚出现，便开始向死亡过渡。这是一个永恒的规律，也是世界上最公正的、对于任何物种都适用的规律。

（一）寿命

"长命百岁""健康长寿""延年益寿"是人们共同的心愿。从古至今为了达到长生不老的目的，人们苦苦地追寻着、探索着，那么人的寿命究竟应该有多长呢？科学家是这样阐述的。

1.细胞学说：人体是由细胞组成的，细胞总是一分为二，不断地完成这一过程。细胞分裂次数越多，肌体寿命就会越长。但细胞分裂不是永无止境的，正常情况下细胞分裂40~60次就会终止。美国学者海弗利克（Hayflic）用人肺的成纤维细胞体外培养进行细胞分裂实验，结果细胞分裂50次以后便停止而死亡。同时实验还观察到每一次分裂的周期为2~4年时间。那么我们按每个成纤维细胞平均分裂50次来计算，人的寿命应该是120年。

2.生长期学说：动物的自然寿命是以生长期的长短来推算的，一般规律，寿命是生长期的5~7倍。例如：狗的生长期为2年，其寿命则是10~15年；牛的生长期是4年，其寿命应是20~30年；马的生长期为5年，其寿命应是30~40年；骆驼的生长期为8年，其寿命应该是40年。而人的生长期为20~25年，那么人的自然寿命应该是100~175年。

3.性成熟学说：《黄帝内经》曰："女子二七天癸至，任脉通，太冲脉盛，月事以时下，故有子""男子二八肾气盛，天癸至，精气溢泄"……可见人的性成熟应在14~16岁。人的自然年龄应是性成熟期的8~10倍，那么人的自然寿命应该是120~160岁。

4.胚胎内外学说：俄罗斯著名生物学家弗拉基米尔·沃尔科夫教授认为，人的发育周期其实就是两个对立面胎内期和胎外期的统一与斗争，胎内期一般是280个昼夜，所谓的提前和延后也差不了几天；胎外期，是生命活动期的这个阶段，根据对立统一的法则，统一的对立面都在竭力争取平等，仅仅因为这个道理，人的生命应该是280岁，不能再少，胚胎内的一天应等于胚胎外的一年。

无论哪种学说，都不难看出人的生命最短也应在120岁左右，绝不止于100岁。科学家们认为老年应该从100岁开始，但是据世界卫生组织统计人的平均寿命在60~70岁，日本人平均寿命在74岁，可算是一个长寿的国家。所以，理论上人的寿命与现实中人的寿命相差很远，从中不难看出人们大多没有走完自己的生命历程。

（二）健康

健康应具有三大要素：肌体、心理、社会能力，如果这三方面都没有问题，都符合标准，那才是真正的健康。

1.身体健康

（1）从医学科学的角度看，身体健康首先要具备标准的体格指数，五官端正。

（2）心、肝、脾、肺、肾等各个脏器及各个系统的功能要正常，五官的功能，视、听、声音等功能必须正常。

（3）步态稳健，肢体运动灵活。

（4）生理功能存在，病理现象未发生，也就是说没有任何疾病。

2.心理健康

（1）充分的安全感。

（2）对自己有自知之明，对自己的能力有恰如其分的评价，能保持良好和适度的个性，能在身体允许的范围内作出适度的个性发挥。

（3）生活目标切合实际，能现实地对待和处理周围所发生的问题，能与周围环境保持良好的接触，并能经常保持兴趣。

（4）能保持自己人格的完整与和谐，胸襟豁达与控制适度。

（5）具有从经验中学习的能力。

（6）能在社会规范之内对个人要求作出恰如其分的反应。

注：心理不健康会产生很多疾病，是药物所不能及的。必须靠思想教育、心理疏通才能调治好，有时心理疾病更危害人的健康。

3.社会能力

（1）有良好的社会适应能力。

（2）有良好的社会交往能力。

（3）有适度的人际交往关系。

（4）有高尚的道德水准。

（三）三体一康论

从我们的理念来看，所谓的健康，应该是肉体上、情体上、灵体上三方面都健康，才能完成整个生命历程，创造美好的人生价值，我们将其称为"三体一康论"。

1.肉体：就是人的肌体、身体。肉体没有疾病应该是：望之神采奕奕，精神焕发，面色华润，形体端庄匀称；听之语言准确，声音清晰、洪亮；动态矫健有力灵活，神、色、形、态均符合标准，经络通畅、阴阳平衡，五脏六腑、五官九窍均未有疾病，各种功能正常。

怎样才能使肉体健康？我们提倡预防为主的观点，防患于未然，有了疾病尽早发现、尽快治疗；加强保健、均衡营养、增加免疫力；要有充足的睡眠、劳逸结合，一张一弛才是文武之道；坚持锻炼，提高身体素质，例如换手操作、退着走、倒立、后踢腿、适当爬行、五禽戏等对人类的健康都是有益处的。

根据天人相应的理论，我们必须掌握自然界的变化规律、顺应自然界运动变化来进行养护和调摄，与天地阴阳保持协调与平衡，这样才有益于身心健康。

人本身是一个小宇宙，我们也必须维持内在环境的阴阳平衡。大家都知道一年有四季，四季有二十四节气，而一天有24小时，人体有十二条经络，经络内联五脏六腑，外联五官九窍，不同经络在不同时间内的作用不同，这就是子午流注理论。人体经络与时辰的对应关系详见第十七章内容。

2. 情体：是指人的精神和情绪，包括现代医学的心理素质。人有爱情、亲情和友情，这三情缺一不可，也不可互相替代，这是人的正常情感，也是人生过程中不可缺无的，这三情要正常。人有七情六欲，七情是指喜、怒、忧、思、悲、恐、惊七种情绪，六欲是指食欲、财欲、官欲、色欲、贪欲、表现欲、占有欲等很多欲望。七情六欲也是正常人应该有的，一定要适度。例如：过怒伤肝，肝气郁滞，气滞血瘀，瘀则胸胁疼痛。肝木克脾土，则会出现食少、纳呆、倦怠无力、四肢沉重、大便溏泻等症状。这说明情绪的变化能导致人体的疾病。七情六欲不可太过，不可不及，太过不及均非所宜。

我们主张七情六欲要适度；为人处世要豁达宽容；情绪郁闷时要适度地发泄和自我调解；要善于与人交往和适当地交流；对待事物要培养自己的兴趣，并且要有追求；对人要坦诚，处事要谦虚谨慎，要真心实意重友情讲情意；不要孤芳自赏，要提倡群芳共赏。

3. 灵体：指人的"灵魂"，人的世界观，也就是说人的生存目的。人为什么要活着？人怎么活着？

茫茫宇宙浩瀚无比，人类只是宇宙中的一个物种，对于一个人来说，只是几十亿人口中的一员，所以在这个世界中人是很渺小的。但人类有思维、有语言、有智慧，人类用双手能改造世界创造世界，所以人类又是很伟大的。人类已有几千年的文明史，它还将无穷尽地延续下去。在历史的长河中一个人的生命只是一瞬间，这一瞬间来得很不容易，这一瞬间又是非常宝贵的，所以我们应该珍惜自己的生命，应该让生命活得有价值。

人生的价值取决于人的世界观。人的世界观是人生中最为重要的，所以我们提倡公而忘私、大公无私的精神，舍小我为大我，要做到忘我无我，平时不以恶小而为之，不以善小而不为。在自身的精神文明修养方面，我们要做到过五关：钱、权、色、舍、得；斩三魔：嫉妒、多疑和虚荣心，这才是一个灵体健康的人。

人之初，性本善。我们提倡善心、善良、善待。做事从善心出发，与人善良相处，善待自己周围的人，也要善待自己。

我们提倡爱的奉献，对世界要献出一片爱心。要热爱祖国、热爱人类、热爱动物、热爱植物、热爱自然环境、热爱你周围的一切，让世界充满爱，只有奉献爱才能得到爱。

我们提倡感激的心态。感谢天给了我们空间，感谢地给了我们立足之地，感谢阳光给了我们温暖，感谢父母给了我们生命，感谢子女给了我们希望，感谢老师给了我们知识，感谢！感谢！感谢我们拥有的一切！只有感谢你才心甘情愿，你才心满意足，你才无怨无悔，你才无所畏惧。

肉体是载体，情体是表现，灵体是关键。世界观是人的灵魂，只有具备先天下之忧而忧、后天下之乐而乐的人，只有具备横眉冷对千夫指、俯首甘为孺子牛的精神，只有具备我为人人、大公无私的精神，只有具备无为无不为的精神，只有具备为全人类的生命健康而奋斗的精神，才会成为一位高尚的人，一个脱离低级趣味的人，一个有益于人民的人，一个幸福快乐的人，一个不虚度年华的人，一个最有价值的人，一个不枉生存一生的人。我们要热爱祖国，热爱人民，要爱惜生命，爱护自然，保护环境。愿我们了解生命的精髓，尽展个人魅力，自主人生，活得潇洒，活得灿烂，活得像条龙。人生存于大自然，人要遵循大自然，人要适应大自然，人要回归大自然，人要融于大自然，人要保护大自然，这种人与自然的统一、和谐、完美才是最美好的人生。我们应为肉体、情体、灵体三体结合于一体努力奋斗，用毕生的精力创造完美的人生，这就是我们提倡的三体一康论。人法地，地法天，天法道，道法自然。一切顺其自然，那才是最美好的。

结　语

本书为弘扬祖国中医针灸，推广董氏奇穴，首次提出董氏奇穴指压按摩法，旨在为广大读者提供自我保健康复的方法。

穴位之所在，为其主治之病。穴位之所属之经络及其经络之所经，为其主治之病。穴位之所在区段及其全息缩影之投影所属之脏腑、部位，为其主治之病。穴位之所在及其所对应之点，为其主治之病。学习中医，尤其是针灸，能具备深厚的现代医学知识当然更为有利，倘若脱离了中医理论，绝不可能取得好的成绩。因此，深入了解掌握中医原理将有助于针灸临床的更大发挥，董师的学术成就及临床效果，就是此一事实的明证。董师之针灸医术，浩如烟海，深若渊壑，并不止前述几项，其他如精通掌诊、重视辨证论治，往往治疗不同病患，所针部位相同，而收效良好；取穴灵活机动，虽有定穴并无定点，常就病变反应取穴；用针精要，反对一病多针，要求一穴多病，临床从不超过六针，用针常在二三针内，然能每针之至，立起沉疴，令人叹服。我的老师曾说过这么一句话：针以静为修，针以德为厚，针法成矣。望各位读者参悟。

作者得以绝学无限感念，集多家所长经多年总结和整理，现把《董氏奇穴精要整理2版》完成，还要感谢世界针灸学会联合会主席邓良月、沈志祥，中国针灸学会会长李维衡、北京玉林医院院长、国务院津贴专家史玉林教授，国务院津贴专家冯丽华教授，董氏奇穴传人赖金雄老师、杨维杰老师、胡文智老师、胡丙权老师、郑全雄老师、胡光老师及提供董氏奇穴素材的所有老师，如有不足之处还望业内人士指正。谢谢！

作者电话：13717956948

QQ：30812333王敏（请发短信）　　18618320217石金芳

邮箱：heluogudian@163com　　13717956948@139.com

北京四惠工作室联系方式：17319104141崔老师

南京方山工作室联系方式：13912957690袁老师

2019年7月7日
写于北京工作室

参考文献

［1］杨维杰.董氏奇穴针灸学［M］.北京：中医古籍出版社，2002.

［2］刘公望.现代针灸全书［M］.北京：华夏出版社，1998.

［3］王启才.王启才新针灸学［M］.北京：中医古籍出版社，2008.

［4］石学敏.针灸治疗学［M］.上海：上海科学技术出版社，1998.

［5］王冰.黄帝内经［M］.北京：中医古籍出版社，2003.

［6］杨继洲.针灸大成［M］.北京：人民卫生出版社，2006.

［7］王敏.董氏奇穴精要整理［M］.沈阳：辽宁科学技术出版社，2011.

［8］王敏.董氏奇穴精要整理挂图［M］.沈阳：辽宁科学技术出版社，2012.

［9］王敏.便携式董氏奇穴、经穴对照挂图［M］.沈阳：辽宁科学技术出版社，2012.

［10］王敏.中华董氏奇穴临床整理［M］.沈阳：辽宁科学技术出版社，2012.

［11］张秀勤.全息经络刮痧法［M］.北京：北京科学技术出版社，2008.

［12］王敏.董氏奇穴按摩刮痧法［M］.沈阳：辽宁科学技术出版社，2013.

［13］王敏.中国针术：董氏奇穴秘要整理［M］.沈阳：辽宁科学技术出版社，2017.